推薦のことば

　本書の著者である小須田茂先生は，慶應義塾大学卒業以来，慶応大学病院をスタートとして勤務し，他の病院でもっぱら核医学画像を始め，画像診断を専門にして仕事をしてこられました．日々放射線科で撮られた画像を最前線で読影し，レポートを書くことは勿論のこと，同僚や後輩のレポートのチェックを毎日行っておられました．そのことを慶應時代から本年定年退職する防衛医大時代にいたるまでの約40年の永きにわたってこなされ，その仕事の集大成の中，興味のある貴重な120例を厳選した症例集が今回発刊することになった「解いて身につくPET・SPECT 120症例」であります．

　小須田先生は核医学画像の読影のスペシャリストであるだけでなく，医学生をはじめ技師，看護師の教育にも大変熱心でそれぞれの教育に必要な事項をいくつかのテキストとして出版されているだけでなく，核医学に関する多量の情報を資料として自分のコンピュータのデータの中によく整理して蓄積されております．その一部が本著書の中でも必要事項として「討論」「文献」などの項目に記載されており，それぞれの症例の理解をしやすく工夫されております．核医学の専門医にとっても，いままで経験したことのない珍しい症例もあるでしょうし，また新たな核医学の知識の習得にも大いに役立つと考えられることも多々あると思われます．何と言ってもこれから専門医の資格を取ろうとしている若い研修医の核医学のテキスト，試験問題集として利用するのが最も効果的でしょう．

　定年退職をまじかになって，このような大作を完成させた小須田茂先生の熱意に敬服するとともに，まだこれからもわが国における核医学診療の発展のためにご尽力されることを大いに期待しております．

　平成27年2月吉日

日本アイソトープ協会副会長
慶應義塾大学名誉教授

久 保 敦 司

小須田茂先生の本 — 序言

本書は，小須田茂先生の40年間にわたる放射線科専門医，核医学専門医として日常診療で経験した，数多くの症例から選ばれた120例を集大成したものである。

PETやSPECTなどの核医学が，診断・治療に特に役立った症例を中心に，設問形式として書かれており，所見，鑑別診断，診断，討論，さらに文献や，それとよく似た所見を示す参考画像まで加えられている。小須田先生がほとんどおひとりで記述されているため，全体が大変読みやすく，本書を一読すれば，核医学，画像診断が毎日の診療にどのように役立っているのか，核医学の臨床的有用性を容易に理解できよう。

小須田先生は，慶応大学医学部放射線科出身で，関連病院を経て，防衛医科大学校放射線科教授を長く務められた。本書は，先生が防衛医科大学校および自衛隊中央病院での長年の経験を一つひとつ積み重ねて集大成して出版されたものである。先生は平成23年には日本核医学会会長としてつくば市において学術総会を主催されるなど，日本核医学会理事，日本医学放射線学会評議員を務められ，放射線関連学会の主要メンバーのおひとりでもある。

私も小須田先生とは欧米や中国で開催された学会に何度もご一緒したことがあるが，先生は特に中国，韓国との関係を重視され，第5回日中韓核医学会も開催された国際派でもある。

そのような小須田先生が，最近経験された数多くの症例から，代表的な120例を厳選されたもので，本書に収載されている症例はいずれも大変示唆に富む。^{18}F-FDGを用いるPET画像や骨シンチグラム，甲状腺シンチグラムなど，本書を読むと，いつの間にか自然に核医学の実力が身につくことだろう。

本書は，日常診療としてのみならず，放射線科専門医試験，核医学専門医試験にも大変役立つ。これは小須田先生が長年にわたって試験官として専門医試験と関係していたからであろう。その結果，いずれの症例も専門医試験受験レベルのものが多く，本書は専門医受験の参考書としても有用である。

本書を読まれて，核医学に興味をもつ医師が増えることを願ってやまない。

平成27年2月吉日

京都医療科学大学学長
群馬大学名誉教授

遠藤 啓吾

「解いて身につくPET・SPECT 120症例」の発刊にあたり

　長年，日本医学放射線学会教育委員，日本核医学会教育委員を担当し，専門医試験の出題，合否に関与してきた。これから，専門医試験（認定試験）を受験しようとする若手の先生方にわかりやすく，自然と実力が身につく核医学関係の書物が必要と痛感していた。

　英文でのcase seriesとして，「Nuclear Medicine Case Review Series, Elsevier」と「Case-Based Nuclear Medicine 2nd edition, Thieme」が発刊されているが，引用された症例はわが国で経験する症例と異なっている。わが国の専門医試験を受験しようとする先生方にはやや難解のようにも思われる。

　そうした中，本書を執筆しようとしたきっかけを与えたのは以下の2つの著書である。柳下 章，林 雅晴著「症例から学ぶ神経疾患の画像と病理」とYong-Whee Bahk著「Combined Scintigraphic and Radiographic Diagnosis of Bone and Joint Diseases」である。前者は中枢神経系疾患の脳MRI，CT所見に関するクイズ形式で，問題を解答して解説を読むうちに知らずと知識が身についてくる。興味ある所見とそれによって導かれる診断名が読者を虜にしてくれる。後者は骨シンチグラフィに関する専門書であるが単純写真，CT，MRI，FDG PETの各画像がたくさん盛り込まれた良著で第4版が発刊されている。

　PET/CT，SPECT/CT，さらにPET/MRIの時代になり，核医学の画像のみの理解では専門医資格，日常臨床に不十分である。PET，SPECTに加えて，MRI，CTを読影できなければならない。また，PET，SPECTは機能，代謝情報が主であり，形態画像の情報を得て，疾病の診断に至る。

　本書では，120問のPET，SPECTの所見とMRI，CTのそれを対比させて，所見の要点と診断への過程および疾患の解説を，文献を参照してわかりやすく記述した。プラナー像，単純写真の重要性は決して失われていない。断層像のみならず，プラナー像，単純写真も提示するよう試みた。

　"ちょっと試してみよう"の腕だめしは，実力チェック問題である。余白を埋めるための問題と思われるかもしれないが，その多くは日本核医学会と日本医学放射線学会の専門医試験の過去問で，前者は臨床核医

学誌に執筆したものを主に取り上げた。

執筆にあたり，ご指導，ご協力いただいた先生方は故 Henry N. Wagner Jr., David Ng, 角谷眞澄，小泉　潔，長谷川泰久，太田仁八，中本裕士，宮沢伸彦，藤井博史，戸川貴史，樋口徹也，直居　豊，藤川　章，梅田　諭（敬称略）および自衛隊中央病院核医学科 診療放射線技師の皆さまである。また，日本医学放射線学会事務局の鈴木裕紀子様には，大変ご尽力いただいた。ここに厚く感謝の意を表す。

本書の発刊に当たり，金芳堂の三島民子氏をはじめ，同社のスタッフのみなさまにも，ご尽力いただき感謝の気持ちでいっぱいである。

平成 27 年 2 月吉日

小須田　茂

京藤幸重

目　次

症例 1. 腋窩腫瘤 1
症例 2. 腰痛 3
症例 3. 発熱 7
症例 4. 膵尾部腫瘍 11
症例 5. 胸部異常陰影 15
症例 6. 発熱と体重減少 17
症例 7. 腰痛 21
症例 8. 咳嗽 23
症例 9. 顔面違和感 27
症例 10. 腹部膨満感 29
症例 11. 腰痛 31
症例 12. 頻尿 33
症例 13. 下肢痛 35
症例 14. 下肢の浮腫 39
症例 15. 臀部痛 41
症例 16. 膝関節痛 43
症例 17. 動悸 45
症例 18. 貧血 47
症例 19. 動悸 49
症例 20. 腰痛 53
症例 21. 頸部・胸部集積 .. 55
症例 22. 胸部集積 57
症例 23. 呼吸困難 61
症例 24. 下肢浮腫 65
症例 25. 発熱 67
症例 26. HIV/AIDS 69
症例 27. 舌根部腫瘤 71
症例 28. 物忘れ 73
症例 29. アブレーション .. 75
症例 30. 腰痛 77
症例 31. 甲状腺と耳下腺 .. 79
症例 32. HIV/AIDS 83
症例 33. 思春期早発症 87

症例 34. 高血圧 91
症例 35. 上腕痛 95
症例 36. 末節骨 99
症例 37. 足底と親指 103
症例 38. HIV/AIDS 107
症例 39. 下腿浮腫 111
症例 40. 下肢浮腫 113
症例 41. 発熱と体重減少 .. 117
症例 42. 呼吸困難 121
症例 43. 頭痛 125
症例 44. 下肢痛 129
症例 45. 胸部異常陰影 133
症例 46. 呼吸困難 137
症例 47. 関節リウマチ 141
症例 48. 上腕痛 145
症例 49. カクテル 149
症例 50. 呼吸困難 151
症例 51. 発熱と背部不快 .. 153
症例 52. リンパ節腫大 155
症例 53. 頭痛 157
症例 54. 鼻汁 159
症例 55. 腰痛 161
症例 56. 心窩部痛 163
症例 57. 胸部異常陰影 167
症例 58. 房室ブロック 169
症例 59. ホットスポット .. 173
症例 60. 回腸末端腫瘤 175
症例 61. TACE 179
症例 62. 血尿 183
症例 63. 直腸癌 187
症例 64. 腰痛 191
症例 65. 骨硬化症 195
症例 66. メチオニン 197

症例 67.	呼吸困難 ...201	症例 95.	不全麻痺 ...291
症例 68.	紅斑 ...205	症例 96.	舌腫瘤 ...293
症例 69.	鼻汁 ...207	症例 97.	胸痛 ...297
症例 70.	頭痛 ...209	症例 98.	甲状腺癌 ...299
症例 71.	咳嗽 ...213	症例 99.	がん検診 ...301
症例 72.	下顎腫脹 ...217	症例 100.	前縦隔腫瘤 ...303
症例 73.	ALP 高値 ...219	症例 101.	腰背部痛 ...307
症例 74.	腹部集積 ...221	症例 102.	胸部異常陰影 ...309
症例 75.	腫瘍イメージング ...223	症例 103.	腰痛 ...311
症例 76.	頭部腫瘤 ...225	症例 104.	咳嗽 ...315
症例 77.	頭皮肥厚 ...229	症例 105.	腰痛 ...317
症例 78.	腎移植 ...233	症例 106.	歯肉痛 ...319
症例 79.	ソマトスタチン ...237	症例 107.	耳下腺腫瘤 ...323
症例 80.	膝関節痛 ...241	症例 108.	黄疸 ...327
症例 81.	腹部違和感 ...243	症例 109.	耳下腺腫脹 ...331
症例 82.	ゼバリン ...247	症例 110.	下血 ...333
症例 83.	肛門腫瘤 ...251	症例 111.	腹部膨満感 ...337
症例 84.	咳嗽 ...253	症例 112.	PET がん検診 ...341
症例 85.	振戦 ...257	症例 113.	胸部 X 線異常陰影 ...345
症例 86.	振戦 ...259	症例 114.	肝腫瘤 ...347
症例 87.	リンパ節腫脹 ...263	症例 115.	下腿の疼痛 ...349
症例 88.	頸部腫瘤 ...267	症例 116.	甲状腺腫 ...353
症例 89.	肝硬変症 ...271	症例 117.	振戦 ...355
症例 90.	下血 ...275	症例 118.	物忘れ ...359
症例 91.	前胸部痛 ...279	症例 119.	不随意運動 ...361
症例 92.	胸痛 ...283	症例 120.	物忘れ ...365
症例 93.	頸部痛 ...287		
症例 94.	咳嗽 ...289	索引	...369

腕だめし

ちょっと試してみよう 1 5	ちょっと試してみよう 34 189
ちょっと試してみよう 2 5	ちょっと試してみよう 35 193
ちょっと試してみよう 3 9	ちょっと試してみよう 36 199
ちょっと試してみよう 4 13	ちょっと試してみよう 37 203
ちょっと試してみよう 5 19	ちょっと試してみよう 38 211
ちょっと試してみよう 6 25	ちょっと試してみよう 39 215
ちょっと試してみよう 7 37	ちょっと試してみよう 40 227
ちょっと試してみよう 8 51	ちょっと試してみよう 41 231
ちょっと試してみよう 9 51	ちょっと試してみよう 42 235
ちょっと試してみよう 10 59	ちょっと試してみよう 43 239
ちょっと試してみよう 11 59	ちょっと試してみよう 44 245
ちょっと試してみよう 12 63	ちょっと試してみよう 45 249
ちょっと試してみよう 13 81	ちょっと試してみよう 46 255
ちょっと試してみよう 14 85	ちょっと試してみよう 47 261
ちょっと試してみよう 15 89	ちょっと試してみよう 48 265
ちょっと試してみよう 16 93	ちょっと試してみよう 49 269
ちょっと試してみよう 17 97	ちょっと試してみよう 50 273
ちょっと試してみよう 18 101	ちょっと試してみよう 51 277
ちょっと試してみよう 19 105	ちょっと試してみよう 52 281
ちょっと試してみよう 20 109	ちょっと試してみよう 53 285
ちょっと試してみよう 21 115	ちょっと試してみよう 54 295
ちょっと試してみよう 22 123	ちょっと試してみよう 55 305
ちょっと試してみよう 23 127	ちょっと試してみよう 56 313
ちょっと試してみよう 24 131	ちょっと試してみよう 57 321
ちょっと試してみよう 25 135	ちょっと試してみよう 58 325
ちょっと試してみよう 26 139	ちょっと試してみよう 59 329
ちょっと試してみよう 27 143	ちょっと試してみよう 60 335
ちょっと試してみよう 28 147	ちょっと試してみよう 61 339
ちょっと試してみよう 29 165	ちょっと試してみよう 62 343
ちょっと試してみよう 30 171	ちょっと試してみよう 63 351
ちょっと試してみよう 31 177	ちょっと試してみよう 64 357
ちょっと試してみよう 32 181	ちょっと試してみよう 65 363
ちょっと試してみよう 33 185	ちょっと試してみよう 66 367

症例1_腋窩腫瘤

症例・主訴

70歳代の女性。
全身倦怠感を主訴に来院した。右腋窩に鶏卵大の腫瘤を触知する。骨単純X線像にて、ほぼ全身骨に骨破壊像を認める（未提示）。悪性腫瘍が疑われたため、^{18}F-FDG PET/CTが依頼された。^{18}F-FDG PET MIP像、low-dose CT、^{18}F-FDG PET、^{18}F-FDG PET/CTを示す。

Q 診断は何か。

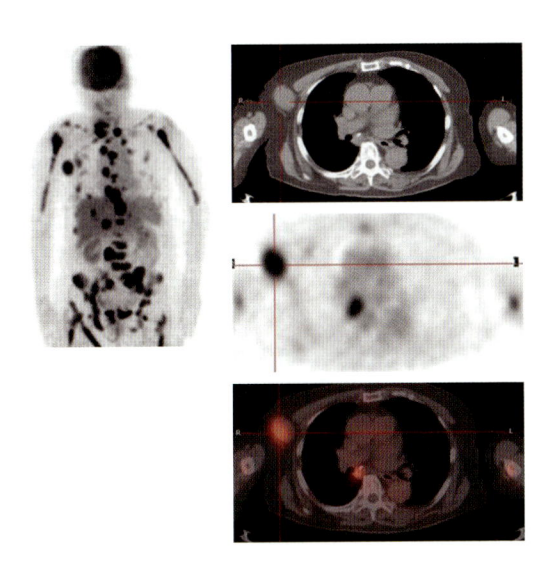

所見

骨・骨髄に多発性の異常集積増加を認める。骨集積と骨髄集積との鑑別は提示された画像では困難であるが、両側上腕部の集積増加は骨髄への異常集積増加と思われる。右腋窩、右肺門背側の腫瘤・結節に異常集積増加を認める。さらに、肝内にも少なくとも4病巣の異常集積増加を指摘できる。脾への軽度集積増加を認める。
脳、鼻咽腔、喉頭、心臓、腸管、腎・尿路系への集積増加がみられるが、非特異的集積増加と思われる。右大脳半球の集積が低下している。

症例 1_ 腋窩腫瘤

鑑別診断　原発不明の多発骨髄転移，多発性骨髄腫，白血病

診断　多発性骨髄腫（multiple myeloma, plasmacytoma），リンパ節転移，多発肝転移

討論

白血病の場合はびまん性の骨髄集積である[1]。この ^{18}F-FDG PET MIP 像から原発巣と思われる悪性腫瘍の同定が困難である。

これまでの報告では，骨シンチグラフィによる多発性骨髄腫の検出感度が 40〜50％とされてきた。それを補う核医学検査として ^{18}F-FDG PET の有用性が報告されるようになった[2]。^{18}F-NaF PET と ^{18}F-FDG PET/CT との比較検討では，両者は異なる情報を提供しており，骨髄腫の病巣検出感度は ^{18}F-FDG PET/CT が ^{18}F-NaF PET より優れている[3,4]。多数例のまとめでも，^{18}F-FDG PET/CT の有用性が報告されている[5]。^{18}F-FDG PET/CT で検出された骨髄腫病巣が 3 病巣以下と以上では，後者が明らかに予後不良である[6]。抗癌化学療法の評価にも ^{18}F-FDG PET/CT は有用である[7]。

最近では，^{18}F-FDG PET/CT の他，^{11}C-acetate, ^{11}C-methionine が骨髄腫の診断に有用であるとの報告がある[8,9]。多発性骨髄腫の診断精度は，^{11}C-methionine 93％，^{18}F-FDG 86％であった[9]。

（写真は大阪回生病院　太田仁八先生のご厚意による）

【文献】

1) Murata Y, Kubota K, Yukihiro M, et al. Correlations between ^{18}F-FDG uptake by bone marrow and hematological parameters: measurements by PET/CT. Nucl Med Biol 2006; 33: 999-1004.
2) Sasaki M, Ichiya Y, Kuwabara Y, et al. Fluorine-18 fluorodeoxyglucose positron emission tomography in technetium-99m-hydroxymethylenediphosphate negative bone tumors. J Nucl Med 1993; 34: 288-290.
3) Xe F, Liu F, pastakia B. Different lesions revealed by ^{18}F-FDG PET/CT and ^{18}F-NaF PET/CT in patients with multiple myeloma. Clin Nucl Med 2014; 39: e407-e409.
4) Sachpekidis C, Goldschmidt H, Hose D, et al. PET/CT studies of multiple myeloma using (18) F-FDG and (18) F-NaF: comparison of distribution patterns and tracers' pharmacokinetics. Eur J Nucl Med Mol Imaging 2014; 41: 1343-1353.
5) Chua S, Gnanasegaran G, Cook GJ. Miscellaneous cancers (lung, thyroid, renal cancer, myeloma, and neuroendocrine tumors) : role of SPECT and PET in imaging bone metastases. Semin Nucl Med 2009; 39: 416-430.
6) Park S, Lee SJ, Chang WJ, et al. Positive correlation between baseline PET or PET/CT findings and clinical parameters in multiple myeloma patients. Acta Haematologica 2014; 131: 193-199.
7) Caldaretta C, Treglia G, Isgro MA, et al. The role of fluorine-18-fluorodeoxyglucose in evaluating the response to treatment in patients with multiple myeloma. Int J Mol Imaging 2012; 2012: 175803.
8) Ho CL, Chen S, Leung YL, et al. ^{11}C-acetate PET/CT for metabolic characterization of multiple myeloma: a comparative study with ^{18}F-FDG PET/CT. J Nucl Med 2014; 55: 749-752.
9) Nakamoto Y, Kurihara K, Nishizawa M, et al. Clinical value of ^{11}C-methionine PET/CT in patients with plasma cell malignancy: comparison with ^{18}F-FDG PET/CT. Eur J Nucl Med Mol Imaging 2013; 40: 708-715.

症例2_腰痛

症例・主訴

70歳代の男性。
前立腺癌骨転移にて，ホルモン療法（ゴセレリン酢酸塩：ゾラデックスLAデポ，ビカルタミド：カソデックス錠）を2年6か月以上にわたり継続して受けている。最近，腰痛を自覚するようになった。ホルモン療法開始後2年とさらにその7か月後（表示条件を変えて表示）の全身骨シンチグラムを示す。

Q 診断は何か。画像を比較し，EOD（Extent of Disease）について述べよ。

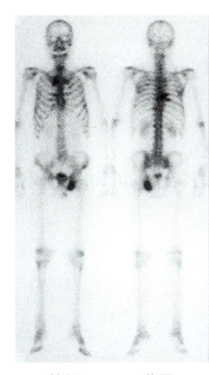

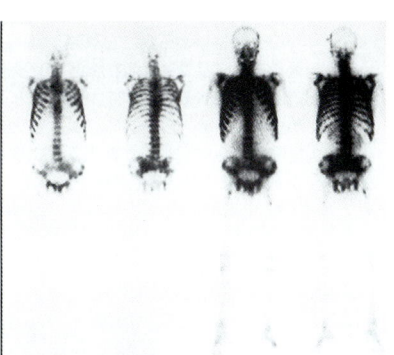

前面	後面	前面	後面	前面	後面
開始後2年		開始後2年7か月			

所見

治療開始から2年：左側坐骨のほか，左側腸骨，左右肋骨に多発性異常集積増加を認める。頸椎，胸椎，腰椎に不均一な軽度の集積増加を認めるが，変形性脊椎症による集積増加と思われる。左側顎関節と思われる部位にもhot spotsを認める。

治療開始から2年7か月：脊椎骨，仙骨，骨盤骨，肩甲骨にほぼびまん性の非常に強い異常集積増加を認める。頭蓋骨，右上腕骨，左右大腿骨にもhot spotsを認めるが，相対的には集積程度が低いために，表示条件によっては検出できない。軟部組織，腎への集積がほとんど認められない。

症例 2_ 腰痛

鑑別診断

前立腺癌多発性骨転移の増悪，フレア

診断

前立腺癌多発性骨転移の増悪。EOD2 から EOD4 へ変化している。

討論

臨床症状と治療経過からフレアは否定的と思われる。

全身骨シンチグラムの所見から，前立腺癌多発骨転移増悪が明らかである。EOD2 から superscan の所見を呈している。Soloway の EOD を表 1 に示す。治療開始から 2 年目の全身骨シンチグラムでは，hot spots は 6 個以上，20 以下であり EOD2 であるが，治療開始から 2 年 7 か月では，明らかに EOD4 へ進展している[1, 2]。

全身骨シンチグラフィは前立腺癌患者予後とホルモン療法後の治療効果判定に有用である。初診時，EOD2 以上は，EOD0，EOD1 と比較して明らかに予後不良である。ホルモン療法後の治療効果判定で改善した症例を図 2 に示す。血清 PSA 値の変化のみでなく，全身骨シンチグラフィによる画像評価も臨床上，重要である[3-5]。

表 1 前立腺癌における EOD (Extent of Disease) 分類

	2 年生存率
EOD0：正常または良性骨病変による異常	100%
EOD1：ホットスポット 5 個までの転移	94%
EOD2：ホットスポット 6 〜 20 個までの転移	74%
EOD3：ホットスポット 21 個以上でスーパースキャンまでの転移	68%
EOD4：スーパースキャンまたは肋骨，脊椎，骨盤骨の 75% 以上の転移。ただし，ホットスポット 1 個：椎体 1/2 の大きさ。	40%

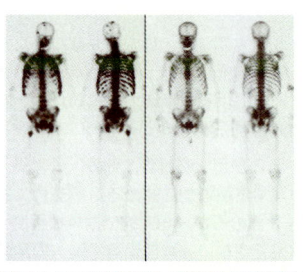

図 2 前立腺癌ホルモン療法開始前と開始後 6 か月の骨シンチグラム

【文 献】

1) Soloway MS, Hardeman SW, Hickey D, et al. Stratification of patients with metastatic prostate cancer base on extent of disease on initial bone scan. Cancer 1988; 61: 195-202.
2) Soloway MS. The importance of prognostic factors in advanced prostate cancer. Cancer 1990; 66: 1017-1021.
3) Morris MJ, Autio KA, Basch EM, et al. Monitoring the clinical outcomes in advanced prostate cancer: what imaging modalities and other markers are reliable? Semin Oncol 2013; 40: 375-392.
4) Hillner BE, Siegel BA, Hanna L, et al. Impact of ^{18}F-fluoride PET in patients with known prostate cancer: initial results from the National Oncologic PET Registry. J Nucl Med 2014; 55: 574-581.
5) Picchio M, Spinapolice EG, Fallanca F, et al. ^{11}Choline PET/CT detection of bone metastases in patients with PSA progression after primary treatment for prostate cancer: comparison with bone scan. Eur J Nucl Med Mol Imaging 2012; 39: 13-26.

ちょっと試してみよう 1

静脈注射をしない製剤はどれか。2つ選べ。

a. ^{99m}Tc-HMDP
b. ^{99m}Tc-MDP
c. ^{99m}TcO$_4^-$
d. Na^{123}I
e. ^{111}In-DTPA

ちょっと試してみよう 2

院内製造された ^{18}F-FDG の保険診療での使用に関する次の記述について正しいのはどれか。2つ選べ。

a. 製造に際して放射線障害防止法の規制を受けない。
b. サイクロトロンは医療用具でなければならない。
c. 合成装置は医療用具でなければならない。
d. 日本核医学会が作成したガイドラインに従って使用するのが望ましい。
e. 使用に際しては医療法，薬事法の規制を受けない。

症例3_発熱

鑑別診断

人工血管内活動性血栓，腫瘍塞栓，アテローム

診断

人工血管および総肝動脈内活動性血栓（感染を伴う）

討論

　深部静脈血栓症の発生率は高く，年間1,000人に1〜3人である。とくに，新鮮血栓の存在が重要で，致死的肺血栓塞栓症を合併する可能性が高い。動脈血栓の存在はその灌流領域の急性梗塞・壊死を発症させる。US, CT, MRIによって，血栓・塞栓の存在を検出することが可能であるが，活動（炎症）性・非活動あるいは急性・慢性（陳旧性）の鑑別は一般に困難である。

　マウスを用いた深部静脈血栓症に関する基礎実験では，^{18}F-FDGは好中球依存の炎症性血栓に集積する[1]。血管腔内に^{18}F-FDGの異常集積増加が認められた場合，腫瘍塞栓[2,3]，動脈塞栓[4]，静脈塞栓[5-7]，アテローム（疣贅）形成[8-10]が示唆される。腫瘍塞栓では腎細胞癌，肝細胞癌，肺癌からの腫瘍塞栓が多く，好発血管はIVCである。SUVmax平均値は7.85であった[2]。多数例のまとめでは，^{18}F-FDG PET上，1.7%に偶発動脈瘤を認め，その内の44%に動脈血栓を認めたという[4]。静脈血栓では下肢深部静脈血栓の報告がみられる[6,7]。

　本症例では，人工血管内に形成された血栓のSUVmaxは早期像5.37から後期像6.68と高値となった。^{18}F-FDG PETと臨床所見から，感染を伴う活動性（急性）の人工血管と動脈内に血栓が形成されたと思われた[11]。緊急手術が施行され，病理診断はfibrin thrombosis with bacterial growth, organizing thrombosisで，起因菌はStreptococcus anginosusであった。

　動脈内に^{18}F-FDGの集積を認めた場合，動脈血栓，腫瘍血栓，アテロームとの鑑別が問題となる。^{18}F-FDGの集積部位が血管腔内の中心であれば，動脈血栓，腫瘍血栓，偏在していればアテロームの可能性が高い。血栓部位の血管が拡張し，造影剤増強効果を認めた場合は腫瘍塞栓の可能性が高くなる。偽陽性例の報告もあり，造影CTとの対比が重要である[12]。なお，骨髄，脾へのびまん性集積増加は感染に伴う骨髄機能亢進によると思われる。

(写真 c,e,f は Nagai T, et al. Successful diagnosis of an atypical prosthetic vascular graft infection without perivascular abscess luminal vegetation as the hidden Septic source. Circ Cardiovasc Imaging 2014;7:206-208 より)

【文　献】

1) Hara T, Truelove J, Tawakol A, et al. ^{18}F-fluorodeoxyglucose positron emission tomography/computed tomography enables the detection of recurrent same-site deep vein thrombosis by illuminating recently formed, neutrophil-rich thrombus. Circulation 2014;130:1044-1052.
2) Ravina M, hess S, Chauhan MS, et al. Tumor thrombus: ancillary findings on FDG PET/CT in an oncologic population. Clin Nucl Med 2014; 39: 767-771.
3) Sun L, Guan YS, Pan WM, et al. Highly metabolic thrombus of the portal vein: [18]F fluorodeoxyglucose positron emission tomography/computer tomography demonstration and clinical significance in hepatocellular carcinoma. World J Gastroenterol 2008; 14: 1212-1217.
4) Muzaffar R, Kudva G, Nguyen NC, et al. Incidental diagnosis of thrombus within an aneurysm of ^{18}F-FDG PET: frequency in 926 patients. J Nucl Med 2011; 52: 1408-1411.
5) Kikuchi M, Yamamoto E, Shiomi Y, et al. Case report internal and external jugular thrombosis with marked accumulation of FDG. Br J Radiol 2004; 77: 888-890.
6) Chang KJ, Zhuang H, Alavi a. detection of chronic recurrent lower extremity deep venous thrombosis on fluorodeoxyglucose positron emission tomography. Clin Nucl Med 2000; 25: 838-839.
7) Rondina MT, Lam UT, Pendleton RC, et al. (18) F-FDG PET in the evaluation of acuity of deep vein thrombosis. Clin Nucl Med 2012; 37: 1139-1145.
8) Ogawa M, Ishino S, Mukai T, et al. (18) F-FDG accumulation in atherosclerotic plaques: immunohistochemical and PET imaging study. J Nucl Med 2004; 45: 1245-1250.
9) Vucle E, Dickson SD, Calcagno C, et al. Pioglitazone modulates vascular inflammation in atherosclerotic rabbits noninvasive assessment with FDG PET and dynamic contrast-enhancement MR imaging. JACC Cardiac Imaging 2011; 4: 1100-1109.
10) Hag AM, Pederson SF, Christoffersen C, et al. (18) F-FDG PET imaging of murine atherosclerosis: association with gene expression of key molecular markers. PLoS One. 2012; 7: e50908.
11) Spacek M, Belohlavek O, Votrubova J, et al. Diagnosis of "non-acute" vascular prosthesis infection using ^{18}F-FDG PET/CT: our experience with 96 prostheses. Eur J Nucl Med Mol Imaging 2009; 36: 850-858.
12) Wasselius J, Malmstedt J, Kalin B, et al. High ^{18}F-FDG uptake in synthetic aortic vascular grafts on PET/CT in symptomatic and asymptomatic patients. J Nucl Med 2008; 49: 1601-1605.

ちょっと試してみよう ❸

ジェネレータから取り出される核種はどれか。1つ選べ。

a. [67]Ga
b. [81m]Kr
c. [111]In
d. [123]I
e. [201]Tl

腕だめし

3

正解 b

解説

ジェネレータ（カウ）とミルキングは知っておかねばならない。^{99}Mo/^{99m}Tc，^{81}Rb/^{81m}Kr，^{62}Zn/^{62}Cu，^{68}Ge/^{68}Ga などがある。^{99m}Tc，^{81m}Kr は SPECT 製剤で保険適用である。^{62}Cu，^{68}Ga はポジトロン核種で前者の物理学的半減期は 9.7 分，後者のそれは 68 分である。質量数と同じで覚えやすい。

【参考文献】

* 宇都宮啓太，河野由美子．診断・治療用放射性医薬品．楢林勇，杉村和朗監修，富山憲幸，中川恵一編．放射線医学 放射線医学総論．金芳堂，京都，2012，pp145-146.

症例 4_ 膵尾部腫瘍

症例・主訴

40 歳代の女性。
2 年前，膵尾部原発の Neuroendocrine tumor (NET) による肝転移で，膵部分切除術と肝右葉部分切除術を受けた。病理診断は mixed acinar-endocrine carcinoma であった。上腹部の造影 CT，^{68}Ga-DOTA-TATE PET/CT および内用療法後 96 時間での上腹部水平断像と全身シンチグラム (theranostics) を示す。

Q 診断は何か。内用療法に用いた核種は何か。

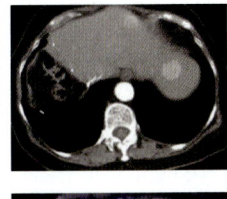

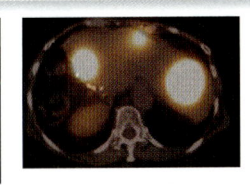

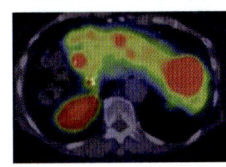

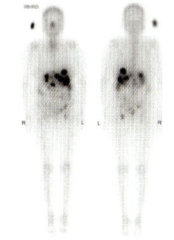

所見

<u>上腹部の造影 CT</u>：肝左葉外側区と内側区に，造影剤によって均一に濃染する腫瘍を認める。

^{68}Ga-DOTA-TATE PET/CT：造影 CT よりもやや尾側の水平断像である。肝左葉内側区に異常集積増加を認める。造影 CT での腫瘍濃染部位と一致していると思われる。さらに，肝右葉部切除部の断端にも 2 つの異常集積増加を認める。脾への集積が高いため，肝左葉外側区の評価が困難である。右腎への強い集積増加を認めるが非特異的集積増加と思われる。

全身シンチグラム：肝内に多発性の異常集積増加を認めるほか，多発性の異常集積増加を骨に認める。局在の同定が困難であるが，脊椎骨（おそらく，Th12，L1），仙骨，左大腿骨近位（おそらく大腿骨頸部）に異常集積増加を認める。

症例 4_ 膵尾部腫瘍

鑑別診断

NET（mixed acinar-endocrine carcinoma）による多発肝転移，多発骨転移

診断

NET（mixed acinar-endocrine carcinoma）による多発肝転移，多発骨転移
^{177}Lu-DOTA-TATE による PRRT（peptide receptor radionuclide therapy）

討論

現病歴と ^{68}Ga-DOTA-TATE PET/CT 所見から NET 以外の鑑別疾患を列挙することが困難であると思われるが[1-3]，活性化リンパ球にも somatostatin 受容体が発現するためサルコイドーシス，リンパ腫などの疾患にも somatostatin 受容体イメージング製剤が集積する[4,5]。腎，脾にも somatostatin 受容体イメージング製剤が非特異的に集積するので注意する。

ヒト somatostatin 類似物質である octreotide（Sandostatin®）は NET で過剰発現される SSTR（somatostatin receptor）2, 3, 5 に高い親和性がある。Octreotide に代わる第 2, 第 3 世代として開発されたのが TOC (Tyr-3-Octreotide), NOC (Nal-3-Octreotide), TATE (Tyr-3-Octreotate) であり，SSTR 親和性がより高い。TOC は SSTR2, 5，NOC は SSTR2, 3, 5，TATE は SSTR2（> 10x）への親和性が強い。

^{90}Y（yttrium-90）の物理学的半減期は 64 時間であり，^{90}Y は β 線のみ放出するためシンチグラムを得ることが困難である。^{177}Lu（lutetium-177）は γ 線と β 線を放出するためシンチグラムを得ることができる（表1）。PRRT 適応患者の要約を表2に示す。^{177}Lu 投与前には，eGFR 60ml/min，白血球 3,000 以上，血小板 75,000 以上が必要条件である。

^{177}Lu-DOTA-TATE/^{177}Lu-DOTA-TOC の内用療法では，1 回に 5.55 〜 7.4GBq（150 〜 200mCi），3 〜 5 サイクル，サイクル間の間隔は 6 〜 12 週である[6,7]。

表1 Yttrium-90 と Lutetium-177 の比較

Yttrium-90	Lutetium-177
β 線のみ放出	β 線と γ 線を放出
物理学的半減期：64 時間	162 時間（6.6 日）
β 線の平均エネルギー：0.934 MeV	0.133 MeV（γ 線：113 keV と 208keV）
平均飛程：3.9 mm	0.23 mm

症例 4_膵尾部腫瘍

表2 PRRT（Peptide Receptor Radionuclide Therapy）適応患者の条件

1. NET であることが病理組織学的に証明されていること，proven by histopathology（immunohistochemistry）．
2. ^{111}In-pentetreotide（OctreoScan）あるいは ^{68}Ga-DOTA-peptide PET/CT あるいは免疫組織化学で SSTR 発現が高いことが示されていること。
3. Karnofsky/Lansky performance status が 60％以上，あるいは ECOG performance status が 2 以下であること。
4. 腫瘍の分化度が grade 1/2 であることが望ましい。
5. 腫瘍増殖度が Ki-67/mitotic index で 20％以下であることが望ましい。

（写真は Singapore General Hospital，David Ng 先生のご厚意による）

【文 献】

1) Gabriel M, Andergassen U, Putzer D, et al. Indivialized peptide-related radionuclide-therapy concept using different radiolabelled somatostatin analogs in advanced cancer. Q J Nucl Med Mol Imaging 2010; 54: 92-99.
2) Baum RP, Kulkarni HR. THERANOSTICS: from molecular imaging using Ga-68 labeled tracers and PET/CT to personalized radionuclide therapy-the Bad Berka experience. Theranostics 2012; 2: 437-447.
3) Prasad V, Bodei L, Kidd M, et al. Whither peptide receptor radionuclide therapy for neuroendocrine tumors: an Einsteinian view of the facts and myths. Eur J Nucl Med Mol Imaging 2014; 41: 1825-1830.
4) Valencak J, Trautinger F, Raderer M, et al. Somatostatin receptor scintigraphy in primary cutaneous T- and B-cell lymphoma. J Eur Acad Dermatol Venereol 2010; 24: 13-17.
5) Balkin ER, Liu D, Jia F, et al. Comparative biodistributions and dosimetry of [177Lu]DOTA-Thyoctreotate in a mouse model of B-cell lymphoma/leukemia. Nucl Med boil 2014; 41: 36-42.
6) Bodei L, Cremonesi M, Kidd M, et al. Peptide receptor radionuclide therapy for advanced neuroendocrine tumors. Thorac Surg Clin 2014; 24: 333-349.
7) Kairemo K, Kangasmaki A. 4D SPECT/CT acquisition for 3D dose calculation and dose planning in (177) Lu-peptide receptor radionuclide therapy: applications for clinical routine. Recent Results Cancer Res 2013; 194: 537-550.

ちょっと試してみよう ❹

放射性医薬品に用いる核種として，サイクロトロンで製造されるのはどれか。2つ選べ。

a. ^{123}I
b. ^{125}I
c. ^{131}I
d. ^{133}Xe
e. ^{201}Tl

腕だめし

❹

正解 a, e

解説

福島原発事故で当初，^{131}I が問題になったことは記憶に新しい。現在は半減期 30 年の ^{137}Cs が環境汚染との関連で最も社会の関心が高い。原子炉では多くの核種が副産物として生成され，安価で入手可能である。^{131}I，^{137}Cs の他，原子炉から得られる核種は ^{125}I，^{99}Mo，^{133}Xe がある。サイクロトロンにて製造される核種には ^{123}I，^{201}Tl，^{67}Ga，^{111}In がある。

わが国では，^{99}Mo を 100％海外からの輸入に依存しているため，^{99}Mo（n, 2n）^{99}Mo により，^{99}Mo をサイクロトロンで国内製造しようとする動きがある。^{99m}Tc 供給不足時期では心筋血流製剤である ^{99m}Tc-MIBI，^{99m}Tc-tetrofosmin に代わり，^{201}Tl が用いられた．

【参考文献】

*宇都宮啓太，河野由美子．診断・治療用放射性医薬品．楢林勇，杉村和朗監修，富山憲幸，中川恵一編．放射線医学 放射線医学総論．金芳堂，京都，2012，pp144-150．

症例5_胸部異常陰影

症例・主訴
60歳代の男性。
3日前から咳嗽，発熱を自覚するようになった。近医受診し，胸部X線写真にて右肺に腫瘤影を指摘され，精査目的で紹介された。^{18}F-FDG PET MIPとLow-dose CT（肺野条件），^{18}F-FDG PET，^{18}F-FDG PET/CT（肺動脈弁口を通る水平断像）を示す。

Q | 診断は何か。

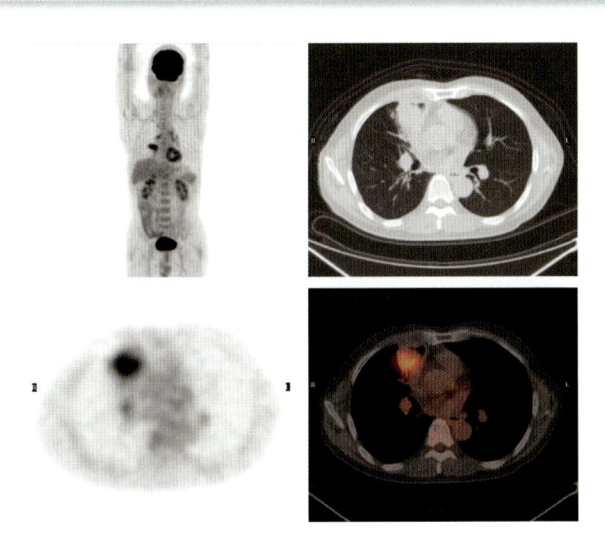

所見

^{18}F-FDG PET MIP：右肺中葉と思われる部位に強い異常集積増加を認める。両側肺門部に軽度の集積増加がみられる。骨髄・脾に軽度の集積増加を認める。その他の部位には異常集積を認めない。脳，心臓，肝，腎・尿路系，腸管，睾丸への集積増加は非特異的集積増加と思われる。

Low-dose CT，^{18}F-FDG PET，^{18}F-FDG PET/CT：Low-dose CT（肺野条件）では，右S5に楔状のコンソリデーションを認める。腫瘤を形成しているようにみえるが，右側辺縁には浸潤影が認められる。末梢部には肺の既存構造が認められ，肺門側には気管支透亮像を認める。^{18}F-FDG PET，^{18}F-FDG PET/CTで，コンソリデーションに一致して強い異常集積増加を認める。

症例 5_ 胸部異常陰影

鑑別診断　中葉の肺炎，肺癌，肺癌と閉塞性肺炎

診断　中葉の活動性肺炎（肺炎球菌による）

討論

炎症性疾患，感染症は ^{18}F-FDG PET/CT の保険適用になっていないため，肺炎の ^{18}F-FDG PET/CT を行う機会はほとんどないが，活動性肺炎でも ^{18}F-FDG が強く集積を示し，肺炎，炎症性病巣が肺癌との鑑別で紛らわしいことがある[1-4]。本症例の SUV は 5.4 であった。通常，臨床症状を参照し，胸部 X 線像，胸部 CT と対比することで肺癌との鑑別を行う。肺癌による閉塞性肺炎では，^{18}F-FDG PET/CT での評価が困難な場合があり，胸部造影 CT との対比が重要である。

小児患者では，肺炎病巣の検出に ^{18}F-FDG PET/CT が有用であるとする報告がある[5]。

無気肺を合併した肺癌患者では，肺癌の局在診断とその放射線治療計画に ^{18}F-FDG PET/CT が有用である[6]。

本症例の両側肺門部集積は肺門リンパ節への集積で非特異的集積増加と思われる。SUV は 3.5 であった。骨髄・脾への軽度集積増加は肺炎による骨髄・脾機能亢進と思われる。

（写真は大阪回生病院　太田仁八先生のご厚意による）

【文献】

1) Bakheet SM, Saleem M, Powe J, et al. F-18 fluorodeoxyglucose chest uptake in lung inflammation and infection. Clin Nucl Med 200; 25: 273-278.
2) Bomanji J, Almuhaideb A, Zumla A. Combined PET and X-ray computed tomography imaging in pulmonary infections and inflammation. Curr Opin Pulm Med 2011; 17: 197-205.
3) Mokhlesi B, Angulo-Zereceda D, Yaghmai V. False-positive FDG-PET scan secondary to lipid pneumonia mimicking a solid pulmonary nodule. Ann Nucl Med 2007; 21: 411-414.
4) Haeusler GM, Slavin MA, Seymour JF, et al. Late-onset Pneumocystis jirovecii pneumonia post-fludarabine, cyclophosphamide and rituximab: implications for prophylaxis. Eur J Haematol 2013; 91: 157-163.
5) del Rosal T, Goycochea WA, Mendez-Echevarria A, et al. ^{18}F-FDG PET/CT in the diagnosis of occult bacterial infection in children. Eur J Pediatr 2013; 172: 1111-1115.
6) Spratt DE, Diaz R, McElmurray J, et al. Impact of FDG PET/CT on delineation of the gross tumor volume for radiation planning in non-small-cell lung cancer. Clin Nucl Med 2010; 35: 237-243.

症例 6_ 発熱と体重減少

症例・主訴

60 歳代の女性。
3 週前から 37.5℃の発熱と 3kg の体重減少がある。3 日前から体動時の呼吸苦があり，来院した。LD 1,900 IU/l（基準 176 〜 353），sIL-2R 2,950 U/ml（基準 145 〜 519）と異常高値のため，^{18}F-FDG PET/CT が依頼された。^{18}F-FDG PET MIP 像，Low-dose CT（胸部肺野条件），^{18}F-FDG PET/CT（胸部水平断像）を示す。

Q │ 診断は何か。

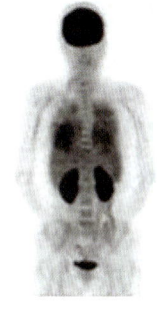

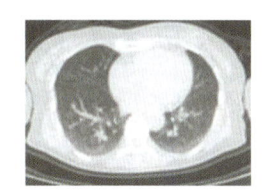

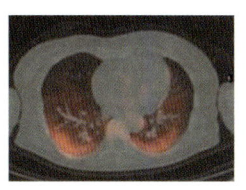

所見

^{18}F-FDG PET MIP 像：両側肺にびまん性の異常集積増加を認める。下肺野に集積増加が顕著である。両腎にも強い集積増加を認める。脾腫がみられ，軽度の集積増加を認める。赤色骨髄分布に一致してびまん性の軽度集積増加が認められる。

^{18}F-FDG PET/CT（胸部水平断像）：Low-dose CT では，血管気管支束が肥厚しており，背側胸膜下に淡い濃度上昇があるようにみえる。^{18}F-FDG PET/CT では，背側胸膜下に円弧状の集積増加がみられ，集積程度は軽度であるがびまん性の集積増加が肺野に広がっている。

症例6_ 発熱と体重減少

鑑別診断

間質性肺炎，膠原病肺，混合型肺癌，MALTリンパ腫，血管内リンパ腫，ニューモシスチス肺炎

診断

血管内大細胞型B細胞リンパ腫

討論

血管内リンパ腫（intravascular lymphoma：IVL）は，1959年Pflegerらによって報告されたまれなリンパ腫で，しばしば致死的経過をとる。最近では血管内大細胞型B細胞リンパ腫（Intravascular large B-cell Lymphoma：IVLBCL）と報告される[1]。中高年に発症し，主に毛細血管腔内に大細胞型B細胞が増殖し，血管周囲組織にも認められるが限定的である。血管内皮細胞と腫瘍細胞表面の抗原抗体反応により，血管内に留まるとされる。脳，皮膚，肺，骨髄に多彩な症状を呈する[2]。多くの症例で肝脾腫，腎病変があり，リンパ節は通常侵されない。副腎，骨病変も発生する[2,3]。初発症状は不明熱，全身倦怠感・食思不振，神経症状である。神経学的には，麻痺・脱力，認知症，脊髄障害・排尿障害で，腫瘍細胞による血管閉塞と考えられている。わが国IVLにみられた主な初発症状を表1に示す。血清LD，β_2-microglobulinとsIL-2Rが異常高値を示すことも診断の一助となる[4]。

IVLには変位型が報告されており，皮膚所見のみのvariant，中枢神経所見，皮膚症状を欠き，血球減少をきたして予後の不良なvariantがある[1,5]。HRCTで異常所見を呈さない症例もあるが，びまん性の淡い濃度上昇，小葉中心性パターンを呈することもある。[18]F-FDG PET/CTでは，骨髄，脾，腎，肺，副腎，皮膚，などへの[18]F-FDG集積増加を認める[6-8]。IVLBCLの検出に[67]Gaシンチグラフィが有用であったとする報告もある[9]。

表1 初発症状(A)と病理診断(B)が可能であった生検部位（A,Bとも重複可，頻度順）

A 初発症状	頻度	B 生検部位	頻度
発熱	++++++	骨髄	++++++
倦怠感／食欲不振	+++++	脾	+
神経学的異常	++	肝	+
呼吸異常	+	皮膚	+
腹部膨満／腹痛	+	肺	+
体重減少	+	中枢神経	±
浮腫	+	リンパ節	±
貧血	±	腎	±
腰痛	±	副腎	±
皮疹	±		

（写真は大阪回生病院 太田仁八先生のご厚意による）

【文 献】

1) Ponzoni M, Ferreri AJ, Campo E, et al. Definition, diagnosis, and management of intravascular large B-cell lymphoma: proposals and perspectives from a international consensus meeting. J Clin Oncol 2007; 25: 3168-3173.
2) Matsue K, Asada N, Takeuchi M, et al. A clinicopathological study of 13 cases of intravascular lymphoma: experience in a single institution over a 9-yr period. Eur J Haematol 2007; 80: 236-244.
3) Murase T, Yamaguchi M, Suzuki R, et al. Intravascular large B-cell lymphoma (IVLBCL) : a clinicopathologic study of 96 cases with special reference to the immunophenotypic heterogeneity of CD5. Blood 2007; 109: 478-485.
4) Sugimoto KJ, Mori KL, Oshimi K. Intravasucar large B-cell lymphoma. Am J Hematol 2004; 76: 291-292.
5) Murase T, Nakamura S, Kawauchi K, et al. An Asian variant of intravascular large B-cell lymphoma associated with haemophagocytic syndrome. Br J Haematol 2000; 111: 826-834.
6) Oh SY, Cheon GJ, Jeong E, et al. Peripheral bone involvement of intravascular large B-cell lymphoma on ^{99m}Tc-MDP bone scan and ^{18}F-FDG PET/CT. Clin Nucl Med 2012; 37: 810-811.
7) Takahashi T, Minato M, Tsukuda H, et al. Successful treatment of intravascular large B-cell lymphoma diagnosed by bone marrow biopsy and FDG PET scan. Intern Med 2008; 47: 975-979.
8) Shimada K, Kosugi H, Shimada S, et al. Evaluation of organ involvement in intravascular large B-cell lymphoma by F-18 Fluorodeoxyglucose positron emission tomography. Int J Hematol 2008; 88: 149-153.
9) Chen SH, Yu KH, Lin TL, et al. Gallium scan-prompted skin biopsy revealed intravascular large B-cell lymphoma in a patient with fever of unknown origin. Clin Nucl Med 2009; 34: 318-320.

ちょっと試してみよう 5

^{99m}Tc 製剤について誤っているのはどれか。2 つ選べ。

a. ^{99m}Tc 標識時には空気の混入を避ける。
b. 標識はパーテクネテートを酸化することで行う。
c. ^{99m}Tc-ECD は標識調整後 30 分以内に使用せねばならない。
d. ^{99m}Tc-MAG$_3$ は標識時に加熱を要する。
e. ^{99}Mo/^{99m}Tc は平衡状態に達するまで約 24 時間かかる。

腕だめし

5

正解 b, c

解説

空気中には最近を含む浮遊物，チリなどが多く，患者に投与する薬剤は当然，空気の混入を避けるように心がける。

^{99}Mo は半減期 66 時間で β 壊変により 86％が ^{99m}Tc，14％が直接 ^{99m}Tc（物理学的半減期：2.14×10^5 年）となる。^{99}Mo と ^{99m}Tc は過渡平衡関係にあり，^{99}Mo/^{99m}Tc ジェネレータより ^{99m}Tc を溶出した後，約 23 時間（^{99m}Tc の物理学的半減期の 4 倍）で ^{99m}Tc の放射能は最大となり，親核種 ^{99}Mo の放射能の 68％にあたる ^{99m}Tc が得られる。

^{99m}TcO$_4^-$ は 7 価（7＋）で反応性が低く，標識するには還元する必要がある。たとえば，^{99m}Tc-DTPA では ^{99m}Tc は 4 価になっている。

^{99m}Tc-ECD の放射化学的純度は調整後徐々に上昇し，30 分以降は 97 〜 98％とプラトーに達する。24 時間後においても劣化しない。一方，^{99m}Tc-HMPAO では 24 時間以内に溶出したジェネレータを用いる。溶出後 2 時間以内にキットの調整を行う。調整に際して放射能濃度を 1.11GBq/5ml 以下とする。調整後は 30 分以内に患者に投与する，といった難点がある。

^{99m}Tc-MAG$_3$ の標識は ^{99m}Tc- 酒石酸 + MAG$_3$ から，75 〜 100℃の加熱で ^{99m}Tc-MAG$_3$ + 酒石酸となる。標識時に加熱を要するのは ^{99m}Tc-MAG$_3$ の他，^{99m}Tc-MIBI，^{99m}Tc-ECD がある。

【参考文献】

＊利波紀久，久保敦司編．最新臨床核医学　改訂 3 版．金原出版，東京，1999．p32, 39, 40, 198, 467．

症例7_腰痛

症例・主訴

50歳代の女性。
3年前に右乳癌と診断され手術を受けた。1か月前から腰痛を自覚するようになった。乳癌術後の多発骨転移と診断され，抗癌化学療法（EC：エピルビシン，シクロフォスファミド）を受けた。抗癌化学療法前とEC，2サイクル終了直後に骨シンチグラフィを施行した。なお，腰痛は軽減しているという。^{99m}Tc-MDPによる全身骨シンチグラフィ（前面・後面像）を示す。

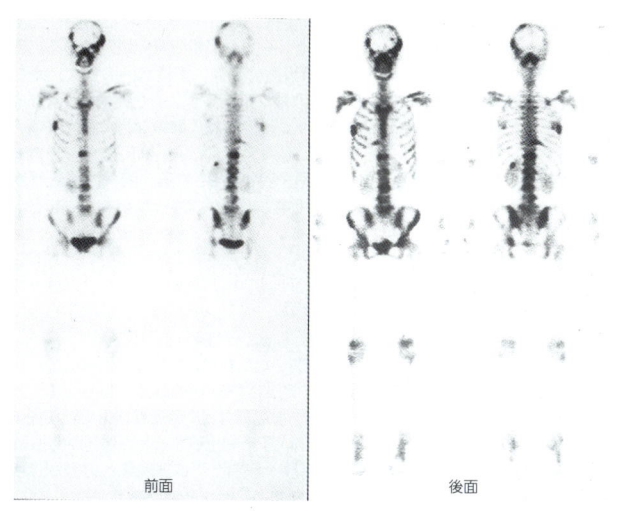

Q | 診断は何か。

前面　　　　　　　　後面

（小須田茂：骨シンチグラフィによる骨転移の診断. 画像診断 2014；34：1605より引用）

所見

抗癌化学療法（EC）前の骨シンチグラムでは，頭蓋骨，両側上顎骨，左右肋骨，右上腕骨，左鎖骨，胸腰椎，仙骨S1，左寛骨臼に多発異常集積増加を認める。L1椎体は圧迫骨折をきたしているようにみえる。EC2サイクル終了直後の骨シンチグラムでは，治療前に認められた異常集積部位の集積程度は亢進している。さらに，左腸骨稜，仙骨S3，右大腿骨近位部に新たな異常集積部位を検出することができる。

症例 7_ 腰痛

鑑別診断　乳癌多発骨転移の悪化，乳癌多発骨転移治療後のフレア

診断　乳癌多発骨転移治療後のフレア

討論

　本症例は乳癌多発骨転移治療後のフレア（flare phenomenon，フレア現象）である。臨床症状も改善し，腫瘍マーカーも改善した（CEA：21.0 〜 7.3ng/ml，CA15-5：83.0 〜 28.0U/ml，NCC-ST-439：29.2 〜 7.0U/ml）。フレア現象は治療奏効例に認められ，治療中もしくは治療終了後の早期（通常，治療終了後3か月以内）に一過性に認められる所見で，骨シンチグラム上，一見，異常所見の増悪である。異常所見増悪とは，骨転移巣の集積程度の亢進，集積範囲の拡大，新たな骨転移巣の出現をいう。その後の骨シンチグラフィで所見の改善がみられる。フレア現象は乳癌に限らず，前立腺癌，肺癌など，悪性腫瘍のいずれでも認められる。疼痛などの臨床症状の改善，ALP，腫瘍マーカーの改善，原発巣，他の転移巣の縮小を伴うとされる。溶骨性骨転移巣では骨単純X線像，CTで造骨性所見の出現が認められるようになる。
　フレア現象は抗癌化学療法に限らず，ホルモン療法，放射線治療，分子標的治療においても観察される[1]。フレア現象はまれな所見ではなく，高頻度に認められるとの報告もある[2]。フレア現象を呈した症例は一般に予後良好である。フレア現象は当初，骨シンチグラフィに限定した所見とされたが，^{18}F-FDG PET/CTでも認められることが報告されている。^{18}F-FDG PET/CTで，治療が功を奏したにもかかわらず，治療前の所見と比較し治療後所見が悪化した場合を metabolic flare という。Metabolic flare は，リンパ節転移，肺転移などの骨転移以外の転移巣についてもあてはまる[3]。フレア現象はCTでも出現するとの報告がある[4]。
　画像所見のみでは，骨転移の進展・増悪とフレア現象との鑑別は困難であり，臨床所見を参照して診断することが肝要である。

【文献】

1) Hashisako M, Wakamatsu K, Ikegame S, et al. Flare phenomenon following gefitinib treatment of lung adenocarcinoma with bone metastasis. Tohoku J Exp Med 2012; 228: 163-168.
2) Cook GJ, Venkitaraman R, Sohaib AS, et al. The diagnostic utility of the flare phenomenon on bone scintigraphy in staging prostate cancer. Eur J Nucl Med Mol Imaging 2011; 38: 7-13.
3) D'Amico A, Kowalska T. Paradoxical metabolic flare detected by 18F-fluorodeoxyglucose positron emission tomography in a patient with metabolic breast cancer treated with aromatase inhibitor and bisphosphonate. Indian J Nucl Med 2014; 29: 34-37.
4) Messiou C, Cook G, Reid AH, et al. The CT flare response of metastatic bone disease in prostate cancer. Acta Radiol 2011; 52: 557-561.

症例 8_ 咳嗽

症例・主訴

70 歳代の男性。

2 か月前から咳嗽，喀痰，微熱を自覚するようになった。症状改善せず，近医受診し右肺に異常影を指摘された。精査目的で入院となった。既往歴：16 歳時に右結核性胸膜炎。家族歴，職業歴：特記すべきことなし。アスベスト吸入歴なし。喫煙歴：20 本× 50 年。血液所見：赤血球 420 万，Hb 13.2g/dl，白血球 5,800，血小板 30.2 万。血液生化学所見：総蛋白 7.0g/dl，アルブミン 3.5g/dl，LD 602 IU/l，CRP 3.0mg/dl，sIL-2R 3,300 U/ml（基準 145〜519）。^{18}F-FDG PET/CT（^{18}F-FDG PET MIP 像，Low-dose CT，^{18}F-FDG PET，^{18}F-FDG PET/CT，いずれも肺門部を通る冠状断像）を示す。

Q | 診断は何か。

所見

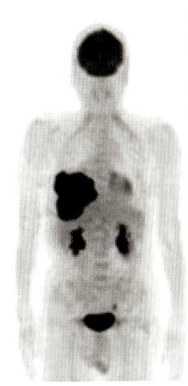

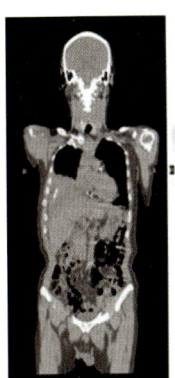

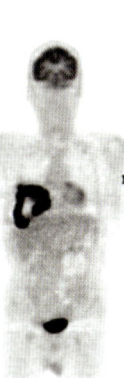

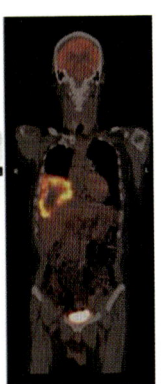

Low-dose CT では，右胸腔内の下 1/2 を占める大きな腫瘤を認める。内部に索状の石灰化を認める。右横隔膜，肝右葉との境界が不明瞭である。^{18}F-FDG PET MIP 像では腫瘤に一致して，一塊となった充実性の強い集積増加を認める。^{18}F-FDG PET，^{18}F-FDG PET/CT では，リング状の集積増加である。他の部位には異常集積増加を認めない。脳，心臓，腎・尿路系は非特異的集積増加と思われる。

症例8_咳嗽

鑑別診断: 肺癌，胸膜中皮腫，出血性膿胸，膿胸関連リンパ腫

診断: 膿胸関連リンパ腫（pyothorax-associated lymphoma）

討論

膿胸関連リンパ腫は，20年以上（平均：37.4年）の長期にわたる膿胸の存在があり，膿胸腔，胸壁，または膿胸に接する肺実質に発生するB細胞悪性リンパ腫（non-Hodgkinリンパ腫）である。発症には長期の慢性炎症・線維化の環境が背景あることに加えて，B細胞へのEpstein-Barr virus（EBV）の感染が寄与している。慢性膿胸の成立には，人工気胸術に続発するものと，結核性胸膜炎に続発するものとがある[1-6]。

中高年の男性に優位に多く発生し，胸痛，背部痛，発熱を主訴とすることが多い。受診時の胸部X線写真で腫瘤影を認める。膿胸を有する患者が胸痛を訴えた場合，増大する腫瘤影を認めた場合には，膿胸関連リンパ腫を疑い，造影CTもしくはMRIを行い，腫瘤の局在診断を行う。局所リンパ節転移の頻度は少ないとされるが，病巣の進展の把握，病期診断における^{18}F-FDG PET/CTの有用性が報告されている[7-9]。以前には，^{67}Gaシンチグラフィが局在診断，活動性評価に有用とされてきたが[10, 11]，現在では^{18}F-FDG PET/CTにとって代わっている。鑑別診断として，中皮腫，肺癌，肉腫，結核の再燃，アスペルギルス症が挙げられる[11]。

膿胸関連リンパ腫の治療は，R-CHOP単独または放射線治療の併用が一般的である。Complete response例では，5年生存率は49％と比較的良好である[1]。その治療効果判定に，^{18}F-FDG PET/CTの有用性が報告されている[8, 9]。

体腔に発生するリンパ腫はbody cavity based lymphoma（BCBL）と呼ばれ，膿胸関連リンパ腫とprimary effusion lymphomaに分類される。Primary effusion lymphomaは，HHV8陽性，EBV陽性で，腫瘤形成のない滲出性病変を示すが，膿胸関連リンパ腫ではHHV8陰性，EBV陽性で，腫瘤形成を呈する[1]。腫瘤形成のないprimary effusion lymphomaは^{18}F-FDGの集積増加を示さない可能性が高い。

（写真は大阪回生病院 太田仁八先生のご厚意による）

【文 献】

1) 青笹克之, 中塚伸一, 冨田裕彦. 膿胸関連リンパ腫. 血液・腫瘍 2004; 48: 395-400.
2) Iuchi K, Ichimiya A, Akashi A, et al. Non-Hodgkin's lymphoma of the pleural cavity developing from long-standingpyothorax. Cancer 1987; 60: 1771-1775.
3) Narimatsu H, Ota Y, Kami M, et al. Clinicopathological features of pyothorax-associated lymphoma; a retrospective surgery involving 98 patients. Ann Oncol 2007; 18: 122-128.
4) Fukayama M, Ibuka T, Hayashi Y, et al. Epstein-Barr virus in pyothorax-associated plural lymphoma. Am J Pathol 1993; 143: 1044-1049.
5) Maeda E, Akahane M, Kiryu S, et al. Spectrum of Epstein-Barr virus –related diseases: a pictorial review. Jpn J Radiol 2009; 27: 4-19.
6) Aozasa K, Takakuwa T, Nakatsuka S. Pyothorax-associated lymphoma: a lymphoma developing in chronic inflammation. Adv Anat Pathol 2005; 12: 324-331.
7) Ito K, Kubota K, Morooka M, et al. F-18 FDG PET/CT findings in two patients with pyothorax-associated lymphoma. Clin Nucl Med 2010; 35: 802-805.
8) Ito K, Shida Y, Kubota K, Morooka M, et al. The management of pyothorax-associated lymphoma using ^{18}F-FDG PET/CT. Ann Nucl Med 2010; 24: 649-654.
9) Asakura H, Togami T, Mitani M, et al. usefulness of FDG PET imaging for the radiotherapy treatment planning of pyothorax-associated lymphoma. Ann Nucl Med 2005; 19: 725-728.
10) Ueda T, Andreas C, Itami J, et al. Pyothorax-associated lymphoma: imaging findings. AJR Am J Roentgenol 2010; 194: 76-84.
11) Minami M, Kawauchi N, Yoshikawa K, et al. Malignancy associated with chronic empyema: radiologic assessment. Radiology 1991; 178: 417-423.

ちょっと試してみよう 6

以下の組み合わせで，誤っているのはどれか。1つ選べ。

a. ^{201}TlCl ——————— 門脈大循環短絡
b. ^{99m}Tc-Sn colloid ——————— 消化管出血
c. ^{99m}Tc-GSA ——————— 肝硬変症
d. ^{99m}Tc-DTPA ——————— 胆汁漏
e. ^{99m}Tc-PMT ——————— 新生児黄疸

6

正解 d

解説

　門脈大循環短絡価には，門脈シンチグラフィが施行される。直腸内投与法が一般的で直腸上部にカテーテルを介して空気で押し出すように注入する。用いられる放射性医薬品は ^{201}TlCl, ^{123}I-IMP, ^{99m}TcO$_4^-$ である。門脈圧亢進症で門脈一体循環短絡が存在すると ^{201}TlCl では心筋が，^{123}I-IMP では肺が，^{99m}TcO$_4^-$ では心臓が描出される。短絡量を定量化することができる。

　消化管出血シンチグラフィには，^{99m}Tc-HSA-D が用いられることが多いが，^{99m}Tc-Sn colloid（スズコロイド），^{99m}Tc-フチン酸，^{99m}Tc-RBC（インビボ，セミインビボ標識）が用いられることもある。^{99m}Tc-Sn colloid（スズコロイド），^{99m}Tc-フチン酸は肝，脾に速やかに取り込まれる。肝，脾，骨髄以外の描出は消化管出血が示唆される。肝，脾の描出が読影の妨げになることもあるがハイブリッド型 SPECT/CT 装置を用いればその難点は克服される。塩化第一スズピロリン酸をあらかじめ静注し，20～30分後に採血して ^{99m}TcO$_4^-$ と赤血球標識した後，再び静注する（セミインビボ標識）。

　^{99m}Tc-DTPA は糸球体濾過物質であり，腎動態シンチグラフィに用いられている。肝臓には集積しない。

　乳児黄疸には先天性胆道閉鎖症と乳児肝炎がある。その鑑別には ^{131}I-rose bengal が過去に用いられてきたが，現在は ^{99m}Tc-PMT が用いられている。

【参考文献】
* 阿部光一郎．消化器・泌尿器の核医学検査．第 14 回日本核医学会春季大会テキスト．2014, pp68-71.
* 河相吉．消化器核医学．楢林勇，杉村和朗監修，小須田茂編．放射線医学 核医学・PET・SPECT．金芳堂，京都，2012, pp55-61.

症例 9_ 顔面違和感

症例・主訴

50 歳代の女性。
後腹膜 GIST (gastro-intestinal stromal tumor, 消化管間質腫瘍または消化管間葉性腫瘍) にて 1 年前に腫瘍摘出術を受けた。6 週間前に，肝転移が発見され，RFA (radiofrequency ablation therapy, ラジオ波焼灼療法) による治療を受けている。3 日前から左顔面深部に違和感を自覚するようになった。^{18}F-FDG PET/CT (MIP 像, low-dose CT, ^{18}F-FDG PET, PET/CT の上咽頭水平断像) を示す。

Q 診断は何か。

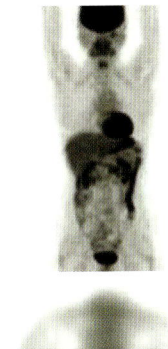

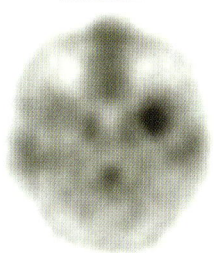

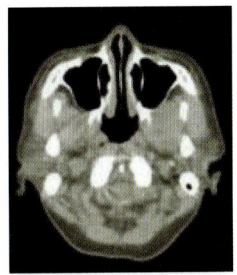

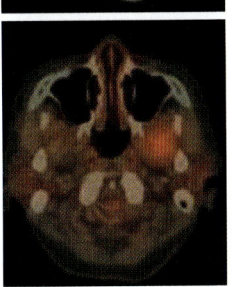

所見

^{18}**F-FDG PET MIP 像**：左側顔面部に hot spot を認める。脳，鼻咽腔，喉頭，心臓，肝，腸管，腎・尿路系は非特異的集積と思われる。肝右葉の辺縁に軽度の集積増加を認める。

low-dose CT, ^{18}F-FDG PET, PET/CT：左翼突筋の腫大を認め，同部に ^{18}F-FDG の集積増加を認める。^{18}F-FDG PET/CT で，異常集積部位が明瞭となり，^{18}F-FDG は左翼突筋に集積していることがわかる。

症例9_ 顔面違和感

鑑別診断　左翼突筋膿瘍，左翼突筋転移，神経鞘腫，悪性末梢神経鞘腫 (malignant peripheral nerve sheath tumor：MPNST)

診断　GIST の左外側翼突筋転移

討論

本症例は1年前に摘出された後腹膜 GIST からの左外側翼突筋転移であった。悪性腫瘍の骨格筋（筋肉）転移はまれとされてきたが，^{18}F-FDG PET が普及するようになり，骨格筋はまれな転移臓器ではないことが報告されている[1-3]。39例のまとめでは5例が外眼筋転移であった。原発巣は肺癌が最も多く，食道癌，非 Hodgkin リンパ腫，乳癌，腎細胞癌，結腸癌，子宮頸癌などである[1]。

剖検例のまとめでは，骨格筋転移の発生頻度は0.2％である[4]。しかし，骨格筋転移を詳細に調べた報告では17.5％の発生頻度であった[5]。

骨格筋は体重の40％を占める重要な臓器である。運動によって，筋肉組織は低酸素，酸性状態（lactic acidosis）になり，悪性細胞の発育には適していないと考えられる。この概念は，運動能力の少ない，小さな筋肉である翼突筋，外眼筋転移の発生を説明している可能性がある。

筋肉組織から発生する原発性悪性腫瘍（肉腫）はまれである。炎症所見を有しない患者で，筋肉内 ^{18}F-FDG 集積は骨格筋転移を示唆している。^{18}F-FDG PET/CT によって発見された骨格筋転移例のうち，51％が治療方針の変更となった[1]。注意深い読影が望まれる。

図1は40歳代の男性で肺癌からの右大臀筋転移例を示す。

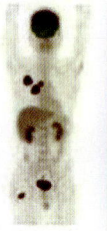

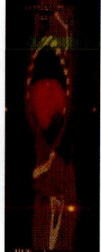

図1 ^{18}F-FDG PET/CT による肺癌右大臀筋転移の検出

（写真は大阪回生病院　太田仁八先生のご厚意による）

【文献】

1) Emmering J, Vogel WV, Stokkel MPM. Intramuscular metastases on FDG PET-CT: a review of the literature. Nucl Med Commun 2012;33:117-120.
2) Yilmaz M, Elboga U, Celen Z, Isik F, Tutar E. Multiple muscle metastases from lung cancer detected by FDG PET/CT. Clin Nucl Med 2011;36:245-247.
3) Ho L, Sheth S, Seto J. Intramuscular metastasis of endometrial carcinoma on FDG PET/CT. Clin Nucl Med 201 0;35:607-609.
4) Disibio G, French SW. Metastatic patterns of cancers: results from a large autopsy study. Arch Pathol Lab Med 2008;132:931-939.
5) Acinas Garcia O, Fernandez FA, Satue EG, Buelta L, Val-Bernal JF. Metastasis of malignant neoplasms to skeletal muscle. Rev Esp Oncol 1984;31:57-67.

症例 10_腹部膨満感

症例・主訴

80 歳代の男性。
3 か月前からの食欲低下，腹部膨満感を主訴に来院した。
^{18}F-FDG PET MIP 像，^{18}F-FDG PET/CT（水平断像）および腹部単純 CT（low dose CT，水平断像）を示す。

Q 診断は何か。

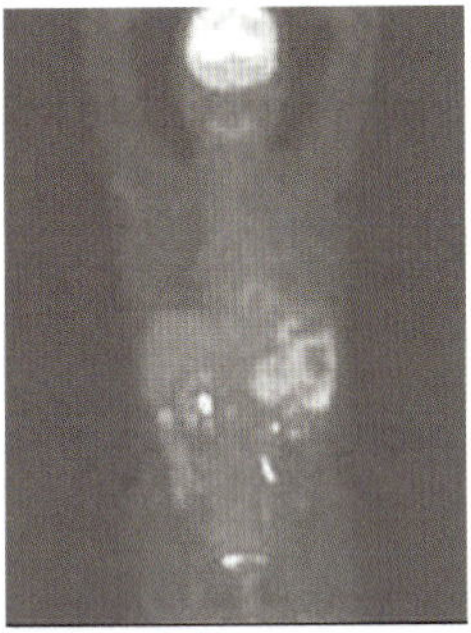

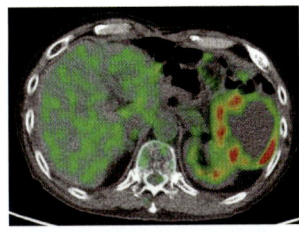

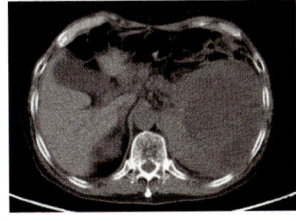

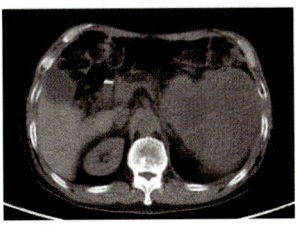

所見

^{18}F-FDG PET MIP 像：左上腹部に比較的大きなリング状の異常集積増加を認める。集積程度は比較的高く，糖代謝亢進が高いことを示している。しかし，左腎の非特異的集積との重なり合いがあり，その局在は明らかでない。

^{18}F-FDG PET/CT（水平断像）および腹部単純 CT：左腎の左前方，膵尾部付近に囊胞状腫瘤が認められ，その辺縁部，囊胞壁に比較的強い集積増加を認める。
左腎は腫瘤によって圧排されている。腫瘤は膵尾部と連続しているようにみえる。左副腎には異常を認めない。この画像からは，肝に異常所見を認めない。腹水貯留もみられない。

症例10_ 腹部膨満感

鑑別診断

通常型膵癌，自己免疫性膵炎，退形成性膵管癌，破骨細胞型巨細胞性腫瘍，膵内分泌腫瘍，転移性膵腫瘍，膵管内乳頭粘液性腫瘍（IPMN），膵原発悪性リンパ腫，粘液性嚢胞腫瘍，膵類表皮嚢胞，solid pseudopapillary tumor

診断

退形成性膵管癌（anaplastic carcinoma）

討論

膵尾部腫瘍は小腸・大腸・左副腎への浸潤が認められたため，一部合併切除となった。腫瘍は 22 × 13 × 7cm の巨大腫瘍であった。

退形成性膵管癌は高齢者に発症し，全膵癌の 2 〜 7% とされ，膵体尾部に好発し，外方に向かって発育する。細胞形態により巨細胞型，多形細胞型，紡錘細胞型に分類されるが，管状腺癌を合併していることが多い[1]。臨床症状は，腹痛，背部痛，食思不振，体重減少，腹部膨満感，などであり，予後は不良とされる。

退形成性膵管癌の CT 所見として，比較的大きな腫瘍で外方に発育し，内部に壊死性変化，嚢胞様変化を伴い不均一，中等度の造影効果を示す。周囲臓器，動静脈浸潤を伴い，肝転移，リンパ節転移をきたしやすい，などが挙げられる[2]。

^{18}F-FDG PET/CT にて高集積を示し，鑑別すべき疾患は通常型膵癌，自己免疫性膵炎，破骨細胞型巨細胞性腫瘍，転移性膵腫瘍，solid pseudopapillary tumor，膵原発悪性リンパ腫，などである。通常型膵癌は CT 所見から，自己免疫性膵炎は CT 所見と血液所見（血清 IgG，IgG4）にて鑑別可能と思われる。転移性膵腫瘍では原発巣への ^{18}F-FDG 異常集積増加を認める。^{18}F-FDG は solid pseudopapillary tumor の実質成分に集積するが，若年女性に好発し，境界明瞭な腫瘤であることから鑑別は容易と思われる[3]。膵原発悪性リンパ腫は ^{18}F-FDG の著明な高集積を示す。破骨細胞型巨細胞性腫瘍は多房性で，腫瘍内出血を高頻度に伴う点を特徴とする。

一般に，膵内分泌腫瘍は ^{18}F-FDG の集積増加を呈さないか，軽度の集積増加に留まる。

【文 献】

1) Sanada Y, Yoshida K, Itoh M, Okita R, Okada M. Invasive ductal carcinoma of the pancreas showing exophytic growth. Hepatobiliary Pancreat Dis Int 2009;8:97-102.
2) Ichikawa T, Federle MP, Ohba S, Ohtomo K, Sugiyama A, Fujimoto H, et al. Atypical exocrine and endocrine pancreatic tumors (anaplastic, small cell, and giant cell types): CT and pathologic features in 14 patients. Abdom Imaging 2000;25:409-419.
3) Shimada K, Nakamoto Y, Isoda H, Maetani Y, Yamashita R, Arizono S, et al. F-18 fluorodeoxyglucose uptake in a solid pseudopapillary tumor of the pancreas mimicking malignancy. Clin Nucl Med 2008;33:766-768.

症例 11_腰痛

症例・主訴

70歳代の男性。
5か月前からの会陰部痛,腰痛を主訴に来院した。近医にて対症療法を受けていたという。^{99m}Tc-MDPによる全身骨シンチグラム(前面,後面像)および単純骨盤X線写真を示す。前立腺癌に対して放射線治療の既往がある。

Q
1. 異常所見はどこにあるか。
2. 診断は何か。

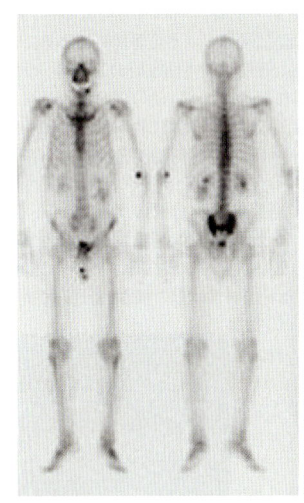

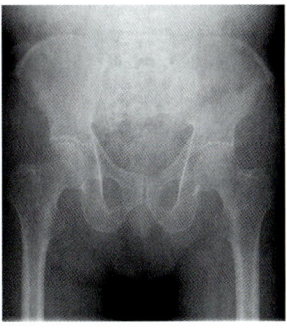

所見

骨シンチグラフィ全身前面像にて,左側恥骨に異常集積増加を認める。膀胱内のトレーサの集積と紛らわしい。全身後面像にて,仙骨体部,両側仙腸関節付近(仙骨翼)に対称性の異常集積増加を認め,その集積形態がアルファベット"H"に似ている(Honda sign)。以上の所見は前立腺癌の骨転移として相応しくない[1]。

単純骨盤X線写真では左恥骨上枝,恥骨下角に小さな骨折線を認める。骨シンチグラムの異常集積部位と一致する。右仙腸関節上縁内側に骨硬化像を認めるが,それ以上の異常を指摘できない。放射線治療の既往があり,診断はそれほど難しくはないと思われる。

症例 11_腰痛

鑑別診断　脆弱性骨折，多発骨転移，Paget's disease（パジェット病），fibrous dysplasia（線維性骨異型性）

診断　仙骨脆弱性骨折（不全骨折），恥骨の脆弱性骨折を伴う。

討論　脆弱性骨折とは，骨粗鬆症あるいは関節リウマチ患者，骨盤部放射線治療患者にみられるような脆弱な骨に，正常ないし生理的ストレスが繰り返される場合に発生する骨折である。高齢者の仙骨部に"H"型の集積増加を認めた場合は仙骨脆弱性骨折（不全骨折）である。仙骨部のH型集積増加を Honda sign という。本田技研のロゴマークに似ているためである。H型の亜型も存在する[2]。この場合は骨転移などの他疾患との鑑別を要す。集積部位は仙腸関節ではなく，その内側の仙骨翼と第2仙椎に脆弱性骨折が起こり，集積増加をきたす。MRI，CTで多くの場合，診断が可能である。主として骨髄内の浮腫の範囲をMRI T2強調画像にて高信号として把握できる。骨折の早期ではCT上，診断が困難であるが，骨折線とその周囲の骨硬化像を認めることができる（図1）。重要な所見は恥骨に集積増加がみられることである。仙骨脆弱性骨折患者の50％以上に仙骨脆弱性骨折と胸腰椎圧迫骨折を伴っている。全身骨シンチグラフィの利点は，骨盤骨以外の脆弱性骨折の検出である。

放射線治療の既往が診断に重要とされてきたが，放射線治療の既往は全症例の25％である[2]。

仙骨脆弱性骨折を示す患者の多くが担癌患者であるため，骨転移と誤診されて放射線治療を受けることのないよう注意すべきである。

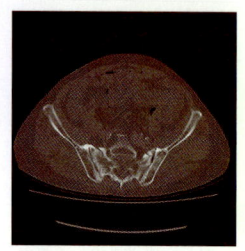

図1 同症例の骨盤単純CT

【文献】
1) 小須田茂：骨シンチグラフィによる骨転移の診断．画像診断 2014; 34 :1603.
2) Fujii M, Abe K, Hayashi K, et al. Honda sign variants suspected of having a sacral insufficiency fracture. Clin Nucl Med 2005; 30: 165-169.

症例 12_ 頻尿

症例・主訴

70 歳代の男性。
3 か月前からの夜間頻尿と排尿時痛を主訴に来院した。血清 PSA 値：287ng/ml である。^{99m}Tc-MDP による全身骨シンチグラム（前面，後面像）を示す。

Q │ 診断は何か。

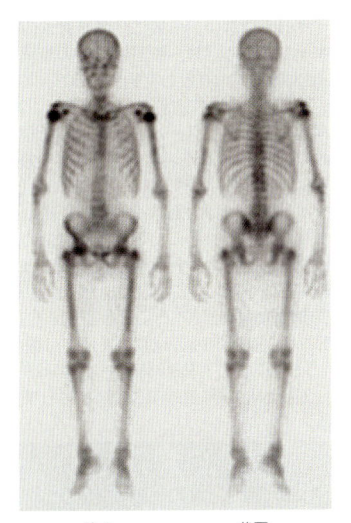

前面　　　後面

所見

全身骨シンチグラフィにて，一見正常分布のようにみえるが，躯幹骨を中心に骨への集積がほぼびまん性に増加している。両側上腕骨近位の骨端，骨幹端にとくに集積が高い[1]。

骨格は axial skeleton（軸骨格，赤色髄）と appendicular skeleton（付属肢骨格，黄色髄）に分けられる。両側大腿骨ではその境界部で集積が急に低下している。腎臓の描出がほとんどみられない。

症例 12_ 頻尿

鑑別診断

びまん性骨転移，副甲状腺機能亢進症，腎性骨異栄養症，正常像（若年正常者，遅延像），骨軟化症，甲状腺機能亢進症，Paget's disease（パジェット病），骨髄線維症

診断

前立腺癌びまん性骨転移（superscan）

討論

　スーパースキャン（superscan, beautiful bone scan）の明確な定義を記載したテキストはない。一般に，全身骨へのびまん性集積増加をスーパースキャンという。腎，軟部組織への集積がほとんど認められない。Absent kidney sign として知られるが，わずかに腎の描出がみられる[2, 3]。骨代謝が亢進する腎性骨異栄養症，副甲状腺機能亢進症など代謝性疾患によってもスーパースキャンを呈する。代謝性疾患では appendicular skeleton を含め，びまん性集積亢進を示すが，びまん性骨転移では本症例のように axial skeleton（赤色髄）に一致した集積増加で，appendicular skeleton（黄色髄）への集積増加がみられず，その境界が認められること（abrupt cutoff）が鑑別となる。また，びまん性骨転移では本症例のように一部に強い集積増加ないし不均一な集積増加部位を認めることが多いが，代謝性疾患では頭蓋骨，下顎骨に強いびまん性集積を呈することも鑑別に役立つ。

　1 年毎に撮影された腹部単純 X 線写真を示す（**図 1**）。左側の写真撮影時期が骨シンチグラフィ施行時と一致する[1]。Leuplin または Zoladex 筋注，Casodex 経口投与にもかかわらず，造骨性骨転移巣が拡大している。

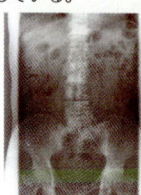

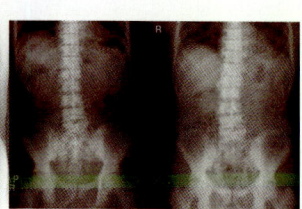

図 1 同症例の腹部単純 X 線写真

【文献】

1) 小須田茂：骨シンチグラフィによる骨転移の診断. 画像診断 2014; 34 :1601.
2) Buckley O, O'Keeffe S, Geoghegan T, et al. 99mTc bone scintigraphy superscans: a review. Nucl Med Commun 2007; 28: 521-527.
3) Hawkins T, Halewood MM. Technical note: identifying the prostate cancer 'superscan' by quantitative skeletal scintigraphy. Nucl Med Commun 2008; 29: 654-659.

症例 13_下肢痛

症例・主訴

60歳代の女性。両手のしびれ，下肢痛。

3年前から自己免疫性肝炎，シェーグレン症候群，強皮症でステロイド治療を行っていた。1週間前から下肢痛が徐々に増悪，両手のしびれが出現した。手術歴なし。

^{18}F-FDG PET MIP像，^{18}F-FDG PET/CT（水平断像）および骨盤部^{18}F-FDG PET/CT（水平断像）を示す。

Q | 診断は何か。

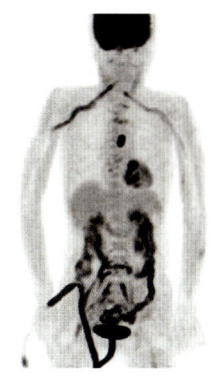

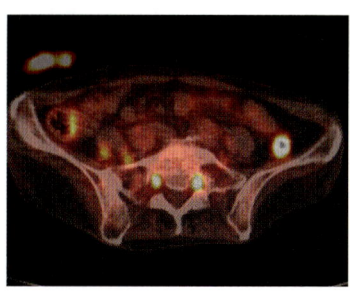

所見

^{18}F-FDG PET MIP像：膀胱内にバルーンカテーテルが挿入されている。特記すべきは，両側頸部（頸椎）から両側腋窩，上腕部に伸展する索状の異常集積増加である。集積増加は血管の走行に一致していない。上縦隔と思われる部位に塊状の集積増加を認める。また，縦隔内の集積が不均一で，小病巣の散在が疑われる。

腹部の集積は結腸の非特異的集積増加と重なり，読影がやや困難であるが，仙椎上部付近から'ハ'の字様の集積増加がみられ，右側は鼠径部にまで線状に伸びている。さらに，1つ上の腰椎（L5）の右側にも帯状の集積増加が認められる。左顔面部に横走する軽度の集積増加がみられ，三叉神経への^{18}F-FDG集積が示唆される。

骨盤部^{18}F-FDG PET/CT（水平断像）：^{18}F-FDG PET MIP像で認められた仙椎上部付近の'ハ'の字様の集積増加部位は仙椎の椎間孔に認められ，左右対称性の集積増加が明らかである。

以上から，末梢神経に沿った^{18}F-FDGの高集積が病変の特徴である。

症例 13_ 下肢痛

鑑別診断

末梢神経炎, neurofibromatosis type I, malignant peripheral nerve sheath tumor (MPNST), neurolymphomatosis, 神経サルコイドーシス, リンパ腫性肉芽腫症, 原発性軟膜神経膠腫症

診断

Neurolymphomatosis (NL)

討論

NL は末梢神経への悪性リンパ腫細胞浸潤であり, 90％が悪性リンパ腫に, 10％が急性白血病に続発する[1]。悪性リンパ腫は 4 病型に分類される。①中枢神経, 髄軟膜への悪性リンパ腫の浸潤, 転移例に付随した末梢神経へのリンパ腫浸潤。②化学療法後の systemic lymphoma, 寛解後の再発としての末梢神経への悪性リンパ腫浸潤。③末梢神経浸潤が主体の悪性リンパ腫。④ primary leptomeningeal lymphoma による神経根浸潤[2]。

本症例も 6 か月前に, 心臓原発の悪性リンパ腫として発症している。心筋生検にて, びまん性大細胞型 B 細胞リンパ腫 (diffuse large B-cell lymphoma, DLBCL) の病理診断を得ている。非ホジキンリンパ腫の (とくに DLBCL) の 8.5 〜 29％に神経系への浸潤があるとされ[3], 実際はそれほどまれな疾患ではないと思われる。症状としては, 有痛性, 無痛性の末梢神経障害, 神経根障害あるいは脳神経障害である[4]。発症部位は末梢神経が 60％と最も多く, 脊髄神経 (48％), 脳神経 (46％), 神経叢 (40％) であるが, 複数の部位が侵されることも多い (58％)[3]。確定診断は神経生検, 剖検である。腓腹神経生検以外は後遺症の可能性がある。

NL の MRI 所見としては神経肥大, 末梢神経に沿った造影効果が挙げられる。しかし, 急性・慢性の神経炎, 根神経炎でも類似した所見を示す。^{18}F-FDG PET/CT にて神経走行に沿う対称性の高集積が本疾患の特徴と思われるが, 臨床症状, 検査所見と併せて, 総合的に診断すべきである。NL の診断は, 神経生検・剖検による証明が必要とされてきた[1] が, 近年 FDG-PET の有用性が報告されており[4-6], 本例においても PET/CT が診断の大きな要諦となった。加えて治療効果や再発の判定を迅速かつ低侵襲に評価できることは, PET/CT 検査の利点の一つと考えられる。**表 1** に各検査成績を示す[1]。本症例は化学療法にて改善したが 6 か月後に再発した。再発時の ^{18}F-FDG PET を示す (**図 1**)。

(写真は京都大学医学部放射線診断科　中本裕士先生のご厚意による)

症例 13_ 下肢痛

表1 NLに対する各種検査陽性率

CT	7/11 (64%)
MRI	36/47 (77%)
FDG PET	16/19 (84%)
髄液細胞診	18/45 (40%)
髄液 PCR	3/11 (27%)
生検	23/26 (88%)

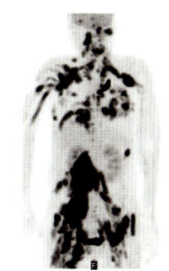

図1 Neurolymphomatosis 再発時の ^{18}F-FDG PET MIP像

【文 献】

1) Grisariu S, Avni B, Batchelor TT, et al. Neurolymphomatosis: an international primary CNS lymphoma collaborative group report. Blood 2010; 115: 5005-5011.
2) 柳下章, 編著. 神経内科疾患の画像診断. 秀潤社, 東京, 2011, pp568-571.
3) 堤内路子, 清水潤. Neurolymphomatosis. 神経内科 2010; 73: 30-35.
4) Talanow R, Shrikanthan S. Value of FDG PET in the evaluation of therapy response in nerve root neurolymphomatosis. Clin Nucl Med 2010; 36: 389
5) Boasquevisque Gs, Guidoni J, Moreira de Souza LA, et al. Bilateral vagus nerve neurolymphomatosis diagnosed PET/CT and diffusion-weighted MRI. Clin Nucl Med 2012; 37: 225
6) Salm LP, Van der Hiel B, Stokkel MP. Increasing importance of ^{18}F-FDG PET in the diagnosis of neurolymphoma. Nucl Med Commun 1012; 33: 907

ちょっと試してみよう 7

^{99m}Tc キット製剤の調整において誤っているのはどれか。1つ選べ。

a. ^{99}Mo/^{99m}Tc ジェネレータの前回の溶出時からの間隔が長くなるに従い、^{99m}Tc の濃度が増加して、標識率が向上する。
b. 放射能が同じである場合は、市販の ^{99m}TcO$_4^-$ 溶液のほうがジェネレータより溶出してすぐの ^{99m}TcO$_4^-$ より多くの ^{99m}Tc を含む。
c. 添付文書等の記載量よりも多くの ^{99m}TcO$_4^-$ をキットに加えると、配位子や還元剤濃度が低下して標識率が低下することがある。
d. 調剤後の溶液を希釈すると放射性医薬品が分解して、その放射化学的純度が低下することがある。
e. 通常は常温で標識を行うので、キットのバイアルは使用する5〜15分前には冷蔵庫から取り出し、常温に戻す。

7

正解 a

解説

標識するのは ^{99m}Tc であって ^{99}Tc ではない。したがって，^{99m}Tc のみ存在することが理想である。$^{99}Mo/^{99m}Tc$ ジェネレータの前回の溶出時からの間隔が長くなるに従い，^{99}Tc の濃度が増加して，標識率が劣化する。

放射能が同じである場合は，市販の $^{99m}TcO_4^-$ 溶液のほうがジェネレータより溶出してすぐの $^{99m}TcO_4^-$ 多くの ^{99}Tc を含むという難点がある。最近はシリンジタイプ（標識済み放射性医薬品）ですべてを運用している施設が増加し，$^{99}Mo/^{99m}Tc$ ジェネレータを常設していない病院が多い。緊急検査，小児投与を考慮すると $^{99}Mo/^{99m}Tc$ ジェネレータ設置が望ましい。また，骨シンチグラフィ1件あたり，約1,900円の利益をもたらす。

添付文書等の記載量よりも多くの $^{99m}TcO_4^-$ をキットに加えると，配位子や還元剤濃度が低下して標識率が低下し，誤診につながる。たとえば，^{99m}Tc-MAA 肺血流シンチグラフィでは $^{99m}TcO_4^-$ が増加することで腎が描出され左右シャントの存在が疑われることになる。

調剤後の溶液を希釈すると放射性医薬品が分解して，その放射化学的純度が低下することがあり，少量でも希釈せず三方活栓から生食でフラッシュする。

通常は常温で標識を行うので，キットのバイアルは使用する5〜15分前には冷蔵庫から取り出し，常温に戻す。とくに，MAAキットは冷凍庫保存のため溶解するまでにかなり時間がかかる。

症例 14_ 下肢の浮腫

症例・主訴 60歳代の男性。
1か月前からの両下肢の浮腫を主訴に来院した。^{18}F-FDG PET MIP 像および腹部造影 CT（水平断像）を示す。

Q | 診断は何か。

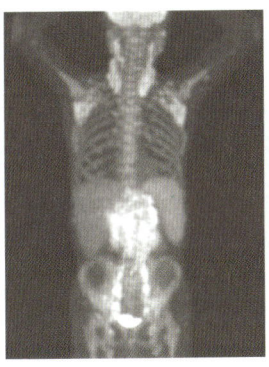

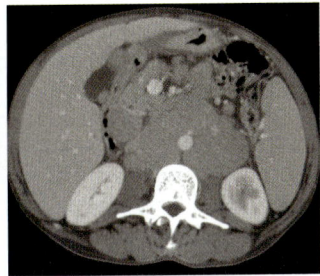

所見

^{18}F-FDG PET MIP 像

上腹部に不均一で大きな, 強い異常集積増加を認める（SUVmax: 5.07〜7.45）。さらに, 両側腸骨リンパ節, 鼠径部リンパ節, 腋窩リンパ節, 鎖骨窩リンパ節, 頸部リンパ節に強い集積増加がみられる。脾腫がみられ, 軽度の集積増加を示している。また, 赤色骨髄に一致するびまん性の集積増加を認める。

腹部造影 CT（水平断像）

腹部大動脈を取り巻くように軟部組織が腫大しており, 造影剤投与によって軽度のびまん性増強効果を示す。腹部大動脈は腰椎から腹側に高く浮き上がっている（floating aorta sign）。

症例 14_ 下肢の浮腫

鑑別診断

悪性腫瘍のリンパ節転移，サルコイドーシス，伝染性単核症，組織球性壊死性リンパ節炎（菊池病），軟部好酸球性肉芽腫（木村氏病），Castleman 病，褐色脂肪組織

診断

濾胞性リンパ腫（grade 1），stage Ⅳ

討論

リンパ節に一致した強い FDG 集積，脾腫，骨髄への FDG 集積から悪性リンパ腫の診断は容易と思われる。また，Floating aorta sign も悪性リンパ腫の所見として知られている。悪性リンパ腫は強い FDG 集積を示すことが知られている[1,2]。わが国で最も発生率の高いびまん性大細胞型 B 細胞リンパ腫は SUVmax 20 前後を示すことが多い。一般に，低悪性度群である濾胞性リンパ腫ではそれほど強い集積を呈さない（SUVmax 5.0 〜 8.0）[3]。^{18}F-FDG PET/CT による経過観察で SUVmax 20 前後を示した場合は悪性転化を疑う。

R-CHOP 療法 6 サイクル施行後の ^{18}F-FDG PET では異常集積像はすべて消失しした（未掲載）。化学療法後の FDG PET/CT による評価時期は 6 〜 8 週後，放射線治療後では 8 〜 12 週後が望ましい。

表1 SUVmax が 10 以下を示すリンパ腫

Follicular lymphoma, MALT lymphoma (extranodal marginal zone B-cell lymphoma) *, chronic lymphocytic leukemia, small cell lymphocytic lymphoma,
*MALT リンパ腫は粘膜関連リンパ組織リンパ腫（mucosa-associated lymphoid tissue lymphoma）で，MALToma ともいわれる。胃の MALT リンパ腫はピロリ菌との関連が知られている。胃をはじめ消化管，甲状腺，唾液腺，気管支などにも発生する。

【文 献】

1) Elstrom R, et al. Utility of FDG-PET scanning in lymphoma by WHO classification. Blood 2003; 101: 3875-3876.
2) Juweid ME, et al. Imaging Subcommittee of International Harmonization Project in Lymphoma. Use of positron emission tomography for response assessment of lymphoma: consensus of the Imaging Subcommittee of International Harmonization Project in Lymphoma. J Clin Oncol 2007; 25: 571-578.
3) Karam M, et al. Role of fluorine-18fluoro-deoxyglucose positron emission tomography scan in the evaluation and follow-up of patients with low-grade lymphomas. Cancer 2006; 107: 175-183.

症例 15_ 臀部痛

症例・主訴 20歳代の女性，左臀部痛。
左大腿部に外傷の既往がある。
骨シンチグラム（骨盤部前面像）および単純X線写真（左骨盤部正面像）を示す。

Q 診断は何か。

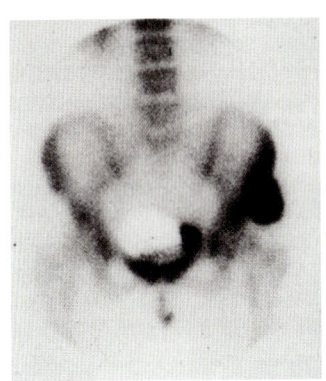

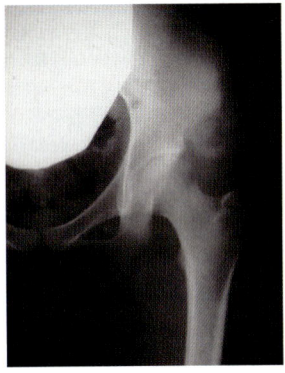

所見

　骨シンチグラム（骨盤部前面像）では左腸骨稜の集積増加に加えて，左腸骨稜から外方へ突出する骨外集積を認める。
　単純X線写真（左骨盤部正面像）では，左腸骨稜に接して円形の異所性骨化が筋肉内に認められる。辺縁部に骨化が著しい。

症例 15_ 臀部痛

鑑別診断: 傍骨性骨肉腫 (parosteal osteosarcoma), 骨膜骨肉腫 (periosteal osteosarcoma), 類骨腫 (osteoid osteoma)

診断: 化骨性筋炎, 骨化性筋炎 (myositis ossificans)

討論

化骨性筋炎は 10 〜 20 歳代の好発する非腫瘍性病変である。通常外傷の既往がある。外傷後 2 〜 3 週間, 疼痛が続き, 次第に関節可動域が減少する。3 週目頃から辺縁部に向かうほど骨化が著しい所見を認める。これをゾーン現象, zone phenomenon という。傍骨性骨肉腫, 骨膜骨肉腫は 10 〜 40 歳代にみられ, 腫瘍中心部に石灰化が濃厚であり, 辺縁部が不整であることが鑑別点である。骨膜骨肉腫では骨膜肥厚, sunray spicules を認める[1]。

骨シンチグラフィは骨化の活動性を示しており, 集積が高いほど骨化が盛んであり, 成熟期に達すると集積は低下してくる。通常, planar 像で診断可能であるが, 骨皮質に近接した小病変では類骨腫との鑑別が困難である。SPECT/CT あるいは MRI を行うことで鑑別が容易となる[2]。類縁疾患である進行性骨化性筋炎 (進行性骨化性線維異形成症) の全身病巣分布の把握に骨シンチグラフィが有用である[3]。

【文 献】

1) Gould CF, Ly JQ, Lattin GE Jr, et al. Bone tumor mimics: Avoiding misdiagnosis. Curr Probl Diagn Radiol 2007; 36: 124-141.
2) Makis W, Lambert R. Myositis ossificans mimics an osteoid osteoma. A pitfall for Tc-99m MDP planar and SPECT scintigraphy. Clin Nucl Med 2010; 35: 175-177.
3) Tulchinsky M. Diagnostic features of fibrodysplasia (myositis) ossificans progressive on bone scan. Clin Nucl Med 2007; 32: 616-619.

症例 16_膝関節痛

症例・主訴

10 歳代の男性。
2 週間前からの右膝関節付近の痛みを主訴に来院した。
^{99m}Tc-MDP による下腿 RI アンギオグラフィ（動脈相, 血液プール像）および静注後 3 時間の全身骨シンチグラフィ（前面・後面像）および右下腿単純 X 線写真を示す。動脈相は 1 フレーム 3 秒, 血液プール像は静注後 5 分像である。

Q | 診断は何か。

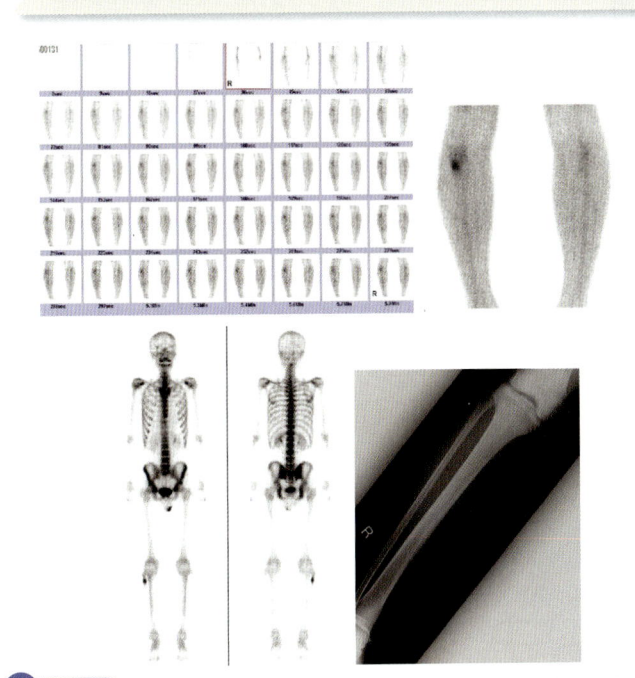

所見

骨シンチグラム (3 phase study)：RI アンギオグラム動脈相, 血液プール像および骨時相像の全身骨シンチグラムの 3 相スタディで, 右腓骨近位に hot spot を認める。他の部位には異常所見を認めない。

右下腿単純 X 線写真：Hot spot に一致して, 軽度の骨膜反応を認める。骨折線は明らかでない。

症例 16_ 膝関節痛

鑑別診断

疲労骨折，線維性骨異形成，Paget 病，骨腫瘍，急性骨髄炎

診断

疲労骨折（fatigue fracture, stress fracture）

討論

　ストレス骨折には高齢者に発生する脆弱性（不全）骨折と若年者のスポーツ選手に多発する疲労骨折に分類される。前者は骨粗鬆症部位に生理的な繰り返し外力が骨折原因であるのに対し，後者は繰り返しの軽微な外力が要因となって疲労現象が起こり骨折する。ストレス外傷は骨芽細胞を刺激し，骨吸収とリモデリングを起こす。

　疼痛発症の 7 ～ 10 日の早期には単純 X 線像で検出が困難であるが，通常 2 ～ 3 週後に亀裂骨折が認められる。経過とともに紡錘状仮骨形成が出現する。10 歳代のスポーツ選手の下肢に好発する。

　脛骨骨折が最も頻度が高く上中 1/3 に発生する場合を疾走型骨折（running fracture），下中 1/3 に発生する場合を跳躍型骨折（jumping fracture）という。後者は過労性脛部痛（shin splint）に合併して起こることが多い。第 2，第 3 中足骨は行軍骨折（march fracture），第 5 中足骨は Jones 骨折という。その他，腓骨（うさぎ跳び），踵骨（長距離選手），舟状骨（陸上選手，バスケットボール選手）の疲労骨折がある。

　疼痛発症の早期から骨代謝が亢進するため，骨シンチグラムにて異常集積増加として検出することができる。疲労骨折部の皮質骨の卵形ないし紡錘状の hot spot として認められることが多い。骨シンチグラムの異常所見出現は単純 X 線写真のそれよりも 1 ～ 2 週間早い[1-3]。

　疲労骨折は，最近では MRI によって検出されることが多くなった[4,5]。画像所見のみで診断を行うことは，誤診の原因となる可能性がある。病歴，臨床症状などと併せて診断することが重要である。

【文 献】

1) Davies AM, Carter SR, Grimer RJ, et al. Fatigue fractures of the femoral diaphysis simulating malignancy. Br J Radiol 1989; 62: 893-893.
2) Etchebehere EC, Etchebehere M, Gamba R,et al. Orthopedic pathology of the lower extremities: scintigraphic evaluation of the thigh, knee, and leg. Semin Nucl Med 1998; 28: 41-61.
3) Love C, Din AS, Tomas MB, et al. Radionuclide bone imaging: an illustrative review. RadioGraphics 2003; 23: 341-358.
4) Kozlowski K, Urbonaviciene A. Stress fractures of the fibula in the first few years of life (report of six cases). Australas Radiol 1996; 40: 261-263.
5) Beck BR, Bergman AG, Miner M, et al. Tibial stress injury: relationship of radiographic nuclear medicine bone scanning, MR imaging, and CT severity grades to clinical severity and time to healing. Radiology 2012; 263: 811-818.

症例 17_ 動悸

症例・主訴

60 歳代の女性。
3 か月前から動悸を自覚するようになった。腰痛も自覚するようになり来院した。体重減少があり 3 か月で 7kg 減少している。甲状腺腫を認める。血清アルカリフォスファターゼが高値で，1,200 IU/L（基準：100 〜 340）でった。甲状腺超音波検査，頸部単純 CT および全身骨シンチグラム（前面・後面像）を示す。

Q | 診断は何か。

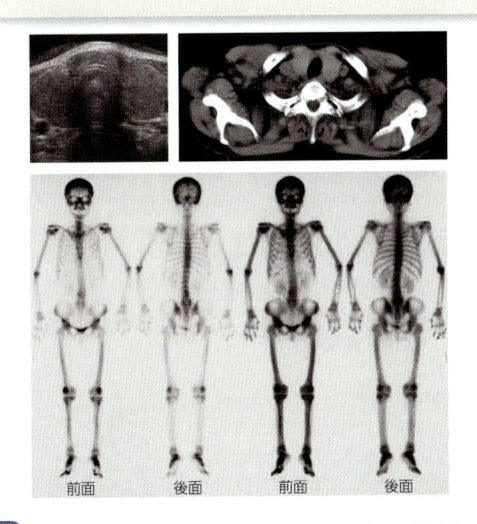

前面　後面　前面　後面

所見

甲状腺超音波検査でびまん性甲状腺腫を認め，内部エコー輝度はほぼ均一である。大きさ，右葉：64.2 × 20.5 × 19.7mm，左葉：61.5 × 19.8 × 23.2mm。結節，腫瘤を認めない。CT でもびまん性甲状腺腫大を認め，内部濃度が正常よりも低下している。TSH：0.03 μIU/ml（基準 0.61 〜 4.68），Free T3：20.00 pg/ml（基準 2.48 〜 4.14），Free T4：6.34 ng/dl（基準 0.76 〜 1.65），TRAb：72％（基準 15 以下）で甲状腺機能亢進症（バセドウ病）と診断された。骨シンチグラムで全身骨への集積が高く，腎集積が低下しており，いわゆる superscan を呈する。悪性腫瘍の骨転移による superscan と異なり，頭蓋骨，四肢末梢骨（脂肪髄を含む）への集積が高い。

症例 17_ 動悸

鑑別診断
原発性副甲状腺機能亢進症，腎性骨異栄養症（renal osteodystrophy）/ 続発性副甲状腺機能亢進症，びまん性骨転移，骨軟化症，線維性骨異形成（fibrous dysplasia），骨髄線維症，Paget 病など。

診断
バセドウ病による骨代謝亢進（骨軟化症）による superscan (beautiful bone scan)

討論
　甲状腺ホルモン（Free T3, Free T4）は，骨組織のカルシウム再吸収を刺激し，類骨（osteoid）を増加させる。一方，Free T3 は骨芽細胞を活性化させて骨形成を促し，血中アルカリフォスファターゼ，オステオカルチンを増加させる。しかし，カルシウム再吸収に見合った骨形成に至らず，骨軟化症となる。

　骨シンチグラフィにおける骨集積は破骨細胞ではなく，骨芽細胞の活性度を反映している。したがって，バセドウ病患者では血清アルカリフォスファターゼが高値で，superscan を呈する。バセドウ病患者の90％に superscan がみられる[1]。手根骨，指骨，足根骨，趾骨への集積増加と腎描出の低下が本症例のキー・ポイントである。骨シンチグラフィは thyroid acropachy の診断に有用である[2]。本症例も，足，手の末節骨に集積増加がみられた（図1）。

　超音波検査ではバセドウ病は甲状腺びまん性腫大を呈し，内部エコー輝度は低いことが多いが，正常かやや高い場合もある。CT ではびまん性甲状腺腫大と内部濃度低下がみられる。甲状腺細胞は T3, T4 を盛んに合成しているが，体積当たりのヨウ素含有量は少ない。このため，正常甲状腺の CT 値 120HU よりも低く描出される。

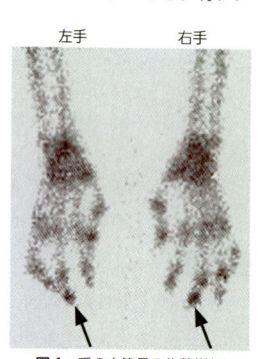

図1　手の末節骨の集積増加

【文献】

1) Kotb MH, et al. Clinical significance of metabolic superscan in patients with hyperthyroidism. Nucl Med Rev Cent East Eur 2007; 10: 76-81.
2) Ogrin C, et al. Increased bone alkaline phosphatase and isolated subcortical bone uptake of technetium-99m hydroxymethylene diphosphonate in the lower extremities in the patient with Graves' disease: a distinctly unusual variant of Graves' acropachy. Thyroid 2008; 18: 1227-1229.

症例 18_ 貧血

症例・主訴　40 歳代の女性。
他院にて，貧血と骨盤内腫瘍を指摘され，紹介された。患者の強い希望から MRI と ^{18}F-FDG PET/CT を施行した。
骨盤部 MRI T2 強調像（水平断像）と骨盤部 ^{18}F-FDG PET/CT（水平断像）を示す。

Q | 診断は何か。

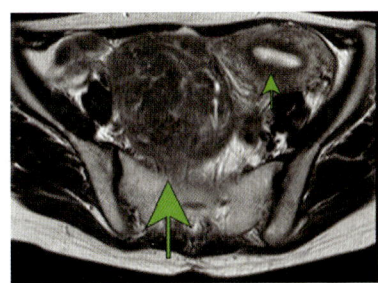

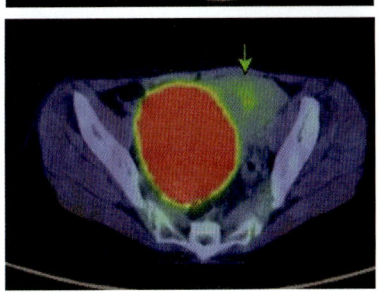

所見

骨盤部 MRI T2 強調像（水平断像）
正常子宮（小矢印）の右方に大きな腫瘤形成（大矢印）を認める。子宮漿膜下の境界明瞭な低信号腫瘤で子宮筋腫と診断される。

骨盤部 ^{18}F-FDG PET/CT（水平断像）
正常子宮に ^{18}F-FDG 軽度集積を認める。子宮筋腫と思われる大きな腫瘤には ^{18}F-FDG の著明な異常集積増加を認める。

症例 18_ 貧血

鑑別診断　子宮筋腫，子宮内膜間質肉腫，子宮平滑筋肉腫

診断　子宮筋腫

討論

子宮筋腫への ^{18}F-FDG 集積は臨床の場で経験される所見で，偽陽性を示す良性腫瘍として読影上注意すべき疾患である。子宮筋腫へのFDG 異常集積に関しては，閉経前の女性に陽性率が高く（10.4%），閉経後女性で低い（0.5～1.2%）[1,2]。SUV も閉経前の女性に高く（1.47 ± 0.32），閉経後女性で低い（1.29 ± 0.41）[3]。SUV は年齢とともに低下傾向を示し，子宮変性の程度に関係するが，腫瘍の大きさ，造影剤による増強効果の程度には関係しない[4]。ときに，SUV が 6.0 以上を示す FDG 高集積の子宮筋腫が報告されており，子宮内膜間質肉腫，子宮平滑筋肉腫などの悪性腫瘍との鑑別を要する[5-7]。集積機序は明らかにされていないが，エストロゲンに依存して集積するとの報告もある[3]。粘液変性，赤色変性，細胞変性が存在すると低酸素と関連してGLUT1 発現細胞がその周囲に出現するとの報告がある[8]。ご本人の強い希望から MRI と ^{18}F-FDG PET/CT を同時に施行したが，MRI の所見から子宮筋腫と診断可能である。本症例においては費用対効果，患者被曝の観点から ^{18}F-FDG PET/CT を行うことは好ましいとはいえない。

（写真は所沢 PET 画像診断クリニック　石田二郎先生のご厚意による）

【文献】

1) Nishizawa S, Inubuchi M, Kido A, et al. Incidence and characteristics of uterine leiomyomas with FDG uptake. Ann Nucl Med 2008; 22: 803-810.
2) Tsukada H, Murakami M, Shida M, et al. ^{18}F-fluorodeoxyglucose uptake in uterine leiomyomas in healthy women. Clin Imaging 2009; 33: 462-467.
3) Lerman H, Bar-On S, Helpman L, et al. Estrogen-dependent variations in ^{18}F-fluorodeoxyglucose in uterine leiomyomas. Int J Gynecol Cancer 2012; 22: 1187-1191.
4) Kitajima K, Murakami K, Yamasaki E, et al. Standardized uptake values of uterine leiomyoma with ^{18}F-FDG PET/CT: variation with age, size, degeneration, and contrast enhancement on MRI. Ann Nucl Med 2008; 22: 505-512.
5) Chura JC, Truskinovsky AM, Judson PL, et al. Positron emission tomography and leiomyomas: clinicopathologic analysis of 3 cases of PET scan-positive leiomyomas and literature review. Gynecol Oncol 2007; 104: 242-252.
6) Shida M, Murakami M, Tsukada H, et al. F-18 fluorodeoxyglucose uptake in leiomyomatous uterus. Int J Gynecol Cancer 2007; 17: 285-290.
7) Umesaki N, Tanaka T, Miyama M, et al. Positron emission tomography using 2-[(18)F]fluoro-2-deoxy-D-glucose in the diagnosis of uterine leiomyosarcoma: a case report. Clin Imaging 2001; 25: 203-205.
8) Clavo AC, Brown RS, Wahl RL. Fluorodeoxyglucose uptake in human cancer cell lines is increased by hypoxia. J Nucl Med 1995; 36: 1625-1632.

症例19_動悸

症例・主訴

40歳代の女性。

2か月前からの動悸，発汗異常を主訴に来院した。1か月前の血液検査でFT3 3.76（基準：2.48～4.14pg/ml），FT4 1.35（基準：0.76～1.65ng/dl），TSH＜0.01（基準：0.61～4.68μIU/ml）であった。甲状腺左葉下極に弾性軟の結節を触知したため他院より紹介された。現在，症状は落ち着いている。なお，甲状腺超音波検査で甲状腺左葉に嚢胞変性を伴う腫瘤性病変を認めたという。

^{123}Iによる甲状腺シンチグラム3時間像と24時間像を示す（いずれも前面像）。^{123}I 3時間，24時間摂取率は11％，25％であった。左葉／右葉カウント数比は，3時間 2.0，24時間 2.2であった。

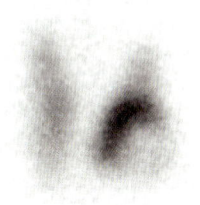

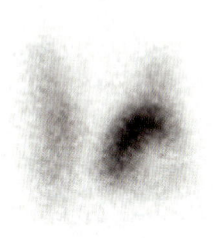

Q 診断は何か。

3時間像　　　　　　　　　24時間像

所見

甲状腺左葉下極にcold noduleがみられ，その辺縁部の右側内側から上部頭側にかけて高集積が認められる。

その他，左葉，右葉の甲状腺組織にはほぼ正常と思われる集積である。Negative feedbackによる^{123}Iの取り込み抑制を認めない。

症例 19_ 動悸

鑑別診断

甲状腺機能性結節，Plummer 病，中毒性多結節性甲状腺腫（toxic multinodular goiter：TMNG）

診断

嚢胞変性を伴う甲状腺機能性結節，現時点では甲状腺機能正常型（Functional thyroid nodule or adenoma with incomplete suppression of the remainder of the thyroid gland, consistent with a euthyroid state）

討論

甲状腺の結節性病変の中に，結節自体が TSH の影響を受けずに，自律的に甲状腺ホルモンを分泌する nodules があり，甲状腺機能性結節（autonomously functioning thyroid nodule：AFTN）と呼ばれる。AFTN は 1 つの疾患単位として扱われ，Plummer 病，機能性腺腫，機能性腺腫様結節（adenomatous nodules），腺腫様甲状腺腫（adenomatous goiter），中毒性多結節性甲状腺腫（toxic multinodular goiter：TMNG）を含んでいる[1]。腺腫様甲状腺腫は甲状腺機能正常であり，長期間存在した後に徐々に甲状腺機能が亢進し，TMNG に移行する場合がある。Plummer 病は 1 つの中毒性の機能腺腫をいい，TMNG と甲状腺機能正常の機能腺腫を含めない。Plummer 病は，TSH 受容体の情報伝達系を司る GTP 結合タンパク質 Gs α サブユニットの異常に関連している[2]。Plummer 病では ^{123}I 24 時間摂取率は 30％以上を示し，negative feedback により腺腫以外の甲状腺組織は集積を認めない。

甲状腺左葉下極に cold nodule が存在することは超音波検査での嚢胞と一致する。しかし，嚢胞の辺縁部に ^{123}I の集積増加が認められることから，単なる嚢胞ではなく嚢胞変性を伴った甲状腺機能性結節もしくは腺腫の可能性が最も高い。甲状腺癌では ^{123}I の取り込みはきわめてまれである。甲状腺機能性結節には嚢胞変性，出血は通常よくみられる所見である[3]。

本症例は結節以外の甲状腺組織の描出がみられ，甲状腺機能正常型の所見である。自律的（autonomous）かどうかを判定するには T3 抑制試験を行い，結節の ^{123}I の取り込みが抑制されないことで自律的結節と診断できる。

それでは，なぜ 2 か月前に甲状腺中毒症を呈したのであろうか。甲状腺機能性結節の多くは甲状腺機能正常（euthyroid）であり，また，時期によって中毒症（thyrotoxic）を示すことが報告されている[3-5]。本症例も 1 か月前は軽度の甲状腺中毒症状を呈していたものと思われる。

【文 献】

1) 伊藤國彦編. 甲状腺疾患診療実践マニュアル. 文光堂, 東京, 1994, pp96-103.
2) 礒崎収. 甲状腺中毒症を示す疾患. 日本医師会雑誌 2013; 141: 2413-2424.
3) Mizukami Y, Michigishi T, Nonomura A, et al. Autonomously functioning (hot) nodule of the thyroid gland. A clinical and histopathologic study of 17 cases. Am J Clin Pathol 1994; 101: 29-35.
4) Hamburger JI. Should all autonomously functioning thyroid nodules be ablated to prevent the subsequent development of thyrotokicosis? In: Hamburger JI, Miller JM, eds. Controvercies in clinical thyroidology. New York: Springer-Verlag. 1981
5) Hamburger JI. Evolution of toxicity in solitary nontoxic autonomously functioning thyroid nodules. J Clin Endocrinol Metab 1980; 50: 1089-1093.

ちょっと試してみよう 8

放射性医薬品と測定対象の組み合わせが正しいのはどれか。2つ選べ。

a. ^{18}F-FDG ——— 脳血流量
b. ^{15}O-CO$_2$ ——— 脳血液量
c. ^{99m}Tc-MAG$_3$ ——— 腎血漿流量
d. ^{123}I-BMIPP ——— 心筋脂肪酸代謝
e. ^{123}I-IMP ——— 心筋血流量

ちょっと試してみよう 9

次の組み合わせで適切なのはどれか。1つ選べ。

a. ^{99m}Tc-スズコロイド ——— 副脾
b. ^{123}I-NaI ——— 甲状腺髄様癌
c. ^{123}I-MIBG ——— 肝芽腫
d. ^{99m}Tc-MIBI ——— 副甲状腺機能低下症
e. ^{111}In-DTPA ——— 再生不良性貧血

腕だめし

8

正解 c, d

解説

^{18}F-FDG は糖代謝であることはよく知られている。^{15}O-CO$_2$ の CO$_2$ は，水，すなわち血液中の水成分に多くが溶解するため，脳血液量ではなく脳血流量である。

^{99m}Tc-MAG$_3$ は腎血漿流量であり，^{99m}Tc-DTPA は糸球体濾過量がわかる。

^{123}I-BMIPP は心筋脂肪酸代謝製剤と知られており，^{123}I-IMP は SPECT 製剤の中では最も正確な脳血流量測定に用いられる。

【参考文献】
* 宇都宮啓太, 河野由美子. 診断・治療用放射瀬医薬品. 楢林勇, 杉村和朗監修. 富山憲幸, 中川恵一編. 放射線医学 放射線医学総論. 金芳堂, 京都, 2012, pp144-150.
* 小須田茂. 核医学検査・SPECT (single photo emission computed tomography). 楢林勇, 杉村和朗監修. 富山憲幸, 中川恵一編. 放射線医学 放射線医学総論. 金芳堂, 京都, 2012, pp151-159.

9

正解 a

解説

^{99m}Tc-スズコロイドは肝，脾，骨髄に集積するため，副脾の診断に優れている。とくにハイブリッド型 SPECT/CT で撮影するとよい。甲状腺髄様癌は他の甲状腺腫瘍と同様，^{123}I 甲状腺シンチグラフィで欠損像 (cold nodule) を示す。特異的診断能はない。^{123}I-MIBG は神経内分泌腫瘍に集積することが報告されている。肝芽腫には集積しない。^{99m}Tc-MIBI は副甲状腺腫の診断に用いられる。すなわち，副甲状腺機能亢進症であって副甲状腺機能低下症ではない。再生不良性貧血など骨髄疾患の診断には ^{111}In-DTPA ではなく，塩化インジウム ^{111}InCl を用いる。

【参考文献】
* 大島統男, 他. 症例クイズ 出題編 (平成 24 年度年度末の症例検討会から). 症例 2. 臨床核医学 2013；46：54-55.

症例 20_ 腰痛

症例・主訴

80 歳代の女性。

腰痛を主訴に来院した。腰椎 X 線写真，腰椎骨塩定量にて骨粗鬆症と診断された。2 年前に尿路結石のため超音波破砕術を受けた。

^{99m}Tc-MIBI による頸部前面シンチグラム（静注後 15 分の早期像および 2 時間の遅延像）および頸部 SPECT 像（遅延冠状断像）を示す。

Q | 診断は何か。

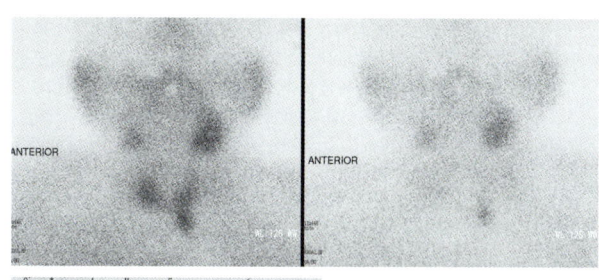

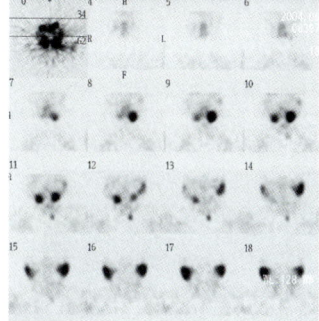

所見

^{99m}Tc-MIBI による頸部前面シンチグラム早期像で，甲状腺左葉下極よりやや下方に hot spot を認める。遅延像では正常甲状腺組織内に取り込まれた ^{99m}Tc-MIBI の洗い出しが速いため，同部の hot spot がより明らかである。頸部 SPECT 冠状断像では hot spot の局在がさらに明瞭に描出されている。

症例20_腰痛

鑑別診断　副甲状腺腺腫，副甲状腺過形成，甲状腺腺腫，副甲状腺癌

診断　副甲状腺腺腫

討論

原発性副甲状腺機能亢進症（primary hyperparathyroidism）は，副甲状腺の腫瘍あるいは過形成により副甲状腺ホルモンが自律的に分泌される結果引き起こされる副甲状腺ホルモン過剰状態である。高カルシウム血症のうち，最も頻度が高い。わが国での頻度は2,500～5,000人に1の割合で，男女比1：2で女性に多くみられる。臨床的に重要な疾患は骨病変（線維性骨炎，褐色腫，など），腎結石（10～15％の合併率），多発性内分泌腺腫症（MEN 1, MEN 2A）である。原発性副甲状腺機能亢進症の原因の約90％は単発性副甲状腺腺腫であるが，10％が多発性であり，5～17％前後に異所性が存在するため，縦隔を含めた広視野の99mTc-MIBIシンチグラムを撮影する。一般に，副甲状腺腺腫に取り込まれた99mTc-MIBIの洗い出しが甲状腺のそれよりも遅いため，2時間後のSPECTもしくはSPECT/CT像が必須である。まれに，洗い出しの早い腺腫があり，注意深い読影を要す[1-3]）。

偽陽性例は甲状腺腺腫，甲状腺癌であり，偽陰性例は小さな副甲状腺腺腫，続発性副甲状腺機能亢進症（過形成）である。偽陽性率，偽陰性率を減少させるには，SPECT/CT撮影による冠断，水平断，矢状断の画像表示（図1）もしくは123Iあるいは99mTcO4⁻による甲状腺シンチグラムとのサブトラクション画像を撮影し，読影する[1-3]）。

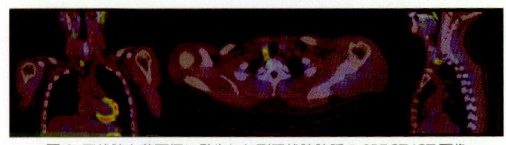

図1 甲状腺右葉下極に発生した副甲状腺腺腫のSPECT/CT画像
病巣部の局在が明瞭である。

【文献】

1) Smith JR, Oates ME. Radionuclide imaging of the parathyroid glands: patterns, pearls, and pitfalls. RadioGraphics 2004; 24: 1101-1115.
2) Lavely WC, Goetze S, Friedman KP, et al. Comparison of SPECT/CT, SPECT, and planar imaging with single- and dual phase (99m) Tc-sestamibi parathyroid scintigraphy. J Nucl Med 2007; 48: 1084-1089.
3) Eslamy HK, Ziessman HA. Parathyroid scintigraphy in patients with primary hyperparathyroidism: 99mTc sestamibi SPECT and SPECT/CT. RadioGraphics 2008; 28: 1461-1476.

症例 21_ 頸部・胸部集積

症例・主訴 30 歳代の女性。
結腸癌の疑いにて，病期診断を目的に ^{18}F-FDG PET/CT を施行した。
^{18}F-FDG PET MIP 像および鎖骨窩レベルの水平断像（^{18}F-FDG PET/CT, Low-dose CT）を示す。

Q | 診断は何か。

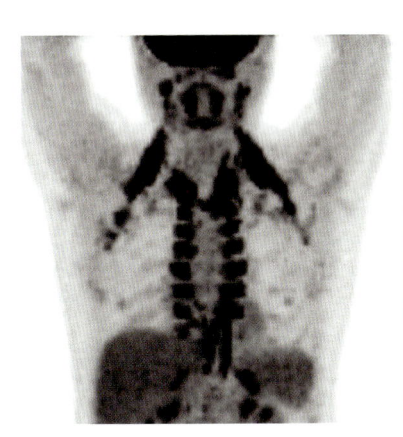

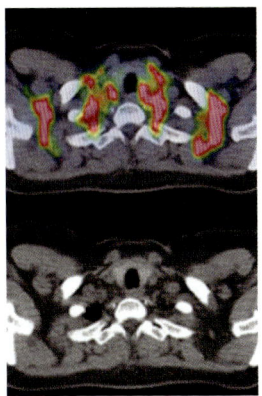

所見

集積部位は，両側の頸部，鎖骨上窩，腋窩，上縦隔，傍椎体部，上腹部後腹膜である。集積分布が対称性で，集積程度も高い。

（写真は所沢 PET 画像診断クリニック　石田二郎先生のご厚意による）

症例 21_頸部・胸部集積

鑑別診断

褐色脂肪，neurolymphomatosis，悪性リンパ腫，サルコイドーシス，組織球性壊死性リンパ節炎（菊池病）などのリンパ増殖性疾患

診断

褐色脂肪（brown adipose tissue）

討論

寒冷時期に褐色脂肪組織が活性化することでFDG集積が増加する。寒冷時（通常25℃以下）に若い，痩せ気味の女性に ^{18}F-FDG PET/CTを行うと，褐色脂肪への集積増加を捉えることができる[1]。交感神経の緊張によっても修飾を受ける。褐色脂肪は発生学上，交感神経の支配を受けている。このため，交感神経分布に一致した対称性集積増加であり，診断は比較的容易と思われる。不安感と褐色細胞腫の存在は ^{18}F-FDGの集積を増加させる[2, 3]。逆に，交感神経遮断剤であるプロプラノロール，レセルピン投与は ^{18}F-FDGの集積を低下させる[4, 5]。

褐色脂肪は通常の白色脂肪と異なり，糖代謝を行っていることで知られている。冬眠する動物が褐色脂肪を豊富に蓄えており，冬眠時の飢餓状態を褐色脂肪のエネルギー産生が冬眠動物の命を救っている。ヒトでは乳幼児に豊富に存在する褐色脂肪は年齢とともに減少する。ATP産生よりも熱量産生に貢献しているのはミトコンドリアの内膜に存在するアンカップリングタンパク質を有しているためである。

^{18}F-FDGの集積は軽度から高度までさまざまである。褐色脂肪の集積部位は，頸部，鎖骨上窩，腋窩，上縦隔，傍椎体部，上腹部後腹膜，心房中隔である[6-8]。

【文 献】

1) Yeung HW, Grewal RK, Gonen M, et al. Pattern of ^{18}F-FDG uptake in adipose tissue and muscle: a potential source of false-positive for PET. J Nucl Med 2003; 44: 1789-1796.
2) Joshi PV, Lele VR. Unexpected visitor on FDG PET/CT-brown adipose tissue (BAT) in mesentery in a case of retroperitoneal extra-adrenal pheochromocytoma: is the BAT activation secondary to catecholamine-secreting pheochromocytoma? Clin Nucl Med 2012; 37: e119-120.
3) Cheng W, Zhu Z, Jin X, et al. Intense FDG activity in the brown adipose tissue in omental and mesenteric regions in a patient with malignant pheochromocytoma. Clin Nucl Med 2012; 37: 514-515.
4) Tatsumi M, Engles JM, Ishimari T, et al. Intense ^{18}F-FDG uptake in brown fat can be reduced pharmacologically. J Nucl Med 2004; 45: 1189-1193.
5) Baba S, Tatsumi M, Ishimori T, et al. Effect of nicotine and ephedrine on the accumulation of 18F-FDG in brown adipose tissue. J Nucl Med 2007; 48: 981-986.
6) Christensen CR, Clark PB, Morton KA. Reversal of hypermetabolic brown adipose tissue in F-18 FDG PET imaging. Clin Nucl Med 2006; 31: 193-196.
7) Garcia CA, Van Nostrand D, Atkins F, Acio E, Butler C, Esposito G, et al. Reduction of brown fat 2-deoxy-[F-18] fluoro-D-glucose uptake by controlling environmental temperature prior to positron emission tomography scan. Mol Imaging Biol 2006; 8: 24-29.
8) Gelfand MJ, O'Hara SM, Curtwright LA, Maclean JR. Pre-medication to block [^{18}F] uptake in the brown adipose tissue of pediatric and adolescent patients. Pediatr Radiol 2005; 35: 984-990.

症例 22_ 胸部集積

症例・主訴 30 歳代の女性。授乳中。
近医にて胸部に肺結節を指摘され，肺癌が疑われたため ^{18}F-FDG PET/CT を依頼された。^{18}F-FDG PET/CT にて，肺結節に異常集積増加を認めなかったが，以下に示す所見を得た。
^{18}F-FDG PET MIP 像，^{18}F-FDG PET/CT（冠状断像および胸部水平断像）を示す。

Q 診断は何か。

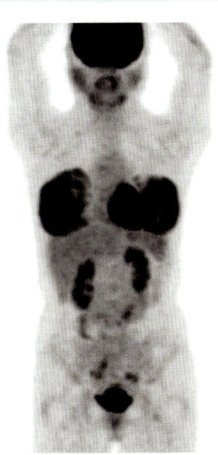

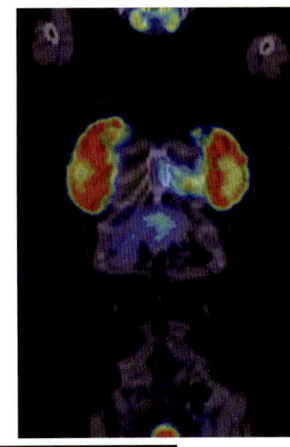

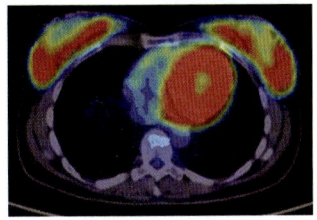

所見

両側乳房全体に，ほぼ対称性の強い集積増加を認める。脳，鼻咽腔，唾液腺，心臓，尿路系（腎，尿管，膀胱）への集積増加は非特異的集積と思われる。

（写真は所沢 PET 画像診断クリニック　石田二郎先生のご厚意による）

症例 22_ 胸部集積

> **鑑別診断**
> 授乳中の非特異的（生理的）乳房集積，両側進行乳癌，乳房原発悪性リンパ腫

> **診断**
> 授乳中の非特異的（生理的）乳房集積

> **討論**
>
> 患者に確認したところ，授乳中であるとのことであった。授乳中の患者には両側乳房，時として片側性に強い集積増加を認める[1-4]。図1は30歳代のHodgkinリンパ腫の症例で，^{18}F-FDG PET/CT検査時，授乳中であった。
>
> 授乳中の患者への^{18}F-FDG PET/CT適応に関しては慎重に決定すべきである。それは乳汁中への^{18}F-FDG分泌ではなく，乳児を抱擁することによる乳児被曝である。
>
> 授乳中の乳房への集積増加は乳腺細胞の乳汁産生のための糖代謝亢進と乳房血流増加が要因である。乳汁への^{18}F-FDG分泌はほとんどなく，^{18}F-FDGは^{18}F-FDG-6-phosphateとして乳腺細胞内に保持される。乳汁内放射能は，静注1 MBqあたり，5.54～19.3 Bq/mlであり，仮に授乳を続けた場合の乳児の被曝線量は0.085 mSvと計算され，ごく微量の被曝線量である。乳児抱擁が乳児被曝の大きな要因であり，^{18}F-FDG PET/CT検査日から4日間は乳児との接触を避けることが望ましい[4]。
>
> 鑑別としては，両側進行乳癌，乳房原発悪性リンパ腫，急性・慢性乳腺炎，良性腫瘍・良性疾患（線維腺腫，豊胸術後の肉芽種，脂肪壊死などである[2,3]。
>
> 両側乳房原発悪性リンパ腫の参考症例を示す（図2）。

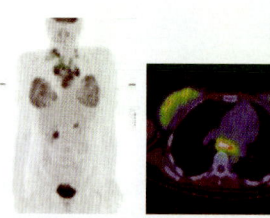

図1 授乳中の30歳代のHodgkinリンパ腫症例（^{18}F-FDG PET MIP像と胸部^{18}F-FDG PET/CT）

図2 両側乳房原発悪性リンパ腫症例（60歳代）

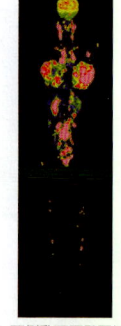

【文 献】

1) Ko KH, Jung HK, Jeon TJ. Diffuse intense ^{18}F-FDG uptake at PET in unilateral breast related to breastfeeding practice. Korean J Radiol 2013; 14: 400-402.
2) Adejolu M, Huo L, Rohren E, et al. Diffuse intense 18F-FDG uptake at PET in unilateral breast related to breastfeeding practice. False-positive lesions mimicking breast cancer on FDG PET and PET/CT. AJR Am J Roentgenol 2012; 198: W304-W314.
3) Chung A, Schoder H, Sampson M, et al. Incidental breast lesions identified by ^{18}F-fluorodeoxyglucose-positron emission tomography. Ann Surg Oncol 2010; 17: 2119-2125.
4) Hicks RJ, Binns D, Stabin MG. Pattern of uptake and excretion of (18) F-FDG in the lactating breast. J Nucl Med 2001; 42: 1238-1242.

ちょっと試してみよう 10

ポジトロン放出核種の中で最も物理学的半減期の短いのはどれか。1つ選べ。

a. ^{11}C
b. ^{13}N
c. ^{15}O
d. ^{18}F
e. ^{68}Ga

ちょっと試してみよう 11

心筋イメージング剤について正しいのはどれか。2つ選べ。

a. ^{99m}Tc-pyrophosphate は Na-K ポンプにより摂取される。
b. ^{111}In-抗ミオシン抗体は壊死心筋に集積する。
c. ^{201}TlCl は水溶性である。
d. ^{99m}Tc-MIBI は ^{201}TlCl よりも心筋摂取率が高い。
e. ^{99m}Tc-tetrofosmin は調剤に加熱が必要である。

腕だめし

10

正解 c

解説

ポジトロン核種は物理学的半減期が短いのが特徴であるが,問題 3 でも記載したように ^{68}Ga の物理学的半減期は 68 分,^{18}F のそれは 110 分と比較的長い。

^{15}O：2 分,^{13}N：10 分,^{11}C：20 分で,院内製造用サイクロトロンが必要となってくる。

【参考文献】

* 宇都宮啓太,河野由美子.診断・治療用放射性医薬品.楢林勇,杉村和朗監修,富山憲幸,中川恵一編.放射線医学 放射線医学総論.金芳堂,京都,2012,p147.

11

正解 b,c

解説

^{99m}Tc-pyrophosphate は骨シンチグラフィ製剤として用いられた時期があり,ハイドロキシアパタイト結晶との親和性がある。急性心筋梗塞の壊死心筋細胞にカルシウムイオンと同様な挙動を示してミトコンドリア内のハイドロキシアパタイト結晶へ集積する。Na-K ポンプにより摂取されるのは ^{201}Tl である。^{201}Tl は 1 価の陽イオンでカリウムと同様の体内挙動を示す。

^{111}In- 抗ミオシン抗体は最近,ほとんど用いられていないが,壊死心筋に集積する。

^{99m}Tc-MIBI は ^{201}TlCl より心筋摂取率が低い。心筋摂取率は ^{201}Tl 4％,^{99m}Tc-MIBI は 1.8％以下である。加熱を要するのは ^{99m}Tc-MIBI である。^{99m}Tc-tetrofosmin は調製に加熱は不要である。

【参考文献】

* 利波紀久,久保敦司編.最新臨床核医学 改訂第 3 版.金原出版,東京,1999,p184,p196,pp212-213,p218.

症例 23_ 呼吸困難

症例・主訴

80歳代の男性。
3か月前からの労作時の呼吸困難を主訴に来院した。
^{18}F-FDG PET MIP像，^{18}F-FDG PET（肺底区，水平断像），同部単純CT（low dose CT，水平断像）および^{18}F-FDG PET/CT（水平断像）を示す。

Q | 診断は何か。

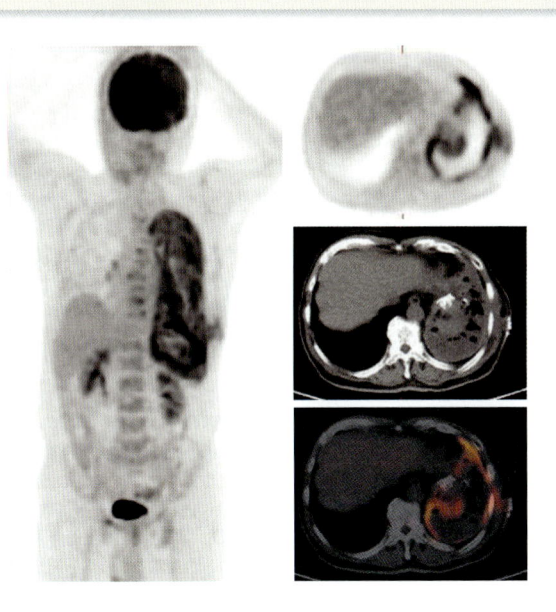

所見

^{18}F-FDG PET MIP像，^{18}F-FDG PET（肺底区，水平断像）：左胸腔全体に異常集積増加を認める。水平断像と併せて集積は胸膜に一致した，びまん性集積増加であることがわかる。左胸壁に連続した集積増加を認める。他に，原発巣を示唆する異常集積増加を認めない。胸椎，左肺門部，右顎下腺に軽度の集積増加を認める。

肺底区単純CT（低線量CT，水平断像），^{18}F-FDG PET/CT（水平断像）：胸膜がびまん性に肥厚しており，肥厚した胸膜に^{18}F-FDGの強い集積増加を認める。

症例 23_ 呼吸困難

鑑別診断: 胸膜中皮腫，偽性中皮腫様肺癌，びまん性胸膜転移，結核性胸膜炎

診断: 上皮性胸膜中皮腫（アスベスト関連）

討論

^{18}F-FDG PET/CT は中皮腫の診断，病期診断に用いられている。中皮腫は CT，MRI 上，胸膜の腫瘤，結節，肥厚した胸膜として描出され，病巣に一致して異常集積増加を示すほか，CT，MRI で検出困難な病巣を検出する。このため，^{18}F-FDG PET/CT を行うことによって，38％に付加的情報を与える。^{18}F-FDG PET/CT は病期診断，TNM 分類をより正確に評価することができる[1]。^{18}F-FDG PET を施行することにより，全症例の 29％に遠隔転移が発見される。また，治癒的外科手術予定例に ^{18}F-FDG PET を術前に行うと，胸腔内あるいは胸腔外に転移巣が発見されるため，40％が不要な手術を避けることができるという[2]。

SUVmax は中皮腫患者の予後を表す。SUVmax 10.0 以上を示す中皮腫患者の予後は不良である[3]。予後良好な症例は SUVmax：1.80 ～ 7.00 であったのに対し，予後不良な症例は SUVmax：2.30 ～ 14.74 であった[4]。

^{18}F-FDG PET/CT は治療経過観察にも有用とされる。ネオアジュバント化学療法，胸膜合併肺切除，術後照射を受けた 50 例の検討では SUVmax が 30％以上減少と上皮性中皮腫が予後良好の独立因子であった[5]。Metabolic tumor volume, total glycolytic volume が予後をより正確に予測できる指標であるとする報告がある[6, 7]。しかし，中皮腫の治療に用いられるタルクは FDG の集積に影響を与えること，偽陰性，偽陽性が少なからず存在することなど，^{18}F-FDG PET/CT の限界についても報告されている[8, 9]。原発性肺癌の胸膜浸潤，結核性胸膜炎でも中皮腫と紛らわしい ^{18}F-FDG のびまん性胸膜集積を認めたとする報告がある[10, 11]。

【文 献】

1) Truong MT, Marom EM, Erasmus JJ. Preoperative evaluation of patients with malignant pleural mesothelioma: role of integrated CT-PET imaging. J Thorac Imaging 2006; 21: 146-153.
2) Erasmus JJ, Truong MT, Smythe WR, et al. Integrated computed tomography-positron emission tomography in patients with potentially resectable malignant pleural mesothelioma: staging implications. J Thorac Cardiovasc Surg 2005; 129: 1364-1370.
3) Flores RM, Akhurst T, Gonen M, et al. Positron emission tomography predicts survival in malignant pleural mesothelioma. J Thorac Cardiovasc Surg 2006; 763-768.
4) Genestreti G, Morreti A, Piciucchi S, et al. Prognostic value of ^{18}F-FDG standard uptake value by integrated PET/CT in the staging of malignant pleural mesothelioma. Technol Cancer Res Treat 2012; 11: 163-167.
5) Tsutani Y, Takuwa T, Miyata Y, et al. Prognostic significance of metabolic response by positron emission tomography after neoadjuvant chemotherapy for resectable malignant pleural mesothelioma. Ann Oncol 2013; 24: 1005-1010.
6) Nowak AK, Francis RJ, Philllips MJ, et al. A novel prognostic model for malignant mesothelioma incorporating quantitative FDG-PET imaging with clinical parameters. Clin Cancer Res 2010; 16: 2409-2417.
7) Francis RJ, Byrne MJ, van der Schaaf AA, et al. Early prediction of response to chemotherapy and survival in malignant pleural mesothelioma using a novel semiautomated 3-dimensional volume-vased analysis of serial 18F-FDG PET scan. J Nucl Med 2007; 48: 1449-1458.
8) Genestreti G, Morreti A, Piciucchi S, Giovannini N, Galassi R, Scarpi E, et al. FDG PET/CT response in malignant pleural mesothelioma patients treated with talc pleurodesis and chemotherapy. J Cancer 2012; 3: 241-245.
9) Roca E, Laroumagne S, Vandemoortele T, Berdah S, Dutau H, Maldonado F, et al. ^{18}F-fluoro-2-deoxy-d-glucose positron emission tomography/computed tomography fused imaging in malignant mesothelioma patients: looking from outside is not enough. Lung Cancer 2013; 79: 187-190.
10) Nakamori T, Kosuda S, Kyoto Y, Fujikawa A, Naoi Y, Nakamori Y. Psuedomesotheliomatous lung cancer mimicking mesothelioma on ^{18}F-FDG PET/CT images. Jpn J Radiology 2013; 31: 542-545.
11) Shinohara T, Shita N, Kume M, Hamada N, Naruse K, Ogushi F. Asymptomatic primary tuberculosis pleurisy with intense 18-fluorodeoxyglucose uptake mimicking malignant mesothelioma. BMC Infect Dis 2013; 13: 12.

ちょっと試してみよう 12

次の放射性医薬品と疾患の組み合わせで，**誤っている**のはどれか。1つ選べ。

a. ^{99m}Tc-PMT ―――― 肝細胞癌の骨転移
b. ^{111}In-chloride ―――― ガストリノーマ
c. Na^{131}I ―――― 甲状腺濾胞癌の肺転移
d. ^{123}I-IMP ―――― 悪性黒色腫
e. ^{131}I-MIBG ―――― カルチノイド

12

正解 b

解説

^{111}In-chloride，塩化インジウムは骨髄シンチグラフィとして用いられている。ガストリノーマ（gastrinoma）への ^{111}In-chloride 集積はみられない。^{99m}Tc-PMT 遅延像が HCC 転移巣に取り込まれることは意外に知られていない。神経内分泌腫瘍（NET）であれば ^{131}I-MIBG が取り込まれる可能性がある。悪性黒色腫，悪性リンパ腫に ^{123}I-IMP が取り込まれることが報告されている。

【参考文献】

* Yoshimura M. Characterization of an orbital melanoma and mucosa associated lymphoid tissue（MALT）lymphoma by dual phase N-isopropyl-p-I-123 iodoamphetamine. Clin Nucl Med 2007; 32:638-639.
* Murata K. Comparison of I-123 IMP and Ga-67 citrate scintigraphy of malignant melanoma. Clin Nucl Med 2003; 28:704-708.

症例 24_ 下肢浮腫

症例・主訴

60 歳代の女性。
3 か月前から左下肢のむくみを自覚するようになった。昨日,早朝から体動時の呼吸苦を認めるようになり,来院した。同時に施行した ^{99m}Tc-MAA による下肢 RI ベノグラフィと肺血流シンチグラム（前面,後面,右側面,左側面像）を示す。

Q | 診断は何か。

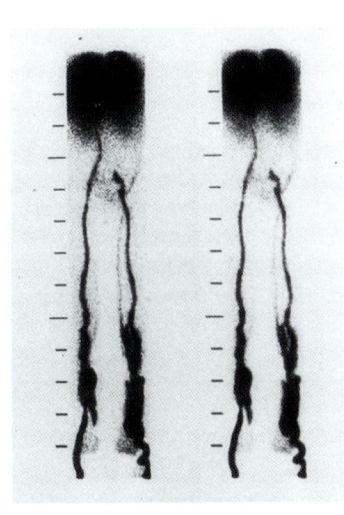

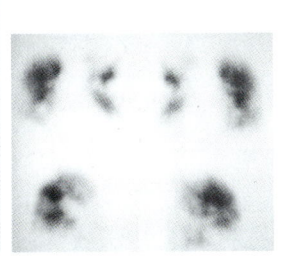

所見

RI ベノグラフィ：左総腸骨動脈に閉塞所見を認め,閉塞部直前で静脈は拡張している。左大伏在静脈の描出が認められ,側副路と思われるトレーサの集積が左腹壁と下腹部,会陰部に認められる。右側の下肢静脈,総腸骨静脈は正常に描出されており,下大静脈も明瞭に描出されている。

肺血流シンチグラム：両肺に,区域,亜区域に一致して多発血流欠損像を認める。左肺の血流欠損領域は右肺よりも著しい。

症例 24_ 下肢浮腫

鑑別診断 左総腸骨静脈血栓症と多発肺血栓塞栓症，骨盤内腫瘍による左総腸骨静脈閉塞症と多発肺転移

診断 左総腸骨静脈血栓症と多発肺血栓塞栓症

討論

　肺血栓塞栓症患者の約90％は下肢深部静脈血栓症を合併している。肺血流シンチグラフィを行う際，^{99m}Tc-MAAを足背静脈に投与し下肢RIベノグラフィを施行することによって下肢・骨盤腔内静脈・下大静脈の血栓症を高率に検出する。静注の際，下腿を駆血し，両側同時に緩徐に静注する。足背から全身スキャンを行う。静脈流の断絶，側副路，血栓部のhot spotが深部静脈血栓症の所見である。

　なお，最近ではCTベノグラフィ，MRベノグラフィが施行されるようになり，RIベノグラフィはほとんど行われていない[1]。しかし，同時に深部静脈血栓症と肺血栓塞栓症の診断が可能な^{99m}Tc-MAA足背静脈投与法は臨床的有用性が高い[2,3]。肺血栓塞栓症の患者ではRIベノグラフィを同時に施行すると77％に深部静脈血栓症を検出できる。膝窩部末梢静脈血栓よりも近位側，骨盤腔内静脈血栓の方が多くの区域支欠損を呈す[4]。下大静脈閉塞例では傍臍静脈（paraumbilical vein），椎骨静脈叢（Batson plexus）を介して肝（方形葉），腰椎（骨髄）が描出されることがある[5,6]。

【文献】

1) 川本雅美, 井上登美夫, 雫石一也. 肺血栓塞栓症における肺換気・血流シンチグラフィ―日本核医学会・呼吸器核医学 WG によるアンケート調査より―. 気管支学 2007; 29: 139-143.

2) Kinuya K, Kakuda K, Matano S, et al. Prevalence of deep vein thrombosis in the lower limbs and the pelvis and pulmonary embolism in patients with positive antiphospholipid antibodies. Ann Nucl Med 2001; 15: 495-497.

3) 小須田茂, 川上亮二, 秋田佐喜子, 他. ^{99m}Tc-MAA による下肢・骨盤部 RI ベノグラフィの再評価. 核医学 1992; 29: 463-473.

4) Shao W, Zhang F, Zuo S, et al. Lower limb deep vein thrombosis in patients with suspected pulmonary embolism detected with (99m) Tc-MAA simultaneously with lung perfusion scan. Hellenic J Nucl Med 2012; 15: 220-223.

5) Wang YF, Lin CW, Chiu JS. Unexpected visitor: hepatic visualization of radionuclide venography. Clin Nucl Med 2007; 32: 229-230.

6) Moralidis E, Arsos G, Kambaroudis A, et al. Uncommon findings in Tc-99m macroaggregated albumin venography in distal inferior vena cava obstruction. Clin Nucl Med 2006; 31: 598-601.

症例 25_ 発熱

症例・主訴

50 歳代の女性。

発熱を主訴に来院した。4 日前から体温 38℃台の発熱と咽頭痛，動悸，発汗異常が出現するようになった。近医受診し，感冒と診断された。

^{123}I カプセル 7.4 MBq 投与 3 時間後の甲状腺シンチグラムを示す。^{123}I 24 時間摂取率は 0.65％であった。

Q 診断は何か。

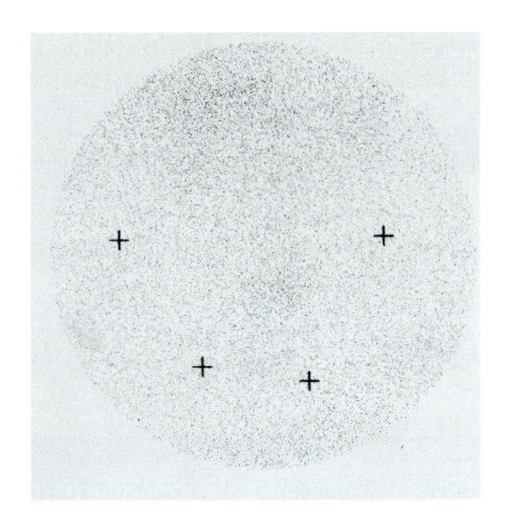

所見

^{123}I 甲状腺シンチグラム 3 時間像にて，甲状腺の描出をほとんど認めない。^{123}I 24 時間摂取率は 0.65％であり，基準値（10 〜 35％）の下限をかなり下回っている。＋は下顎角と胸鎖関節部を示す。

症例 25_ 発熱

鑑別診断
亜急性甲状腺炎，無痛性甲状腺炎，出産後甲状腺機能低下症，急性甲状腺炎

診断
亜急性甲状腺炎

討論

亜急性甲状腺炎 (subacute thyroiditis) は de Quervain thyroiditis ともいわれ，ウイルス感染が原因とされる。甲状腺中毒症の 10％を占める。頸部痛，咽頭痛，発熱と甲状腺中毒症をきたすため典型例では診断は困難ではない。非典型例では微熱程度で痛みがないなど，甲状腺疾患と気づかないこともある。亜急性甲状腺炎は甲状腺の破壊によって血中に甲状腺ホルモンが漏出するため，病初期には軽度の甲状腺中毒症状をきたす。一過性の甲状腺機能低下症は 25％にみられるとされる[1]。抗甲状腺薬を投与してはならない。

破壊性の甲状腺中毒症には，無痛性甲状腺炎 (painless thyroiditis) もある。Silent thyroiditis ともいわれ，甲状腺中毒症の 20 ～ 30％を占めるとされる。多くの場合，基礎疾患は橋本病である。橋本病患者が出産後に甲状腺機能低下症をきたす場合を出産後甲状腺機能低下症 (postpartum thyroiditis) という。

甲状腺中毒症の鑑別診断を表 1 に示す。最も信頼性の高い検査は [123]I 24 時間摂取率であるとされる。破壊性甲状腺炎では [123]I 24 時間摂取率は 3％以下であり，甲状腺シンチグラムで甲状腺がほとんど描出されない[2,3]。

表 1 甲状腺中毒症の鑑別診断

	亜急性甲状腺炎	無痛性甲状腺炎	バセドウ病
発症	急激	急激	ゆっくり
甲状腺	結節性	びまん性	びまん性
痛み，熱	有	なし	なし
T3, T4 値	中等度	正常～中等度	正常～高度
TSH	低値	正常～低値	低値
TRAb	陰性	陰性	陽性
TgAb, TPOAb	陰性	陽性	陽性
CRP	陽性	陰性	陰性
I-123 摂取率	非常に低値	非常に低値	高値

【文 献】

1) 礒崎収. 甲状腺中毒症を示す疾患. 日本医師会雑誌 2013; 141: 2413-2418.
2) 宇都宮啓太, 河野由美子. 内分泌核医学. 楢林勇, 杉村和朗監修, 小須田茂編集. 放射線医学 核医学・PET・SPECT. 金芳堂, 京都, 2012, pp46-54.
3) 久保敦司. 内分泌. 久保敦司, 木下文雄編著. 核医学ノート 第 5 版. 金原出版, 東京, 2009, pp133-166.

症例 26_HIV/AIDS

> **症例・主訴**
>
> 30歳代の男性同性愛者。
> 発熱を主訴に来院した。7日前から体温38℃台の発熱と全身倦怠感が出現するようになった。近医受診し、紹介入院となった。
> 胸部X線写真（PA像），^{67}Ga全身シンチグラム（前面，後面像），上腹部造影CTを示す。

Q | 診断は何か。

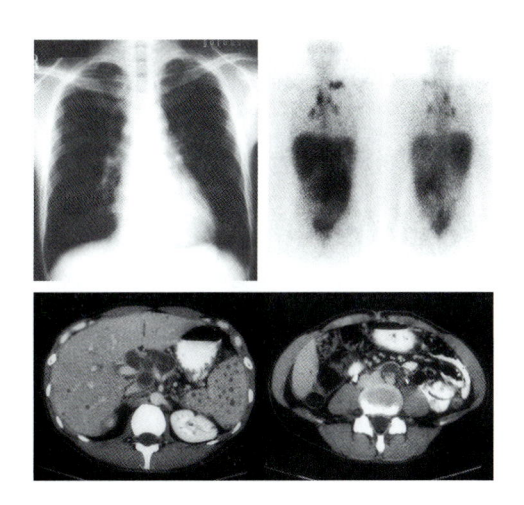

所見

胸部X線写真正面像では，とくに異常所見を認めない。
^{67}Ga全身シンチグラム（前面，後面像）で，両側肺門部，上縦隔，左鎖骨窩のリンパ節と思われる部位に異常集積増加を認める。軽度の肝脾腫がみられ，脾に集積増加を認める。その他，腸管と思われる一塊となった集積増加を認めるが，異常集積増加と非特異的集積増加との鑑別は困難である。
上腹部造影CTでは，脾，肝に直径数mmの小さな低吸収域が散在している。肝門部および腹部大動脈左側にリンパ節腫大を認め，内部はほとんど低吸収域で占められている。

症例 26_HIV/AIDS

鑑別診断　HIV/AIDS に合併した結核，非結核性抗酸菌感染症，悪性リンパ腫

診断　非結核性抗酸菌症（Mycobacterium avium-intracellulare complex：MAC）

討論

　本症例は入院後3か月で他界され，剖検がなされた．HIV/AIDS に合併した MAC による日和見感染症であった．わが国では HIV/AIDS に合併する日和見感染症のうち，非結核性抗酸菌症はニューモシスチス肺炎に次いで多く，MAC, Mycobacterium Kansasii の報告が多い．

　非結核性抗酸菌症は結核類似型，肺末梢型，全身播種型に分類される．結核類似型は上葉に好発，空洞形成がみられ，男性に多い．肺末梢型は小結節集簇が中葉，舌区を首座とし気管支拡張症を伴い中年女性に多い．全身播種型は免疫不全患者の日和見感染として知られ，リンパ節腫大が特徴である．HIV/AIDS 患者の非結核性抗酸菌症は全身播種型である．

　腫大したリンパ節に ^{67}Ga の強い異常集積を認めた場合，悪性リンパ腫，結核，非結核性抗酸菌症を先ず考える．HIV/AIDS MAC 患者では ^{67}Ga の強い異常集積部位の頻度は順にリンパ節，副鼻腔，大腸である[1-3]．CT 上，リンパ節は腫大し，内部は壊死傾向が強く，低濃度を示す．^{67}Ga シンチグラフィにてリンパ節への取り込みを認めなかった場合，悪性リンパ腫，MAC，結核は否定的である．HIV/AIDS MAC では肝，脾に播種することも多く，多数の結節を形成する[3,4]（図1）．

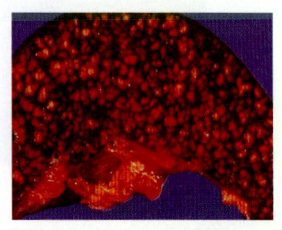

図1 本症例でみられた脾内病巣
多数の小結節が脾内に認められ，融合傾向を示している．

【文献】

1) Buscombe JR, Buttery P, Ell PJ, et al. Patterns of Ga-67 citrate accumulation in human immunodeficiency virus positive patients with and without Mycobacteriumu avium intracellulare infection. Clin Radiol 1995; 50: 483-488.
2) Kramer EL, Sanger JH, Garay SM, et al. Diagnostic implications of Ga-67 chest-scan patterns in human immunodeficiency virus-seronegative patients. Radiology 1989; 170: 671-676.
3) 小須田茂，鈴木健三，根岸昌功．AIDS の画像診断　RI 診断の有用性．画像診断 1993; 13: 654-662.
4) Naidich DP, Garay SM, Goodman PC, et al. Pulmonary manifestations of AIDS. In Radiology of AIDS, Federle MP, Megibow AJ, Naidich DO, eds. Raven Press, New York, 1988, pp47-76.

症例 27_舌根部腫瘤

症例・主訴

20歳代の女性。
舌根部の腫れを主訴に来院した。FT4 0.77 ng/dl（基準：0.76〜1.65），FT3 2.48 pg/ml（基準：2.48〜4.14），TSH 7.0 μIU/ml（基準：0.61〜4.68）であった。
$^{99m}TcO_4^-$ による甲状腺シンチグラム（静注後10分の前面像）を示す。静注後30分での $^{99m}TcO_4^-$ 摂取率は0.6％（基準：0.4〜3％）であった。

Q｜診断は何か。

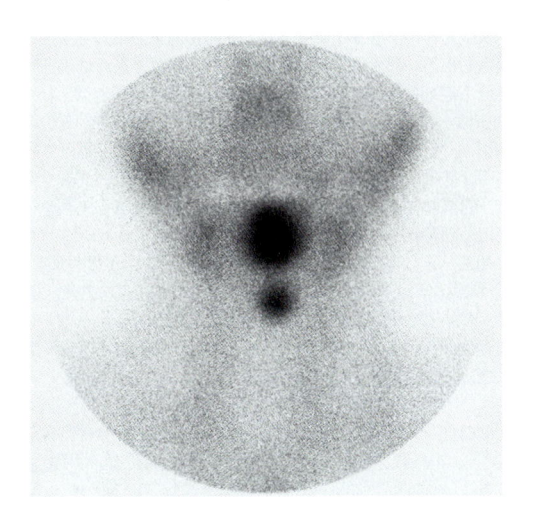

所見

$^{99m}TcO_4^-$ による甲状腺シンチグラムにて，甲状腺は正常部位（輪状軟骨の位置）に描出されていない。その上方の口腔の中央部，下咽頭・気管上部と思われる部位に，それぞれ円形の異常集積を2つ認める。
唾液腺（耳下腺，顎下腺）は正常に描出されている。

症例 27_ 舌根部腫瘤

鑑別診断

異所性甲状腺，甲状腺癌術後の口腔内および下咽頭転移

診断

異所性甲状腺

討論

甲状腺は胎生3～4週に口腔底の正中に発生し，球状の組織として成長する。胎生2か月頃から甲状舌管を下降し，右葉，左葉，錐体葉を形成して，最終的に輪状軟骨の前方に位置する。まれに，下降せずに盲孔部に残存もしくは途中まで下降する場合がある。本症例のように甲状腺組織の一部が下降するも，正常位置まで下降せず途中で留まる場合もある。異所性甲状腺患者の半数は顕性もしくは潜在性甲状腺機能低下症を合併している。先天性甲状腺機能低下症は，わが国では約3,000～4,000人の出生に1人と推定されている。その主な原因は無形性，低形成，異所性甲状腺であるが，このうち異所性甲状腺による甲状腺機能低下症が最も多い。まれではあるが，先天性甲状腺ホルモン合成障害がある[1]。ヨウ素の有機化障害による先天性甲状腺腫と遺伝性聴覚低下を伴う疾患をPendred症候群という[2]。異所性甲状腺は通常，正中部に位置しており，舌根部甲状腺が最も頻度が高い。口腔・頸部のほか，甲状腺組織の迷入によって，心筋，気管，腹部（肝，胆嚢，膵），膣，腋窩に異所性甲状腺の報告例がある[3]。

異所性甲状腺はCT，MRIでも診断可能であるが，^{123}Iまたは$^{99m}TcO_4^-$による甲状腺シンチグラフィは最も信頼性が高い。その主な理由は，^{123}I摂取率測定が可能なこと，有機化障害の判定に過塩素酸塩またはロダンカリ経口投与による^{123}I摂取率負荷試験が行えることである[4,5]。まれに，異所性甲状腺からバセドウ病あるいは甲状腺癌が発生することがある[6,7]。

【文献】

1) 伊藤光泰．甲状腺機能低下症を示す疾患．日本医師会雑誌 2013; 141; 2419-2423.
2) Milutinovic PS, Stanbury JB, Wicken JV, et al. Thyroid function in a family with the Pendred syndrome. J Clin Endocrinol Metab 1969; 29; 962-969.
3) Kuffner HA, McCook BM, Swaminatha R, et al. Controversial ectopic thyroid; a case report of thyroid tissue in the axilla and benign total thyroidectomy. Thyroid 2005; 15; 1095-1097.
4) el-Desouki M, al-Jurayyan N, al-Nuaim A, et al. Thyroid scintigraphy and perchlorate discharge test in the diagnosis of congenital hypothyroidism. Eur J Nucl Med 1995; 22; 1005-1008.
5) Meller J, Becker W. The continuing importance of thyroid scintigraphy in the era of high-resolution ultrasound. Eur J Nucl Med Mol Imaging 2002; 29 Suppl 2; S425-S438.
6) Buckingham H, Sauerwein TJ, Golding AC. Graves' disease in the cervical thyroid and thyroglossal duct remnant; case report and review of literature. Endocr Pract 2006; 12; 401-405.
7) Kao SY, Tu H, Chang RC, et al. Primary ectopic thyroid papillary carcinoma in the floor of the mouth and tongue; a case report. Br J Oral Maxillofac Surg 2002; 40; 213-215.

症例 28_ 物忘れ

症例・主訴

70 歳代の女性。
3 年前から物忘れが出現していたが放置していた。最近，物忘れが目立つようになり，食事直後でも食餌内容も覚えていない状態となったため物忘れ外来を受診した。Mini-Mental State Examination（MMSE）18/30 点である。
^{123}I-IMP 投与後 30 分での脳血流 SPECT，統計画像（3D-SSP）を示す。

Q | 診断は何か。

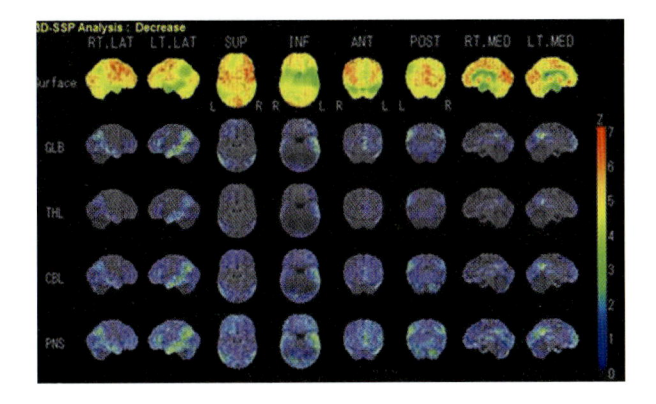

所見

脳表データを抽出した Surface map 画像の左右側面像では，両側頭頂葉後部と側頭葉に集積低下を認める。いずれも左側優位に集積低下がみられる。

統計画像 Z score map の GLB（global），THL（thalamus），CEL（cerebellum），PNS（pons）の各画像では，両側帯状回後部（左側優位），楔前部，左側頭葉に集積低下を示している。

（写真は甲府脳神経外科病院 PET センター　宮沢伸彦先生のご厚意による）

症例 28_ 物忘れ

鑑別診断

Alzheimer病，軽度認知障害（mild cognitive impairment：MCI），大脳皮質基底核変性症（corticobasal degeneration：CBD）

診断

Alzheimer病

討論

　脳SPECT画像を標準脳に合わせることで，診断能の向上を図る画像統計解析の手法は，認知症診断の補助診断であり，常に統計解析を行う前の元画像（オリジナルSPECT像）を参照しながら読影することを忘れてはならない。基本となるZ-scoreは以下の式で求める。
Z-score ＝（正常データ平均－患者の値）/（正常データ標準偏差）

　Alzheimer病は晩発性認知症の中で最多で，65歳以上の人口の10％（242万人），2020年には325万人に達するとされる[1]。Alzheimer病は老人斑（アミロイドβ蛋白，Aβ）および神経原線維変化（タウ蛋白）の沈着が特徴とされる。軽度認知障害（mild cognitive impairment：MCI）は正常老化と認知症との間にある状態とされる。記憶障害型軽度認知障害（amnestic MCI）は早期Alzheimer病へ，non-amnestic MCIはレビー小体型認知症または前頭側頭型認知症へ移行するとされる。Alzheimer病の早期では，髄液検査でアミロイドβ蛋白（Aβ42）の低下が認められる。近時記憶障害，エピソード記憶障害，見当識障害，失行・失認のほか，幻覚・妄想，うつなどの周辺症状が現れる[2]。

　Alzheimer病の早期から帯状回後部，楔前部，頭頂葉後部に集積低下がみられる。さらに海馬を含む側頭葉内側部の集積低下がみられ，病気の進行とともに頭頂葉外側，側頭葉，前頭葉の集積が低下してくる。運動感覚野，後頭葉は侵されないことはレビー小体型認知症との鑑別となる。病初期からみられる海馬領域の萎縮はSPECT上，集積低下として捉えにくい。病初期には残存神経細胞の機能亢進，シナプス活動活性化により血流低下をきたしていないという。

　MCIの集積低下部位は帯状回後部，楔前部で海馬領域には認められない。本症例のSPECT所見，臨床所見からAlzheimer病と診断した。SPECT上，早期Alzheimer病とMCIの鑑別は困難である。CBDでは一側優位性の大脳半球血流低下または萎縮である。

【文　献】
1) 下方浩史．痴呆性症候群 3．わが国の疫学統計．日臨 2004; 844: 121-125.
2) 川口千佳子，吉井文均．臨床症状　中核症状と周辺症状，経過など．橋本順編．知っておきたい認知症の臨床と画像．臨床放射線 2010; 55（10月臨時増刊号）金原出版，東京，pp1319-1325.

症例 29_ アブレーション

症例・主訴
20 歳代の女性。
甲状腺乳頭癌 T3N0M0 にて甲状腺全摘術後に，^{131}I 1,110 MBq（30mCi）投与による外来アブレーション治療を受けた。7 日目に施行した ^{131}I 全身シンチグラム（前面，後面像）および同時に施行した SPECT/CT 冠状断像を示す。

Q | 診断は何か。

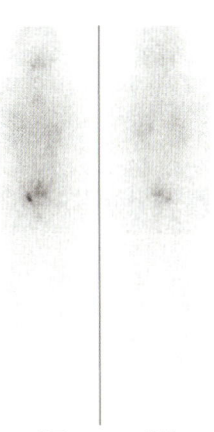

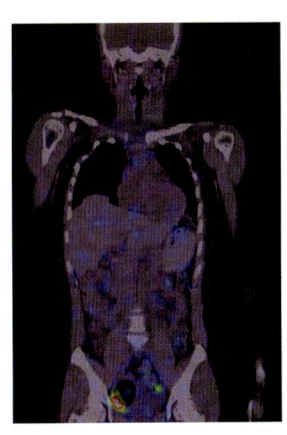

前面　　後面

所見

^{131}I 全身シンチグラム前面像にて右側骨盤部に hot spot を認める。甲状腺床には集積増加を認めない。

^{131}I SPECT/CT 冠状断像では，右側骨盤腔内に低濃度を呈する嚢胞性腫瘤を認め，^{131}I 全身シンチグラム前面像にて認められた右側骨盤部の hot spot はその嚢胞性腫瘤の壁に局在しているようにみえる。嚢胞性腫瘤の内部はほとんど脂肪濃度であり，一部に軟部組織濃度を認める。この断面像では石灰化，骨組織などの所見を認めない。

症例 29_ アブレーション

鑑別診断 成熟嚢胞性奇形腫，卵巣甲状腺腫，甲状腺癌卵巣転移，甲状腺癌リンパ節転移

診断 成熟嚢胞性奇形腫

討論 ^{131}I 全身シンチグラムにて，腹部・骨盤部に集積増加を認めることが多いが，多くの場合，非特異的（生理的）集積である。腎から排泄された ^{131}I が膀胱，尿管に残留していることが多い。その他，腸管内にも非特異的集積が認められることがある。本症例の ^{131}I 全身シンチグラムからは非特異的集積と転移等の異常集積増加との鑑別が困難である。しかし，^{131}I SPECT/CT 冠状断像にて，脂肪を主体とした嚢胞性腫瘤が認められることから，成熟嚢胞性奇形腫が示唆される。この SPECT/CT 冠状断像のみからは壁在結節は明らかではないが，辺縁部に ^{131}I が集積しており，成熟嚢胞性奇形腫を構成する成分の一部に甲状腺組織が含まれていると診断できる[1-3]。成熟嚢胞性奇形腫は三胚葉成分由来の胚細胞性腫瘍である。上皮成分が主体で，皮脂，歯，毛髪を含有している。本症例のように，良性の壁在結節（Rokitansky protuberance, dermoid nipple）が存在することがある。成熟奇形腫のうちで甲状腺組織が腫瘍全体あるいは大半を占める場合を卵巣甲状腺腫（struma ovarii）という。単純ＣＴで高濃度を示し，石灰化，嚢胞成分を含むことがあり，充実成分は強い造影効果を伴う。成熟奇形腫は全卵巣腫瘍の 20％を占め，成熟奇形腫の 20％に甲状腺組織が存在する[4,5]。奇形腫の 2.7％が卵巣甲状腺腫である。通常は良性腫瘍であり，悪性はまれである[5]。甲状腺癌の卵巣転移もまれである。Meckel 憩室にも甲状腺組織が存在することもある[1]。また，直腸壁に奇形腫が存在していることも報告されている[2]。

【文 献】

1) Zwas ST, Heyman Z, Lieberman LM. ^{131}I ovarian uptake in a whole-body scan for thyroid carcinoma. Semin Nucl Med 1989; 19: 340-342.
2) Lakshmanan M, Reynolds JC, Del Vecchio S, et al. Pelvic radioiodine uptake in a rectal wall teratoma after thyroidectomy for papillary carcinoma. J Nucl Med 1992; 33: 1848-1850.
3) Van Wijk JGH, Broekhuizen-de Gast HS, Smith AJJ, et al. Scintigraphic detection of benign ovarian teratoma after thyroidectomy and radioactive iodine for differentiated thyroid cancer. J Clin Endocrinol Metab 2012; 97: 1094-1095.
4) Grandet PJ, Remi MH. Struma ovarii with hyperthyroidism. Clin Nucl Med 2000; 25: 763-765.
5) Mattucci ML, Dellera A, Guerriero A, et al. Malignant struma ovarii: a case report and review of the literature. J Endocrinol Invest 2007; 30: 517-520.

症例30_腰痛

症例・主訴　40歳代の女性。
肺腺癌術後1年6か月で腰痛を自覚するようになった。骨転移が疑われたため，骨シンチグラフィが依頼された。
^{99m}Tc-MDP静注後3時間の骨シンチグラム（腰部後面像），SPECT（腰椎水平断像）および腰椎X線写真を示す。

Q　診断は何か。

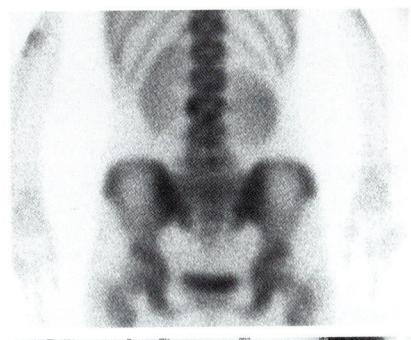

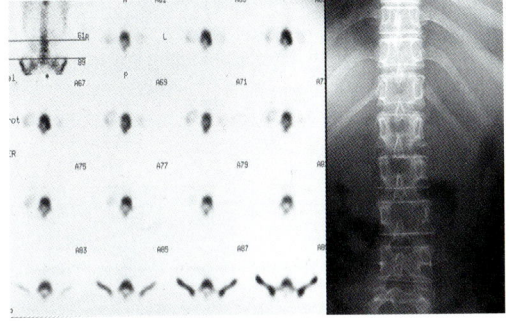

所見

骨シンチグラム（planar像）にて腰椎L3の左側に異常集積増加を認める。SPECT（腰椎水平断像）ではL3椎体および左側椎弓根に連続した異常集積増加を認める。腰椎X線写真では，L3の椎弓根の輪郭が不明瞭である。L3椎体の骨梁の一部に溶骨性変化を認める。

症例30_腰痛

鑑別診断: 脊椎転移，変形性関節症，骨髄腫

診断: 腰椎転移

討論

　椎弓根は椎弓が椎体に接続する円柱状構造で，単純X線前後像でリング状硬化像としてとらえられる。頸椎では斜めに走行するため斜位像が有用である。脊椎の単純X線写真で，椎弓根の消失を認めた場合は脊椎転移（骨転移）を示唆する。この所見を pedicle sign（椎弓根徴候）または one-eye sign といい，脊椎転移のよく知られた所見である。本症例は単純X線写真で診断が可能であるが，一般に骨転移が単純X線写真で診断できるのは50％以上の脱灰が必要である[1]。

　椎弓根が早期に転移を起こしやすい印象を受けるが，多くの場合は椎体転移が後方に進展した結果，pedicle sign が生じる。ときに両側に pedicle sign を認める。多発性骨髄腫が pedicle sign をきたすのはまれである[2]。骨シンチグラフィは骨転移の描出感度が高く，スクリーニングに有用である。FDG PET/CTの普及によって骨シンチグラフィの検査数が減少傾向にあるが，造骨性骨転移の検出にはFDG PET/CTよりも骨シンチグラフィが優れている[3]。Planar 像での陽性像は非特異的であるが，骨SPECT は鑑別に有用な情報を提供する。椎体から連続して椎弓に及ぶ異常集積増加は骨転移が示唆される[4]。

　最近の報告では ^{18}F-fluoride PET/CT が骨転移の診断に有用であるとする報告がある[5]。転移巣の腫瘍による栄養血管狭窄，骨組織の腫瘍置換，化学療法・ホルモン療法後では骨シンチグラフィにて集積低下ないし欠損像を示す[6]。

【文献】

1) Link TM, Sciuk J, Frundt H, et al. Spinal metastases. Value of diagnostic procedures in the initial diagnosis and follow-up. Radiologe 1995; 35: 21-27.
2) Resnick D. Skeletal metastases. In Resnick D, ed, Bone and joint imaging. 2nd edition. Philadelphia, WB Saunders Co, 1996, pp1076-1091.
3) Schoder H, Larson SM. Positron emission tomography for prostate, bladder, and renal cancer. Semin Nucl Med 2004; 34: 274-292.
4) Kosuda S, Kaji T, Yokoyama H, et al. Does bone SPECT actually have lower sensitivity for detecting vertebral metastasis than MRI? J Nucl Med 1996; 37: 975-978.
5) Withofs N, Grayet B, Tancredi T, et al. 18F-fluoride PET/CT fpr assessing bone involvement in prostate and breast cancers. Nucl Med Commun 2011; 32: 168-176.
6) Kinoshita T, Ishii K, Imai Y. Disappearance of 99mTc-MDP accumulation in metastatic bone disease during bone scintigraphy. Radiat Med 1997; 15: 235-237.

症例 31_ 甲状腺と耳下腺

症例・主訴

50 歳代の男性。甲状腺結節。
甲状腺超音波検査で甲状腺左葉下極に，大きさ 15 mm，境界不明瞭で，内部エコーは低く，集簇する echogenic spots を有する結節が発見されたため，^{18}F-FDG PET 検査が依頼された。^{18}F-FDG 250 MBq 投与後 60 分での ^{18}F-FDG PET 冠状断像および MIP 像を示す。

Q｜診断は何か。

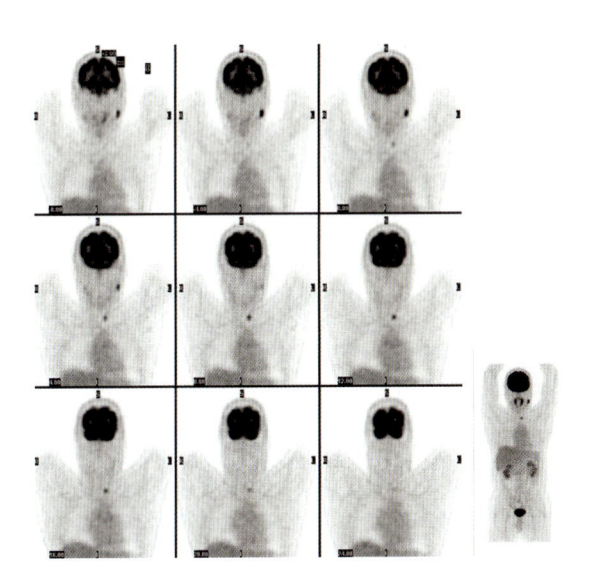

所見

甲状腺左葉下極と思われる部位に異常集積増加を認める。また，左側耳下腺下極と思われる部位にも異常集積増加を認める。いずれも ^{18}F-FDG の強い集積増加を示している。頸部リンパ節には集積増加を認めない。

（写真は大阪回生病院　太田仁八先生のご厚意による）

症例 31_ 甲状腺と耳下腺

鑑別診断

甲状腺癌と左側耳下腺転移，甲状腺腺腫と原発性唾液腺悪性腫瘍，甲状腺癌と左側耳下腺 Warthin 腫瘍

診断

甲状腺乳頭癌に合併した左側耳下腺発生 Warthin（ワルチン）腫瘍（SUVmax はそれぞれ 4.6，6.8）

討論

甲状腺超音波検査での所見は，甲状腺左葉下極の大きさ 15mm，境界不明瞭で集簇する echogenic spots を有する結節であったことから甲状腺癌が示唆される。^{18}F-FDG PET が強く集積しており，超音波検査の所見をさらに確証していると思われる。甲状腺結節の組織診断は甲状腺乳頭癌であった。

^{18}F-FDG PET によって発見される甲状腺偶発腫はまれではない（発見率：2.5～4.1%）。そのうち，1/3 が甲状腺癌である[1]。甲状腺癌の診断に ^{18}F-FDG PET が有用とされてきたが，甲状腺腺腫にも ^{18}F-FDG が集積することが知られるようになり，^{18}F-FDG PET/CT は甲状腺腺腫と甲状腺癌の鑑別には一般に役立たない[2]。しかし，甲状腺内のびまん性集積増加はバセドウ病，慢性甲状腺炎などの良性疾患のことが多く，SUVmax が 5.0 以上の結節は甲状腺癌の可能性が高い[3]。甲状腺全摘後の甲状腺癌患者で ^{131}I 全身スキャンが陰性で血清サイログロブリン値が高値を示す甲状腺分化癌患者のリンパ節転移，臓器転移の検出には ^{18}F-FDG PET/CT が有用であることが報告されている[4]。

耳下腺腫瘍の多くは良性腫瘍であり，70%が多形腺腫，15%が Warthin 腫瘍，その他の腫瘍性病変が 15%を占める。

Warthin 腫瘍 (papillary cystadenoma lymphomatosum, adenolymphoma) は薄い線維性被膜を有する楕円形腫瘤で表面平滑，弾性軟で，中年以降の男性に好発する。組織学的には囊胞型，リンパ間質型，混合型に分類される。本症例のように，多くは無症状である。耳下腺下極に発生し，10%は多発性である。^{99m}TcO$_4^-$ と ^{123}I が腫瘍に取り込まれることでも知られる。喫煙との関連が示唆されている。中年以降の男性で，耳下腺下極に ^{18}F-FDG が集積した場合は，まず Warthin 腫瘍を考える[5]。多形腺腫にも集積がみられることと，その他 ^{18}F-FDG を強く取り込む唾液腺疾患には神経鞘腫[6]，MALT リンパ腫[7]，木村病[8]，腺様嚢胞癌[9]，唾液腺管癌[10]があり，臨床症状および経過，検査所見，他の画像診断を総合して診断する。

【文 献】

1) Yang Z, Shi W, Zhu B, et al. Prevalence and risk of cancer of thyroid incidentaloma identified by fluorine-18 fluorodeoxyglucose positron emission tomography/computed tomography. J Otolaryngol Head Neck Surg 2012; 41: 327-333.
2) Ho TY, Liou MJ, Lin KJ, et al. Prevalence and significance of thyroid uptake detected by ^{18}F-FDG PET. Endocrine 2011; 40: 297-302.
3) Pagano L, Sama MT, Morani F, et al. Thyroid incidentaloma identified by ^{18}F-fluorodeoxyglucose positron emission tomography with CT (FDG-PET/CT): clinical and pathological relevance. Clin Endocrinol 2011; 75: 528-534.
4) Chung JK, So Y, Lee JS, et al. Value of FDG PET in papillary thyroid carcinoma with negative 131I whole-body scan. J Nucl Med 1999; 40: 986-992.
5) Colella G, Tozzi U, Pagliarulo V, et al. Warthin tumor: A potential source of diagnostic error. J Craniofac Surg 2010; 21: 1978-1981.
6) Hsieh TC, Wu YC, Hsu CN, et al. Lower neck neurilemmoma can masquerade as lymph node metastasis on FDG PET/CT in patient with nasopharyngeal carcinoma. Clin Nucl Med 2011; 36: 217-219.
7) Perry C, Herishanu Y, metzer U, et al. Diagnostic accuracy of PET/CT in patients with extranodal marginal zone MALT lymphoma. Eur J Haematol 2007; 79: 205-209.
8) Li D, Li YJ, Zhan FH, et al. The false-positive finding of left pulmonary Kimura disease on ^{18}F-FDG PET/CT. Clin Nucl Med 2013; 38: 569-572.
9) Tewari A, Padma S, Sundaram PS. Detection of atypical metastases in recurrent adenoid cystic carcinoma of parotid gland. J Cancer Res Ther 2013; 9: 148-150.
10) Kim JY, Lee SW, Kim JS, et al. Diagnostic value of neck node status using ^{18}F-FDG PET for salivary duct carcinoma of the major salivary glands. J Nucl Med 2012; 53: 881-886.

ちょっと試してみよう 13

投与時の体位によって、集積の分布が変化するのはどれか。1つ選べ。

a. ^{99m}Tc-GSA 肝シンチグラフィ
b. ^{201}TlCl 心筋シンチグラフィ
c. ^{99m}Tc-MAA 肺血流シンチグラフィ
d. ^{99m}Tc-MDP 骨シンチグラフィ
e. ^{67}Ga 腫瘍シンチグラフィ

13

正解 c

解説

肺血流は重力効果を鋭敏に反映する。^{99m}Tc-MAA の粒子径は 50 μm であるので前毛細血管床に捕捉され肺血流分布を描画する。したがって，座位での ^{99m}Tc-MAA 静注では下肺野に高集積を示し，肺尖部ではほとんど集積を示さない。通常，仰臥位で半量，腹臥位で半量を静注する。その他の放射性医薬品は静注後，肺毛細血管を通過し，標的臓器に緩徐に集積していくため，重力効果を受けない。

【参考文献】

*小須田茂．核医学検査・SPECT（single photon emission computed tomography）．楢林勇，杉村和朗監修，富山憲幸，中川恵一編．放射線医学 放射線医学総論．金芳堂，京都，2012，pp151-159.

症例 32_HIV/AIDS

症例・主訴

40歳代の男性。
3か月前から不明熱，乾性咳嗽，体動時呼吸苦を自覚するようになった。5日前から39.5℃以上の高熱が出現するようになったため近医受診したが，原因不明の発熱と診断され紹介された。

既往・家族歴：特記事項なし。
生活歴：常用飲酒歴なし。喫煙20本/日。アレルギーなし。内服薬なし。ペット飼育歴なし。
胸部X線写真と^{67}Gaシンチグラム前面像と後面像（頭部から大腿上部）を示す。

Q | 診断は何か。

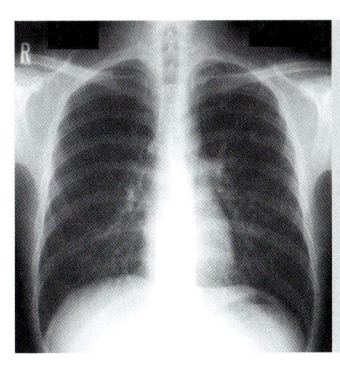

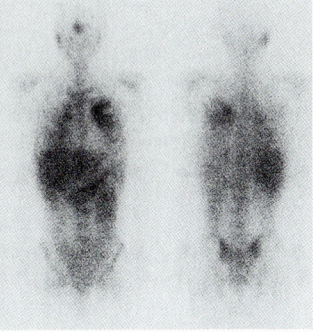

前面　　　後面

所見

胸部X線写真：両側肺門部から末梢に広がるびまん性のすりガラス影を認める。明らかな浸潤影を認めない。胸水貯留を示唆する所見はない。肺結節を認めない。肺門部リンパ節腫大もみられない。

^{67}Gaシンチグラム：両側肺門部から末梢に広がる異常集積増加を認める。後面像では左肺上葉に肝集積よりも高い集積増加を認める。異常集積範囲は胸部X線の所見よりも広い。右耳下腺部に集積増加がみられる。腹部の集積増加は非特異的集積と思われる。

症例 32_HIV/AIDS

鑑別診断
非定型肺炎（マイコプラズマ肺炎），ニューモシスチス肺炎，サイトメガロウイルス肺炎，活動性間質性肺炎，サルコイドーシス

診断
ニューモシスチス肺炎

討論

　胸部 CT が提示されていないため，診断が困難かもしれない。高熱があり，活動性間質性肺炎は考えにくい。マイコプラズマ肺炎にしては経過が 3 か月と長く，両側肺門中心の所見から他の疾患を考えたい。^{67}Ga シンチグラムでは上肺野優位の所見であるが，肺門部リンパ節腫大を認めず，血管気管支束の肥厚もみられない。

　患者は男性同性愛者であることが入院後に判明した。HIV 抗体が陽性であった。この症例は，いわゆる「いきなりエイズ」と呼ばれる症例である[1]。

　抗 HIV 治療薬の開発により，患者の予後は劇的に改善している。しかし，患者，担当医師がともに HIV/AIDS の存在を把握していることは少ない。最近では，抗 HIV 治療薬開始後間もない時期に免疫再構築症候群（immune reconstruction inflammatory syndrome：IRIS）によって，日和見感染症，Kaposi 肉腫が一時的に悪化することが問題となっている[2,3]。

　ニューモシスチス肺炎は真菌の一種に分類された pneumocystis jiroveci による肺炎で，HIV/AIDS，細胞性免疫低下患者に生じる日和見感染症の代表として知られる。CD4 陽性リンパ球 200/mm^3 以下で発症する。^{67}Ga シンチグラフィ上のニューモシスチス肺炎の所見は，胸部 X 線写真で異常所見を呈する以前に，肝集積と同程度かそれ以上の集積が全肺野にびまん性に集積するのが特徴である。リンパ節への集積を認めない。治療中あるいは再燃例では，特徴的集積パターンを示さず集積減弱，不均一分布，上肺野限局性集積が認められる[4]。最近では，ニューモシスチス肺炎の診断，治療効果判定に ^{18}F-FDG PET の有用性が報告されている[5,6]。なお，耳下腺の集積増加は HIV 感染に関連しており，HIV/AIDS 患者にしばしば認められる[7]。

　ニューモシスチス肺炎の高分解能 CT 所見では，両側性びまん性すりガラス影がみられ，胸膜下が温存される。ときに，モザイクパターン，crazy-paving appearance がみられる。進行例では浸潤影を認める。再燃例では上肺野に空洞性病変を認めることがある[8-11]。

【文　献】

1) 本田美和子. HIV/AIDS 感染症の現状と展望. 日耳鼻 2012; 115: 759-766.
2) Sabur N, Kelly MM, Gill MJ, et al. Granulomatous Pneumocystis jiroveci pneumonia associated with immune reconstituted HIV. Can Respir J 2011; 18: e86-e88.
3) Lacombe JM, Boue F, Grabar S, et al. Risk of Kaposi sarcoma during the first months on combination antiretroviral therapy. AIDS 2013; 27: 635-643.
4) 小須田茂, 鈴木謙三, 根岸昌功. AIDS の画像診断. RI 診断の有用性. 画像診断 1993; 13: 654-662.
5) Liu Y. Demonstration of AIDS-associated malignancies and infections at FDG PET-CT. Ann Nucl Med 2011; 25: 536-546.
6) Win Z, Todd J, Al-Nahhas A. FDG-PET imaging in Pneumocystis carinii pneumonia. Clin Nucl Med 2005; 30: 690-691.
7) Rosenberg ZS, Joffe SA, Itescu S. Spectrum of salivary gland disease in HIV-infected patients: characterization with Ga-67 citrate imaging. Radiology 1992; 184: 761-764.
8) Reittner P, Ward S, Heyneman L, et al. Pneumonia: high-resolution CT findings in 114 patients. Eur Radiol 2003; 13: 515-521.
9) Kuhlman JE, Kavuru M, Fishman EK, et al. Pneumocystis carinii pneumonia: spectrum of parenchymal CT findings. Radiology 1990; 175: 711-714.
10) Rossi SE, Erasmus JJ, Volpaccio M, et al."Crazy-paving appern at thin-section CT of the lung: radiologic-pathologic overview. RadioGraphics 2003; 23: 1509-1519.
11) Hidalgo A, Falco V, Mauleon S, et al. Accuracy of high-resolution CT indistinguishing between Pneumocystis carinii pneumonia and and non- Pneumocystis carinii pneumonia in AIDS patients. Eur Radiol 2002; 13: 1179-1184.

ちょっと試してみよう 14

放射性医薬品の取扱いにおいて，正しいのはどれか。2 つ選べ。

a. ^{99m}Tc 標識放射性医薬品注射液は無菌の作業環境でキットを用いて調整する。
b. ^{123}I 標識放射性医薬品は，医療法で届け出た薬品棚に貯蔵する。
c. ^{99m}Tc 標識放射性医薬品中に過テクネチウム酸ナトリウム溶液を追加することで放射能を増すことができる。
d. 自作した自動合成装置を用いて ^{18}F-FDG 注射液を調整することができる。
e. ^{89}Sr 医薬品の注射筒にはアクリル製の放射線防護用具を使用する。

腕だめし

14

正解 a, e

解説

　放射性同位元素の保管は，容器に入れ，貯蔵室または貯蔵箱において行う。^{99m}Tc 標識放射性医薬品中に過テクネチウム酸ナトリウム溶液を追加することで放射能を増すことはできない。自動合成装置は薬事法によって承認を得たものでなければならない。

【参考文献】

* 日本アイソトープ協会編．放射線取扱の基礎 6 版【第 1 種放射線取扱主任者試験の要点】．日本アイソトープ協会，丸善，東京，2009，p489．
* 渡辺敬仁，金谷信一．法的手続き．必携！　日下部きよ子編．がん診療のための PET/CT 読影までの完全ガイド．金原出版，東京，2006，pp48-61．

症例33_ 思春期早発症

症例・主訴

10歳代の女児。
2歳時に母親が下着に血が付着しているのに気づいた。6歳時，恥毛の発達がみられた。数か月前からの右下肢痛を主訴に来院した。来院時，左顔面の腫脹と背中に café-au-lait 斑を認めた。^{99m}Tc-MDP による全身骨シンチグラム（前面像，後面像）を示す。

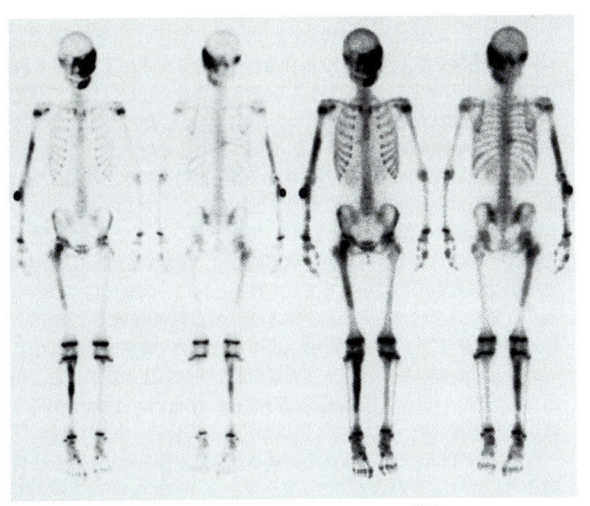

Q | 診断は何か。

前面　　　　　　　　後面

所見

下顎骨左側を含む左顔面骨，左側頭骨を含む頭蓋底に非常に強い集積増加を認める。また，右側の上腕骨，全腕骨，右大腿骨，脛骨の長軸に沿って集積増加を認める。その他，右寛骨臼，胸椎，左右肋骨にも集積増加が及んでいるが，病変の首座は右側の長管骨である。

症例 33_ 思春期早発症

鑑別診断: 小児癌の多発骨転移，線維性骨異形成，melorheostosis，Proteus症候群

診断: McCune-Albright症候群

討論

線維性骨異形成 fibrous dysplasia は骨形成異常で骨芽細胞の形態的分化・成熟障害で，病巣部は線維性結合織と種々の未成熟骨組織から構成される原因不明の非遺伝性疾患である。単発性と多発性があり，80%は単発性で肋骨，大腿骨，脛骨などに病巣が認められる。多発性では頭蓋骨，顔面骨，骨盤骨などが高頻度に侵され，内分泌異常，とくに思春期早発症 (precocious puberty)，カフェオレ斑 (café-au-lait spot) を伴う場合を McCune-Albright 症候群といい，女児に認められる[1]。Mazabraud's syndrome とは，線維性骨異形成に筋肉内粘液腫 (intramuscular myxoma) を伴った場合を指す[2]。

単純X線写真では，すりガラス状の骨硬化が特徴的とされる。頭蓋骨，顔面骨病変は多発性線維性骨異形成患者の50％に認められ，骨膨隆を伴うまだら状の骨硬化が認められる (図1，2)。ときに，視力障害，聴力障害を伴う。多発性線維性骨異形成では，本症例のように，片側性あるいは非対称の所見を呈する。成長とともに，病巣の拡大がみられる[3]。また，悪性転化の報告もあり，経過観察が重要である[4,5]。Proteus 症候群では fibrous dysplasia のような強い集積増加を認めない。

カフェオレ斑は多発性線維性骨異形成の半数以上に認められ，出生時から認められるとされ，神経線維腫症 (neurofibromatosis) のカフェオレ斑と比較して，数は少なく，斑の辺縁は不整で，色調は濃い。

なお，^{18}F-FDG PET/CT にて，病巣部は高集積を示すと報告されている[2]。

メロレオストーシス (melorheostosis) は，単純X線写真上，神経分布に沿って蝋が流れ落ちるような骨硬化像を示す。非遺伝性疾患で好発年齢は30歳代である。非対称性分布で，下肢長管骨に好発するため，骨シンチグラフィ上，多発性線維性骨異形成と鑑別を要する[6,7]。

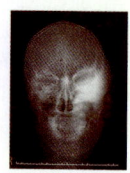

図1 顔面骨単純X線写真
左頬骨，上顎骨，眼窩，側頭骨に膨隆する骨硬化像を認める。

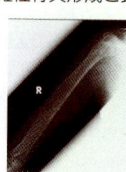

図2 右上腕骨単純X線写真
骨幹部に，すりガラス影，骨皮質菲薄化と膨隆を認める。

【文 献】

1) 青木隆俊. 骨腫瘍 線維性骨異形成 fibrous dysplasia. 楢林勇, 杉村和朗監修, 江原茂編, 放射線医学 骨格系画像診断, 金芳堂, 京都, 2013, pp16-18.
2) Munksgaad PS, Salkus G, Iyer VV, et al. Mazabraud's syndrome: case report and literature review. Acta Radiologica Short Reports 2013; 2: 2047981613492532.
3) Fujii M, Kosuda S, Jitsu M, et al. Long-term follow-up of a patient with McCune-Albright syndrome by whole-body bone scan and SPECT. Clin nucl Med 2004; 29: 712.
4) Kaushik S, Smoker WR, Frabbe WJ. Malignant transformation of fibrous dysplasia into chondroblastic osteosarcoma. Skeletal Rdiol 2002; 31: 1-3-106.
5) Lopez-Ben R, Pitt MJ, Jaffe KA, et al. Osteosarcoma in a patient with McCune-Albright syndrome and Mazabraud's syndrome. Skeletal Rdiol 1999; 28: 522-526.
6) 福庭栄治. 代謝性疾患 骨硬化症 メロレオストーシス melorheostosis. 楢林勇, 杉村和朗監修, 江原茂編, 放射線医学 骨格系画像診断, 金芳堂, 京都, 2013, p74.
7) Drane WE. Detection of melorheostosis on bone scan. Clin Nucl Med 1987; 12: 548-551.

ちょっと試してみよう 15

核医学検査目的と放射性医薬品の組み合わせで, 正しいのはどれか。2つ選べ。

a. 肝予備能の評価 ─── ^{99m}Tc-GSA
b. 総胆管嚢腫の診断 ─── ^{99m}Tc-PMT
c. メッケル憩室の診断 ─── ^{99m}Tc-DTPA
d. 門脈大循環シャントの診断 ─── ^{99m}Tc-フチン酸
e. 消化管出血の検出 ─── ^{99m}TcO$_4^-$

腕だめし

15

正解 a, b

解説

$^{99m}TcO_4^-$は甲状腺シンチグラフィのほか，唾液腺シンチグラフィ，異所性胃粘膜の診断に用いられる。メッケル憩室の60%には異所性胃粘膜を有している。消化管出血の検出には，$^{99m}TcO_4^-$単独ではなく，ピロリン酸を用いた赤血球標識，^{99m}Tc-フチン酸，^{99m}Tc-スズコロイドあるいは^{99m}Tc-HSA-Dが用いられる。門脈大循環シャントの診断には^{201}Tl，^{123}I-IMPのほか，$^{99m}TcO_4^-$が用いられる。

【参考文献】

* 小須田茂．核医学検査・SPECT（single photon emission computed tomography）．楢林勇，杉村和朗監修，富山憲幸，中川恵一編．放射線医学 放射線医学総論．金芳堂，京都，2012，pp151-159.

症例 34_ 高血圧

症例・主訴

50 歳代の女性。
頭痛と高血圧を主訴に来院した。3 年前に他院にて褐色細胞腫の摘出術を受けたという。^{131}I-MIBG 静注後 48 時間の全身像（前面，後面像）および上腹部造影 CT（水平断像）を示す。

Q | 診断は何か。

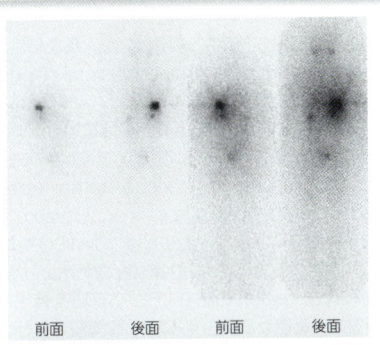

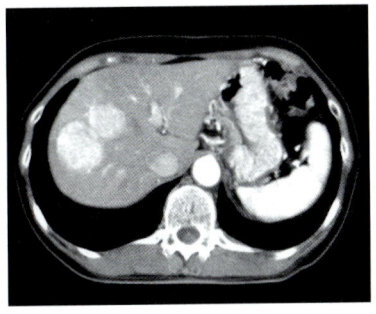

前面　　後面　　前面　　後面

所見

^{131}**I-MIBG 全身像**：右上腹部に ^{131}I-MIBG の強い異常集積増加を認める。SPECT/CT が施行されていないため，異常集積部位の解剖学的局在は明らかでない。唾液腺，腎，膀胱に軽度の非特異的集積増加を認める。

<u>上腹部造影 CT</u>：肝右葉 S8 および肝左葉内側区に造影剤投与によって均一に濃染される 2 つの腫瘤を認める。辺縁は整，境界は比較的明瞭である。^{131}I-MIBG 全身像と造影上腹部 CT から肝の 2 病巣に ^{131}I-MIBG が取り込まれているものと思われる。

症例 34_ 高血圧

鑑別診断

褐色細胞腫の肝転移，肝原発の褐色細胞腫/paraganglioma

診断

褐色細胞腫の肝転移

討論

症例は頭痛と高血圧を主訴に来院したが，褐色細胞腫の症状は 5H (headache, hyperidorosis, hypertension, hypermetabolism, hyperglycemia) と記憶するとよい。

^{131}I-MIBG もしくは ^{123}I-MIBG が異常集積増加を示す疾患には，褐色細胞腫，神経芽腫が挙げられる。この他，pagaganglioma, carcinoid, chemodectoma, choriocarcinoma, atypical schwannoma, Merkel cell skin cancer, insulioma などのいわゆる神経内分泌腫瘍が ^{131}I-MIBG もしくは ^{123}I-MIBG を取り込むことが報告されている[1, 2]。APUD 系腫瘍（apudoma, amine precursor uptake decarboxylation の略でアミンの前駆物質を取り込み脱炭酸する性質を有する細胞から発生する腫瘍）に集積するとされる。症例は，3 年前に褐色細胞腫摘出術の既往から，褐色細胞腫の肝転移と診断することは容易であるが，肝原発の paraganglioma の報告もある[3]。造影 CT では，びまん性の強い濃染像が認められ，褐色細胞腫の特徴を現している。

褐色細胞腫の良性・悪性の鑑別は画像上，周囲組織浸潤像，遠隔転移を認めない限り，困難である。遠隔転移は骨，肝，肺の順で骨転移の頻度が最も高い[4, 5]。

褐色細胞腫の多くは副腎髄質に発生するが，10 〜 20％は副腎外にも発生し，副腎髄質外発生の褐色細胞腫を paraganglioma という。褐色細胞腫は 10％ disease ともいわれ，悪性，異所性，両側性，家族性，小児発生が約 10％に発生する。また，多発性内分泌症である，MEN Ⅱa, Sipple syndrome（甲状腺髄様癌と褐色細胞腫の合併）患者についても ^{131}I-MIBG もしくは ^{123}I-MIBG シンチグラフィの有用性が報告されている[6]。

^{131}I-MIBG, ^{123}I-MIBG, どちらの放射性医薬品を使用するかに関しては ^{123}I-MIBG を用い，SPECT/CT 装置で検査すべきである[7]。

褐色細胞腫はカテコラミン産生腫瘍であるが，ソマトスタチン受容体も発現していることが多い。ソマトスタチン類似物質のオクトレチド（^{111}In-DTPA-D-Phe）も用いられる[8]。PET 薬剤である ^{68}Ga-DOTA-NOC などを用いた褐色細胞腫の診断も施行されつつあり，^{131}I-MIBG, ^{123}I-MIBG よりも優れた成績が得られている[9, 10]。

【文 献】

1) Von Moll L, McEwan AJ, Shapiro B, et al. Iodine-131 MIBG scintigraphy of neuroendocrine tumors other than pheochromocytoma and neuroblastoma. J Nucl Med 1987; 28: 979-988.
2) Geatti O, Shapiro B, Barillari B. Scintigraphic depiction of an insulinoma by I-131 metaiodobenzylguanidine. Clin Nucl Med 1989; 14: 903-905.
3) Homma K, Hayashi K, Wakino S, et al. Primary malignant hepatic pheochromocytoma with negative adrenal scintigraphy. Hypertens res 2006; 29: 551-554.
4) Zarnegar R, Kebebew E, Duh QY, et al. Malignant pheochromocytoma. Surg Oncol Clin N Am 2006; 15: 555-571.
5) Zelinka T, Timmers HJ, Kozupa A, et al. Role of positron emission tomography and bone scintigraphy in the ecaluation of bone involvement in metastatic pheochromocytoma and paraganglioma: specific implications for succinate dehydrogenase enzyme subunit B gene mutations. Endocr Relat Cancer 2008; 15: 311-323.
6) Kjaer A, Peterson CL. Primary diagnosis of multiple pheochromocytomas in the brother of a MEN-2 patient by simultaneous MIBG scintigraphy and low-dose computed tomography. Clin Nucl Med 2002; 27: 868-870.
7) Nielsen JT, Nielsen BV, Rehling M. Localization of adrenal medullary pheochromocytoma by I-123 metaiodobenzylguanidine SPECT. Clin Nucl Med 1996; 21: 695-699.
8) Lauriero F, Rubini G, D'Addabbo F, et al. I-131 MIBG scintigraphy of neuroectodermal tumors. Comparison between I-131 MIBG and In-111 DTPA-octreotide. Clin Nucl Med 1995; 20: 243-249.
9) Naswa N, Sharma P, Nazar AH, et al. Prospective evaluation of ^{68}Ga-DOTA-NOC PET-CT in phaeochromocytoma and paraganglioma: preliminary results from a single centre study. Eur Radiol 2012; 22: 710-719.
10) Kroiss A, Putzer D, Uprimny C, et al. Functional imaging in phaeochromocytoma and neuroblastoma with ^{68}Ga-DOTA-Tyr3-octreotide positron emission tomography and ^{123}I-metaiodobenzylguanidine. Eur J Nucl Med Mol Imaging 2011; 38: 865-873.

ちょっと試してみよう 16

次の操作のうち，無菌操作として行う必要のないのはどれか。2つ選べ。

a. ^{18}F-FDG の pH 調製
b. ^{13}N-NH$_3$ の分注
c. ^{15}O-CO の純度試験
d. ホットラボ室の浮遊微粒子試験
e. ジェネレータからの ^{99m}TcO$_4$$^-$ の溶出

16

正解 c, d

解説

　放射性医薬品には静注薬剤が多く，当然無菌でなくてはならない。トレーサ自身放射線を放出するが，微生物を死滅させるほどの線量ではないので自己滅菌は考えられない。ただ，無菌であることと，無菌操作とは別問題である。

　放射性医薬品も医薬品として厚労省から製造販売権を得る必要があり，高品質のものを恒常的製造していく上で守るべき基準にGMP（Good Manufacturing Practice）がある。これには，「薬局等構造設備規則」，「医薬品の製造管理及び品質管理の基準に関する省令」がある。完成製品の品質確認のみでなく，製造工程試験（除菌フィルターの完全性試験，不溶性異物の全数チェックおよび放射能の全数チェック，等）を行わねばならない。GMPハード，衛生管理によりPET医薬品の製造は無菌環境，防虫，防鼠でなければならない。ホットラボ室の浮遊微粒子試験，^{15}O-COの純度試験は医薬品の製造工程とみなされない。

【参考文献】

* 猪野宜人．放射性医薬品調製の安全取り扱いと品質管理（ポジトロン）について．第7回日本核医学会春季大会テキスト．2007, pp486-489.

症例35_ 上腕痛

症例・主訴

60歳代の男性。
3か月前から両側上腕痛，腰痛を訴えていた。3か月前に他院で撮影された右上腕骨単純X線写真と入院時の右上腕骨の単純X線写真および ^{99m}Tc-MDP による全身骨シンチグラフィ（前面・後面像）を示す。

Q | 診断は何か。

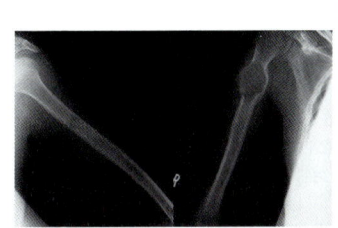

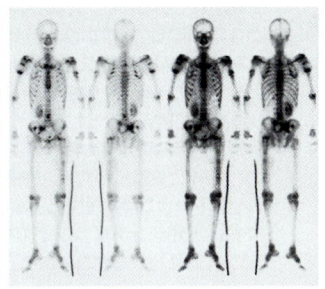

前面　　　後面

所見

右上腕骨の単純X線写真：3か月前に撮影された右上腕骨単純X線写真では，上腕骨骨幹部に類円形の境界不明瞭な溶骨性変化（骨透亮像）を認める。骨皮質の非薄化がみられ，軽度の骨膜反応が周囲に広がっている。入院時，病巣部位は拡大，増大して骨は破壊されて膨瘤している。骨皮質の非薄化が進み，impending fracture の状態である。

全身骨シンチグラフィ：両側上腕骨，右肋骨（VI, VII），左肋骨（V, VI），腰椎（IV），坐骨，右腸骨，左大腿骨に異常集積増加を認める。仙骨部，右上腕骨は集積欠損を認める。仙骨部はいわゆるドーナツサインを呈している。左大腿骨近位側に内部に棒状の集積欠損と遠位側には横走する線状集積増加がみられる。単純X線写真が提示されていないが髄内釘が挿入されているものと思われる。
挿入箇所は不明であるが，おそらくバルーンカテーテルと思われる長い管状の集積が左側下肢に沿って認められる。左腎が描出されていない。

症例 35_ 上腕痛

鑑別診断

腎細胞癌多発骨転移，多発性骨髄腫

診断

腎細胞癌術後，多発骨転移

討論

単純X線写真で溶骨性所見が増悪し膨瘤性所見を示していること，骨シンチグラフィにて多発性の異常集積増加がみられ，ドーナツサインを呈していること，左腎が描出されていないことから左腎癌摘出後の多発骨転移と診断することは困難ではない。

単純X線写真で膨瘤性溶骨性所見を呈した場合，腎細胞癌，甲状腺癌，肝細胞癌の骨転移，骨髄腫を考える。また，これらの疾患ではドーナツサインを呈することが多い[1]。

腎細胞癌の骨転移の特徴としては，5年以内に90％発生，腎細胞癌の約1/4に骨転移が発生，膨隆性転移をきたしやすく，骨シンチグラム上，ドーナツ型を呈する，単発性の頻度が高い，である。腎細胞癌における骨シンチグラフィの有用性は初診時に骨転移頻度が27〜30％に認められるからである[2,3]。しかし，骨転移の頻度は腫瘍の大きさ，周囲組織浸潤の程度，他臓器転移によって異なる。T1，T2，T3，T4で骨転移の頻度は，それぞれ5.4％，13.8％，15.4％，28.2％である。ECOG score 0 では骨転移頻度が，1.4％であるので，ECOG score 1以上が骨シンチグラフィの適応となると思われる[4]。

骨髄腫では骨シンチグラム上，異常集積増加をきたすのは約50％であるので，単純X線写真，CTを参考にして読影することが重要である。骨シンチグラフィで陽性所見とならない，あるいはなりにくい疾患・病態としては多発性骨髄腫，骨梁間型骨転移／早期骨転移，腫瘍置換（局所欠損像），血流途絶（局所欠損像），急速／非常に緩徐発育腫瘍が挙げられる。骨転移は一般に骨髄転移から始まり海綿骨，皮質骨へ進展するが，intertrabecular metastasis（骨梁間型骨転移）では骨梁に進展せず，海綿骨およびその周囲骨髄腔を主座に転移巣が拡大する特殊なタイプで全脊椎転移の37％とされる。早期の骨転移／骨梁間型骨転移はMRIが有力な検査となる[5]。

【文献】

1) 青木隆敏. 骨腫瘍. 楢林勇, 杉村和朗監修. 江原茂編集. 放射線医学 骨格系画像診断. 金芳堂 京都, 2013, pp13-24.
2) Tunn UW, Stenzl A, Schulze-Seemann W, et al. Positive effects of zoledronate on skeletal-related events in patients with renal cell cancer and bone metastases. Can J Urol 2012; 19: 6261-6267.
3) Koga S, Tsuda S, Nishikido M, et al. The diagnostic value of bone scan in patients with renal cell carcinoma. J Ulol 2001; 166: 2126-2168.
4) Shvarts O, Lam JS, Kim HL, et al. Eastern Cooperative Oncology Group performance status predicts bone metastasis in patients presenting with renal cell carcinoma: implication for preoperative bone scans. J Urol 2004; 172: 867-870.
5) 小森剛. 骨・関節核医学. 楢林勇, 杉村和朗監修. 小須田茂編集. 放射線医学 核医学・PET・SPECT. 金芳堂 京都, 2013, pp74-85.

ちょっと試してみよう 17

標識操作に加熱を要するのはどれか。1つ選べ。

a. ^{99m}Tc-tetrofosmin
b. ^{99m}Tc-MAA
c. ^{99m}Tc-MDP
d. ^{99m}Tc-ECD
e. ^{99m}Tc-MIBI

腕だめし

17

正解 e

解説

　加熱を要するのは ^{99m}Tc-MIBI である。この難点を補う意味で加熱が不要の ^{99m}Tc-tetrofosmin が開発された。MIBI は欧米では sestamibi といわれる。^{201}Tl は腎臓から排泄されるのに対して，^{99m}Tc-MIBI は肝臓から排泄される。
　^{99m}Tc-ECD は通常，市販されるシリンジタイプを使用している。

【参考文献】

* 利波紀久，久保敦司編．最新臨床核医学 改訂第 3 版．金原出版，東京，1999，pp39-40．

症例 36_ 末節骨

症例・主訴 60歳代の女性。
3週前から左手第4指の先端部が腫脹し，徐々に増大してきたため近医受診した。疼痛と発赤を訴えている。2年前に結腸癌の手術を受けているという。両側の骨シンチグラムと両手の単純X線写真を示す。

Q 診断は何か。

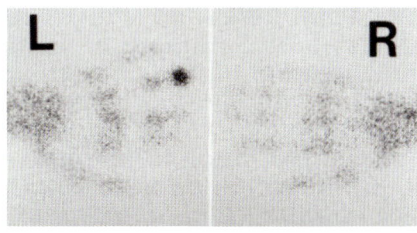

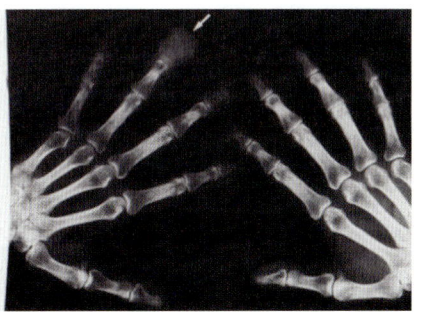

(小須田茂：骨シンチグラフィによる骨転移の診断.
画像診断 2014; 34 :1602 より引用)

所見

骨シンチグラム：左手第4指の先端部（末節骨）に異常集積増加を認める。

単純X線写真：左手第4指の先端部は腫大している。末節骨は完全に破壊され骨組織は腫瘤によって置換されている（→）。他の骨には異常所見を認めない。

症例 36_ 末節骨

鑑別診断: 瘭疽，骨髄炎，末節骨転移，Heberden 結節，Bouchard 結節

診断: 末節骨転移（acrometastasis）

討論

末節骨転移（acrometastasis）はまれな骨転移である。全骨転移のうち，0.3%にみられる[1]。骨転移の頻度が少ない骨は，末節骨のほか，膝蓋骨，下顎骨がある。Acrometastasis の定義は明確ではなく，通常，手，足の phalanx（指節骨，趾節骨）への骨転移をいう。しかし，手根骨，足根骨など末梢部の骨転移を含めて報告されている。原発巣は肺癌もしくは肺転移患者に発生することが多いが，各種悪性腫瘍から転移する。原発巣に関して，肺癌[2,3]，腎細胞癌[4]，結腸癌[5]，尿管癌[6]，喉頭癌[7]，子宮体癌[8] などの報告がある。末節骨転移は予後不良を示唆する所見の一つである[1]。

初発症状は疼痛，腫脹，発赤であり，瘭疽と誤診されることが少なくない。疼痛，腫張，発赤を主訴に来院した，結腸癌からの右第 5 指中節骨転移を有する 60 歳代の女性患者を図 1 に示す。単純 X 線写真にて中節骨に骨破壊が認められ，同部は ^{67}Ga の強い集積増加を示している。

最近では ^{18}F-FDG PET/CT による報告がみられる[9,10]。注意すべき点は，手，足に何らかの症状を有する症例では，末節骨まで含めて全身撮影を行うことである。

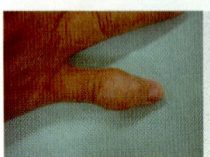

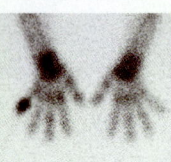

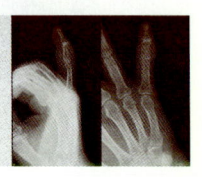

図 1

【文 献】

1) 小須田茂, 後閑武彦, 田村宏平, 他. 手の末節骨転移3症例の検討. 医療 1986; 40: 719-722.
2) Long LS, Brickner L, Helfend L, et al. Lung cancer presenting as acrometastasis to the finger: a case report. Case Rep Med 2010; 234289. Doi 10.1155/2010/234289.
3) Rinonapoli G, Caraffa A, Antenucci R. Lung cancer presenting as a metastasis to the carpal bone: a case report. J Med Case Rep 2012; 6: 384.
4) Choufani E, Diligent J, Galois L, et al. Metastatic renal cell carcinoma presenting as foot metastasis: case report and review of the literature. J Am Podiatr Med Assoc 2011; 101: 265-268.
5) Ellington JK, Kneisl JS. Acrometastasis to the foot: three cases reports with primary colon cancer. Foot Ankle Spec 2009; 2: 140-145.
6) Ryder JH, McGarry SV, Wang J. Calcaneal acrometastasis from urothelial carcinoma of the ureter: a case report and literature review. Clin Interv Aging 2013; 8: 395-399.
7) Kumar N, Bera A, Kumar R, et al. Squamous cell carcinoma of supraglottic larynx with metastasis to all five distal phalanges of left hand. Indian J Dermatol 2011; 56: 578-580.
8) Ornetti P, Favier L, Varbedian O, et al. Clinical Images: Digital acrometastasis revealing endometrial cancer relapse. Arthritis Rheum 2012; 64: 3167.
9) Bhandari T, Brown E. Acrometastasis and the potential benefits of early positron emission tomography scanning. Ann Plast Surg 2011; 67: 189-192.
10) Koyama M, Koizumi M. FDG-PET images of acrometastases. Clin Nucl Med 2014; 39: 298-300.

ちょっと試してみよう 18

放射性医薬品の放射線による分解について誤っているのはどれか。1つ選べ。

a. 核種の半減期が長いほど分解の程度が高い。
b. 比放射能が高いほど分解の程度が高い。
c. 放射線のエネルギーが高いほど分解の程度が高い。
d. 分解の程度は温度には依存しない。
e. 長く保存するほど分解が進行する。

腕だめし

18

正解 d

解説

放射線照射により高分子，放射性医薬品の鎖が切れて低分子量化する反応を分解または切断と呼ぶ。放射性医薬品，高分子の放射線による架橋，分解は化学構造，照射雰囲気，温度，粘度，線質などによって影響を受ける。

【参考文献】

＊日本放射線化学会編. 高分子中の放射線化学反応 概論. 日本放射線化学会. 学会出版センター, 東京, 2006, pp41-49.

症例 37_ 足底と親指

症例・主訴

症例 1：70 歳代の男性，症例 2：50 歳代の女性。
症例 1 は踵部に，症例 2 は拇指尖端部に，黒褐色のしこりを主訴に来院した。
症例 1 および症例 2 の全身ガリウム (^{67}Ga) シンチグラム（前面, 後面像）を示す。症例 2 では右手のスポット像（planar 像）を示す。

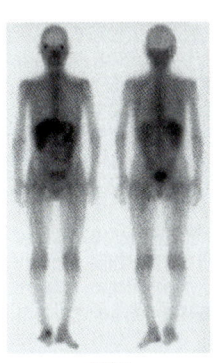

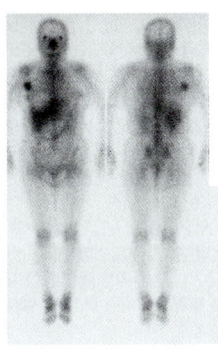

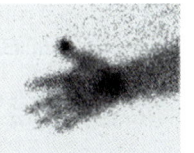

Q 診断は何か。

症例 1

症例 2

所見

症例 1 では，右足に異常集積増加を認める。後面像では異常集積部位は右足の足底部の踵であることがわかる。その他には，異常集積を認めない。

症例 2 では，右腋窩に異常集積増加を認める。右手のスポット像では第一指の末梢（先端部）に hot spot を認める。肝右葉に大きな集積低下部位を認める。

症例 37_ 足底と親指

鑑別診断
悪性黒色腫，皮膚癌（扁平上皮癌），皮膚原発悪性リンパ腫，皮膚転移

診断
悪性黒色腫（症例 1，症例 2）
症例 2：右腋窩リンパ節転移

討論

症例 1，症例 2 とも悪性黒色腫であった。症例 1 は足底部位の異常集積増加であり，^{67}Ga が比較的強く集積していることから，悪性黒色腫は鑑別診断の第一に挙げられる。症例 2 は，ガリウムシンチグラムから診断することは困難であるが，臨床症状を合わせて診断する。症例 2 は右第一指の末梢（先端部）に，黒子のような黒色の丘疹を主訴に皮膚科に受診していた。症例 2 の肝右葉の大きな集積低下は肝嚢胞が原因であった。悪性黒色腫はメラノサイト系の悪性腫瘍で黒褐色の皮疹として認められる。ときに，メラニン産生が低い無色素性黒色腫（amelanotic melanoma）が存在し，紅色調結節として認められるので注意を要する。悪性黒色腫は白人に発生頻度が高く，全悪性腫瘍死亡例の 1 ～ 2％を占めるが，わが国ではまれである（罹患率：白人 10 ～ 20，日本人 2/10 万人）。なお，悪性黒色腫は皮膚以外にも脈絡膜，結膜，口腔粘膜，会陰・膣粘膜，肛門・直腸，髄膜，などから 5％程度発生する[1]。悪性黒色腫は悪性度がきわめて高く，早期からリンパ節転移，皮膚転移（衛生結節），遠隔転移をきたすため，その病期診断が重要である。

悪性黒色腫の病期診断に ^{67}Ga シンチグラフィが有用であるとする報告[2, 3]とそれを否定する報告[4]，^{18}F-FDG PET/CT と ^{67}Ga SPECT とは相補的役割[5]があるとする報告がある。また，^{123}I-IMP が悪性黒色腫の診断に有用とする報告もある[6]。いずれにせよ，現在の悪性黒色腫病期診断の主流は ^{18}F-FDG PET/CT である。

早期の悪性黒色腫に対しては，センチネルリンパ節生検が行われる。^{18}F-FDG PET/CT が有用な症例は原発巣が 4mm 以上，または臨床的にリンパ節転移のある症例（high-risk melanoma）の病期診断である[7]。^{18}F-FDG PET は high-risk melanoma の 20％に治療方針の変更に寄与する。通常の画像診断と比較して，^{18}F-FDG PET は悪性黒色腫患者の 1/3 に治療方針を変更させる[8, 9]。悪性黒色腫の ^{18}F-FDG PET/CT 撮影方法については議論がある。四肢末梢部から発生していない悪性黒色腫については torso 像（両側下肢を省いた撮影）とし，全身スキャンを省くことを推奨している[10]。

^{67}Ga が強く集積する疾患には，サルコイドーシス（sarcoidosis），悪性リンパ腫（lymphoma），感染・急性炎症巣（infection），黒色腫（melanoma）をまず考える。頭文字から SLIM と覚えるとよい。これらの疾患は ^{18}F-FDG も強く集積することで共通している。

【文 献】

1) Hussein MR. Extracutaneous malignant melanomas. Cancer Invest 2008; 26: 516-534.
2) 小須田茂, 高木八重子, 久保敦司, 他. 悪性黒色腫における ^{67}Ga citrate 腫瘍シンチグラフィの臨床的検討. 核医学 1984; 21: 781-790.
3) Jackson FI, McPherson TA, Lentle BC. Gallium-67 scintigraphy in multisystem malignant melanoma. Radiology 1977; 122: 163-167.
4) Kagan R, Witt T, Bines S, et al. Gallium-67 scanning for malignant melanoma. Cancer 1988; 61: 272-274.
5) Kalff V, Hicks RJ, Ware RE, et al. Evaluation of high-risk melanoma: comparison of [^{18}F] FDG PET and high-dose ^{67}Ga SPET. Eur J Nucl Med Mol Imaging 2002; 29: 506-515.
6) Yoshimura M, Akata S, Saito K, et al. Characterization of an orbital melanoma and mucosa associated lymphoid tissue (MALT) lymphoma by dual phase N-isopropyl-p-I-123 iodoamphetamine. Clin Nucl Med 2007; 32: 638-639.
7) Tyler DS, Onaitis M, Kherani A, et al. Positron Emission Tomography scanning in malignant melanoma. Clinical utility in patients with stage III disease. Cancer 2000; 89: 1019-1025.
8) Mijnhout GS, Hoekstra OS, van Tulder MV, et al. Systematic review of the diagnostic accuracy of 18F-fluorodeoxyglucose positron emission tomography in melanoma patients. Cancer 2001; 91: 1530-1542.
9) Krug B, Crott R, Lonneux M, et al. Role of PET in the initial staging of cutaneous malignant melanoma: systemic review. Radiology 2008; 249: 836-844.
10) Lazaga FJ, Oz OK, Adams-Huet B, et al. Comparison of whole-body versus limited whole-body ^{18}F-FDG PET/CT scan in malignant cutaneous melanoma. Clin Nucl Med 2013; 38: 882-882.

ちょっと試してみよう⑲

診断用放射性医薬品の記述について誤っているのはどれか。1つ選べ。

a. 物理的半減期のため有効期間は一般医薬品に比べてきわめて短い。
b. 放射性化合物による薬理作用は通常無視できる。
c. 医薬品であるので、放射線分解を考える必要はない。
d. 要指示医薬品である。
e. 使用に際しては医療法の規制を受ける。

腕だめし

19

正解 a

解説

　放射性医薬品とは，診断，治療のために用いる放射性化合物のことをいう。放射性医薬品の投与量は非常に微量であるので，薬理効果はない。一定の臓器に選択的に集積し，臓器の生理機能を反映しているという医薬品としての性質をもっていなければならない。患者に投与するため，一般の医薬品と同じ質的管理が要求される。放射線分解は起きない。

　物理的半減期は ^{81m}Kr の 13 秒，^{99m}Tc の 6 時間，^{131}I の 8 日，^{89}Sr の 50 日などさまざまである。このように，放射性医薬品の有効期間がきわめて短いということはない。混乱しやすいのは有効期間と有効半減期である。最近は有効半減期とはいわず，実効半減期という。実効半減期 Teff，物理的半減期 Tp，生物的半減期 Tb の関係は，1/Teff = 1/Tp + 1/Tp である。

　放射性医薬品は要指示医薬品に含まれる。要指示医薬品とは，薬事法に基づいて，厚生労働大臣が指定する一群の医薬品で，医師の指導のもとに用いなければ適切な効果が発揮できないばかりか，危険を伴うおそれのあるものをいう。

　核医学施設での放射性医薬品の使用，運用に当たっては法的手続きの対象となる。放射性同位元素等による放射線障害の防止に関する法律・放射性同位元素等による放射線障害の防止に関する法律施行令，放射性同位元素等による放射線障害の防止に関する法律施行規則（障防法），医療法，医療法施行令，医療法施行規則（医療法），薬事法，薬事法施行令，薬事法施行規則（薬事法），労働安全衛生法，電離放射線障害防止規則（労衛法）の 4 つの法令がある。医療法に基づく手続きは大きく分けて 2 つである。装置の備付等に関する届出で各都道府県知事宛てとして所轄の保健所に届け出る。保険診療報酬の施設基準に関する届出で各都道府県社会保険事務所に届け出る。

症例 38_HIV/AIDS

症例・主訴

30歳代の男性。
患者は男性同性愛者で入退院を繰り返しており、HIV抗体陽性である。1か月前からの血痰を主訴に来院した。発熱はない。胸部X線写真と^{201}Tl静注後30分でのplanar像（頭部から鼠径部まで）を示す。

Q | 診断は何か。

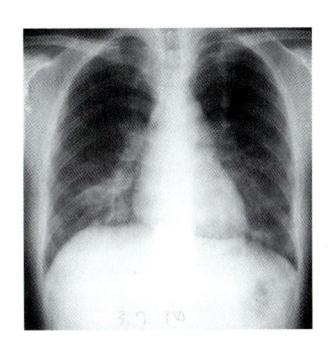

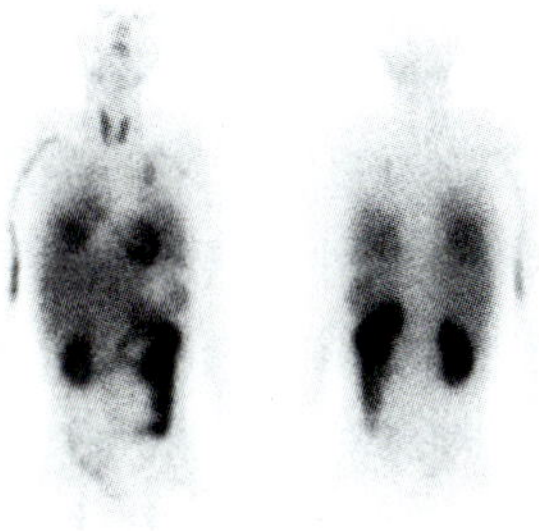

前面　　　後面

所見

胸部X線写真：両側肺門部から下肺野に向かう、血管気管支束に沿うように連続した腫瘤状の陰影を認める。右肺の所見がより顕著である。両側肺門部の腫大もみられる。胸水貯留を示唆する所見を認めない。

^{201}Tl（塩化タリウム）planar像：両側下肺野にびまん性の強い集積増加を認める。前面像では右肺門部と両側上葉縦隔側に異常集積増加を認める。甲状腺、心筋、肝、脾、腎、腸管および静注した右上肢の静脈壁への集積は非特異的集積増加と思われる。

症例 38_HIV/AIDS

鑑別診断: カポジ肉腫，両側の肺癌，悪性リンパ腫

診断: カポジ肉腫（Kaposi's sarcoma）

討論

カポジ肉腫は血管内皮由来で，通常は皮膚カポジ肉腫に続発する。カポジ肉腫は human herpes virus type 8 (HHV8) との関連がある[1]。頭頸部領域が初発することが多い。本症例も頭頸部領域が初発であった（図1）。AIDS 患者の 15％に合併するとされる。男性同性愛者に多いことでも知られる（男女比は 50：1）。肺病変はカポジ肉腫全体の 20％で初発のこともあるが，通常は続発病変である。転移とするよりも異時性多発病巣と考えられている。肺内病巣の生検は血流が豊富のため大出血の危険性から禁忌とされる。このため，正確な診断が必要である。

肺病変は peribronchial dissemination，すなわち血管気管支束に沿うように病巣が進展するのが特徴的である[2]。本症例の造影胸部 CT を図2に示す。核医学検査ではガリウム（^{67}Ga）シンチグラフィで集積を示さず，タリウム（^{201}Tl）シンチグラフィで強い集積増加を示す（^{67}Ga-negative, ^{201}Tl-positive）[3-6]。^{67}Ga-positive, ^{201}Tl-positive を示す場合は悪性リンパ腫である。ニューモシスチス肺炎などの感染症も ^{67}Ga-positive, ^{201}Tl-positive パターンを呈することがあるが，一般に感染症では ^{201}Tl シンチグラフィ 3 時間像で集積低下を示す[7-9]。

本症例の剖検時の肺マクロ標本を図3に示す。気管支内に出血が認められ，カポジ肉腫は血管由来の腫瘍で出血しやすいことがわかる。

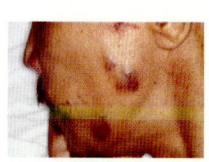

図 1 左側頬部の皮膚に多発する紫紅色の血管腫様病巣
口腔内にも同様の血管腫様腫瘍が認められた。

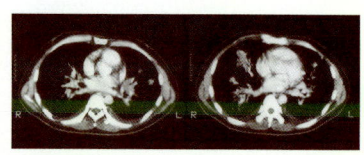

図 2 造影胸部 CT
両側肺門部から末梢に扇状に，血管気管支束に沿うように病巣が進展している。造影剤投与によって不均一に強く増強効果を示している。

症例 38_HIV/AIDS

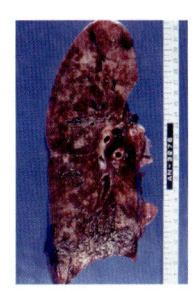

図3 肺マクロ標本
気管支内に充満する血液が認められる（下葉支）。その他，下葉を首座として紫紅色の病巣が広範囲に広がっている。

表1 カポジ肉腫 Kaposi's sarcoma

- 血管内皮由来で，通常は皮膚カポジ肉腫に続発する。
- AIDS 患者の 15％に合併。
- 男性同性愛者に多く，男女比は 50：1。
- 肺病変はカポジ肉腫全体の 20％。
- 肺病変は peribronchial dissemination が特徴的。
- 核医学：ガリウム negative，タリウム positive

【文 献】
1) 本田美和子．HIV/AIDS 感染症の現状と展望．日本耳鼻咽喉科学会会報 2012; 115: 759-766.
2) Davis SD, Henschke CI, Chamides BK, et al. Intrathoracic Kaposi sarcoma in AIDS patients: Radiographic-pathologic correlation. Radiology 1987; 163: 495-500.
3) 小須田茂，鈴木謙三，根岸昌功．AIDS の画像診断 RI 診断の有用性．画像診断 1993; 13: 654-662.
4) Getz JM, Bekerman C. Diagnostic significance of Tl-201-Ga-67 discordant pattern of biodistribution in AIDS. Clin Nucl Med 1994; 19: 1117-1118.
5) Abdel-Dayem HM. Nuclear medicine applications in immunosuppressed patients, "AIDS". Ann Nucl Med 1996; 10: 369-373.
6) Del val Gomez MA, Castro Beiras JM, Gallardo FG, et al. Thallium and gallium scintigraphy in pulmonary Kaposi's sarcoma in an HIV-positive patients. Clin Nucl Med 1994; 19: 467-468.
7) Abdel-Dayem HM, Di Fabrizio L, Kowalsky W, et al. Diffuse thallium lung uptake in Pneumocystis carinii pneumonia. Clin Nucl Med 1994; 19: 287-291.
8) Turoglu HT, Akisik MF, Naddaf SY, et al. Tumor and infection localization in AIDS patients: Ga-67 and Tl-201 findings. Clin Nucl Med 1998; 23: 446-459.
9) Lee VW, Fuller JD, O'Brien MJ, et al. Pulmonary Kaposi sarcoma in patients with AIDS: scintigraphic diagnosis with sequential thallium and gallium scanning. Radiology 1991; 180: 409-412.

ちょっと試してみよう 20

^{131}I-adosterol を用いる副腎皮質シンチグラフィについて，誤っているのはどれか。1つ選べ。

a．静脈注射してから 24 時間後に検査を行う。
b．静注前から甲状腺ブロックのため無機ヨード剤を経口投与する。
c．正常副腎に軽度集積し，肝臓や腸管にも生理的集積・排泄を認める。
d．アルドステロン産生腫瘍を疑う時にはデキサメサゾン負荷下で検査する。
e．下垂体の ACTH 産生腫瘍では両側副腎の集積が亢進する。

腕だめし

20

正解 a

解説

初歩的問題である。静注してから7日後に検査を行う。^{131}I-adosterol は緩徐に副腎皮質腺腫内に取り込まれるため，画像化するには1週間要することを知っておく。^{131}I-MIBG に代わって ^{123}I-MIBG が用いられつつあるが，副腎皮質シンチグラフィでは ^{131}I-adosterol を ^{123}I-adosterol に代えることはできない。^{123}I の物理学的半減期は13時間のため，副腎皮質シンチグラフィには短すぎる。デキサメサゾン負荷試験は原発性アルドステロン症が疑われ，腺腫と過形成の鑑別に用いられる。デキサメサゾン負荷試験は Cushing 症候群を有する患者には用いられない。

【参考文献】
* 中條政敬．副腎皮質シンチグラフィ．利波紀久, 久保敦司編．最新臨床核医学 改訂第3版．金原出版，東京，1999，pp373-382.
* 阪原晴海．泌尿器：副腎．西谷弘，遠藤啓吾，編．標準放射線 第7版．医学書院，東京，2011，pp491-496.
* 宇都宮啓太．内分泌核医学．楢林勇，杉村和朗監修，小須田茂編．放射線医学 核医学・PET・SPECT．金芳堂，京都，2012，pp46-54.

症例 39_ 下腿浮腫

症例・主訴

70歳代の女性。主訴：右下腿の皮疹。

現病歴：15年前，子宮頸癌Ⅲb（扁平上皮癌）の診断で放射線治療（外照射50.4Gy，RALS（Co-60），A点R：33.0Gy，L：34.7Gy）を受けた。3年後から両側下腿に浮腫が出現し，6年前から右側の浮腫が増悪している。9か月前から右下腿内側に2〜3cmの皮疹を自覚し，1か月前から拡大している。疼痛，発熱はない。

右下腿の写真と ^{18}F-FDG PET/CT（皮疹部の水平断像）を示す。

Q 診断は何か。

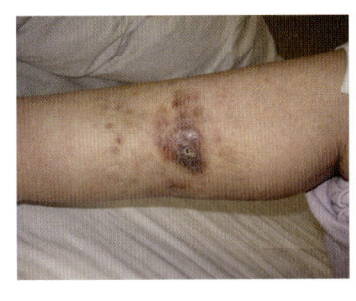

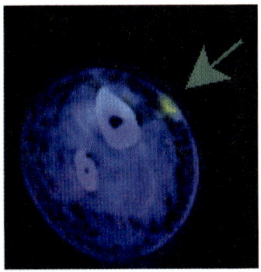

所見

右下腿の写真では右下腿に浮腫を認める。下腿内側には紫紅色の丘疹を認め，周囲に小さな衛星丘疹が広がっている。

^{18}**F-FDG PET/CT**

右下腿の皮下に ^{18}F-FDG の異常集積増加を認める（→）。紫紅色の丘疹に一致している。

症例 39_ 下腿浮腫

鑑別診断: 皮膚癌（扁平上皮癌），皮膚転移，血管肉腫

診断: Stewart-Treves 症候群

討論

　生検の結果，血管肉腫であった（図1）。Stewart-Treves 症候群は 1948 年に Stewart と Treves が乳房切断術後のリンパ浮腫が持続する上肢に生じたリンパ管肉腫として報告したのが最初である。その後，血管肉腫合併が多いことが報告され，これまでに 250 例以上が報告されている。わが国では 90 例ほどが報告され，手術から発症まで平均 11 年，平均生存期間は 11 か月である。放射線治療後の 3 年生存率は 15％である。

　Stewart-Treves 症候群では，慢性間質性浮腫に加え，皮膚の肥厚，皮下の線維化，脂肪沈着の増加がみられ，慢性炎症によって皮膚血管肉腫，リンパ管肉腫が発生する。予後は不良であるが，早期発見，早期治療が予後を改善する[1,2]。

　^{18}F-FDG PET/CT は血管肉腫の早期検出と転移巣の把握に有用である。血管肉腫は手術後，再発，転移の頻度が高い。手術による瘢痕化のため，通常の画像診断では診断が困難である再発・転移巣の検出にも ^{18}F-FDG PET/CT は有用である[3]。

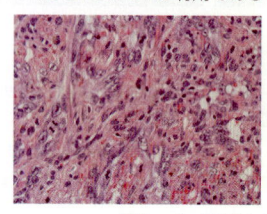

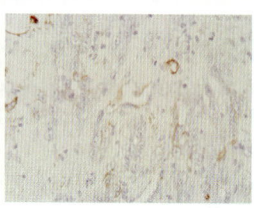

図1　H・E 染色と CD34 染色（40 ×）

【文 献】

1) Lee JH, Jeong YJ, Oh DY, et al. Clinical experience of stewart-treves syndrome in the lower leg. Arch Plast Surg 2013; 40: 275-277.
2) Jensen MR, Friberg L, Karismark T, et al. ^{18}F-FDG PET/CT in a rare case of Steward-Treves syndrome: future implication and diagnostic considerations. Lymphat Res Biol 2011; 9: 61-64.
3) Sharma, Singh H, Singhal A, et al. Detection of recurrent cutaneous angiosarcoma of lower extremity with ^{18}f-fluorodeoxyglucose positron emission tomography-computed tomography: report of three cases. Indian J Dermatol 2013; 58: 242.

症例 40_ 下肢浮腫

症例・主訴

60歳代の女性。
12年前，子宮頸癌に対して，子宮全摘術，骨盤内リンパ節廓清術を受けた後，全骨盤部へ放射線治療を受けた。術後数か月から下肢のむくみを自覚するようになった。徐々に，右下肢のむくみが増悪してきたが放置していた。^{99m}Tc-phytate（フチン酸）を両側足背趾間皮下に投与後3時間の全身シンチグラム（前面，後面像）を示す。

Q 診断は何か。

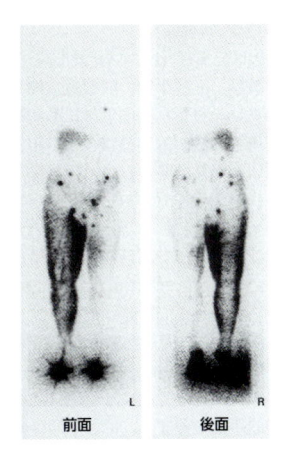

前面　後面

所見

^{99m}Tc-phytate投与による下肢リンパシンチグラフィである。右鼠径部リンパ節は描出されているが，右下肢のリンパ流のうっ滞が著しく，右鼠径部から右足関節までの皮下，皮膚にトレーサの異常集積増加を認める（皮膚逆流現象）。とくに，大腿内側にトレーサの集積が著しい。左側下肢のリンパ流も軽度障害されている。両側鼠径部リンパ節の描出は非対称である。SPECT像が施行されていないため，局在が明らかでないが，骨盤内リンパ節としては位置が合わない。腹壁を介した側副路が認められることから前腹壁内のリンパ節の可能性が高い。側復路は胸管を介し，左静脈角と思われる部位（hot spot）に流入している。肝の描出は主に左静脈角から静脈内に流入した^{99m}Tc-phytateが肝に集積したものと思われる。

症例 40_下肢浮腫

鑑別診断
手術操作によるリンパ管閉塞，糸状虫症（フィラリア症）

診断
骨盤部リンパ節廓清，骨盤部放射線治療による鼠径リンパ節から末梢リンパ流途絶とそれに伴う両下肢リンパ浮腫（右側に強い）

討論

リンパシンチグラフィは非侵襲的で，生理的リンパ流を評価できる簡便な検査としてリンパ浮腫の診断に用いられてきた[1,2]。繰り返し検査が容易であるため，リンパ管静脈吻合術前後のリンパ流の評価にも有用である[3,4]。

リンパ浮腫の原因は先天性（リンパ管低形成，など）と後天性（感染，炎症，外傷，悪性腫瘍，外科手術，放射線治療）があるが，発生頻度は圧倒的に後者が多い。リンパ節廓清後に放射線治療を行うとリンパ浮腫はほぼ必発である。放射線治療によってリンパ管と周囲組織に線維化が生じリンパ管が閉塞する。リンパ浮腫の早期ではリンパ流の速度低下・遅延，リンパ管の蛇行がみられ，さらにリンパ流途絶と側副路の発達がみられる。進行期になると，リンパ液の静脈への逆流，さらに進行するとリンパ液がリンパ管を逆流して患肢四肢全体の皮膚リンパ浮腫（cutaneous flare, dermal backflow, 皮膚逆流現象）となる。本症例の両側下肢，とくに右側が皮膚リンパ浮腫に相当する[5,6]。糸状虫症では，陰嚢，陰茎への異常集積増加が特徴的所見である[7]。

最近では，indocyanine green（ICG）を用いた蛍光リンパ管造影の有用性が報告されている。しかし，深部リンパ管の描出は困難で，その検出には外科的手技を要する。ICGはリンパ管内の移行速度が速く，リンパ節にはほとんど保持されない[8,9]。ガドリニウム製剤を用いたMRリンパ管造影の有用性も報告されている。MRリンパ管造影はリンパ管の描出に優れているが，検査時間が長いことと，ガドリニウム製剤はICGと同様，コロイド製剤ではないためリンパ管内の移行速度が速く，リンパ節にはほとんど保持されないことが難点である[10]。

【文 献】

1) Browse NL. The diagnosis and management of primary lymphedema. J Vasc Surg 1986; 3: 181-184.
2) Sundaram PS, Subramanyan P. Lymphoscintigraphy in the evaluation of limb edema. Clin Nucl Med 2013; 38: 891-903.
3) Slavin SA, Van den Abbeele AD, Losken A, et al. Return of lymphatic function after flap transfer for acute lymphedema. Ann Surg 1999; 229: 421-427.
4) Kim YB, Hwang JH, Kim TW, et al. Would complex decongestive therapy reveal long term effect and lymphoscintigraphy predict the outcome of lower-limb lymphedema related to gynecologic cancer treatment? Gynecol Oncol 2012; 127: 638-642.
5) Infante JR, Garcia L, Laguna P, et al. Lymphoscintigraphy for differential diagnosis of peripheral edema: diagnostic yield of different scintigraphic pattern. Rev Esp Med Nucl Imagen Mol 2012; 31: 237-242.
6) 松原忍, 前川二郎. リンパ浮腫の病態と治療. 日医雑誌 2013; 142: 1985-1988.
7) Subramanyam P, Palaniswamy SS. Lymphoscintigraphy in unilateral lower limb and scrotal lymphedema caused by filariasis. Am J Trop Med Hyg 2012; 87: 963-964.
8) Akita S, Mitsukawa N, Kazama T, et al. Comparison of lymphoscintigraphy and indocyanine green lymphography for the diagnosis of extremity lymphedema. J Plast Reconstr Aesthet Surg 2013; 66: 792-798.
9) Mihara M, Hara H, Araki J, et al. Indocyanine green (ICG) lymphography is superior to lymphoscintigraphy for diagnostic imaging of early lymphedema of the upper limbs. PLoS One 2012; 7: e38182.
10) Notohamiprodjo M, Weiss M, Baumeister RG, et al. MR lymphangiography at 3.0 T: correlation with lymphoscintigraphy. Radiology 2012; 264: 78-87.

ちょっと試してみよう 21

40歳代の女性。腹部のCT検査で偶然右副腎腫瘍を指摘された。^{131}I-アドステロールシンチグラム後像を示す。

考えられる副腎疾患はどれか。1つ選べ。

a. 褐色細胞腫
b. 皮質腺腫
c. 転移性腫瘍
d. 血管筋脂肪腫
e. 過形成

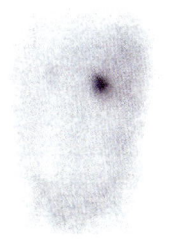

腕だめし

21

正解 b

解説

　基礎的問題である。原発性アルドステロン症では，健側は軽度描出される。Cushing 症候群では，健側は描出されない。過形成では，両側が比較的明瞭に描出される。本症例は潜在性原発性アルドステロン症 (subclinical aldosteronism) と思われる。

【参考文献】

*宇都宮啓太. 内分泌核医学. 楢林勇, 杉村和朗監修, 小須田茂編. 放射線医学 核医学・PET・SPECT. 金芳堂, 京都, 2012, pp46-54.

症例 41_ 発熱と体重減少

症例・主訴
40 歳代の男性。
3 か月前から微熱と体重減少を自覚していた。近医受診し、鉄欠乏性貧血と診断され、鉄剤の投与を受けていたが改善がみられなかった。精査目的で当院に紹介された。血液所見：Hb 8.0 g/dl、CRP 12.6 mg/dl、Ca 13.3 mg/dl。^{18}F-FDG PET MIP 像および ^{18}F-FDG PET/CT（上腹部冠状断像）を示す。

Q 診断は何か。

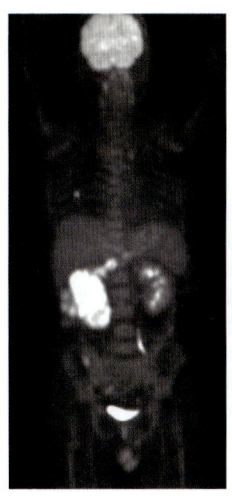

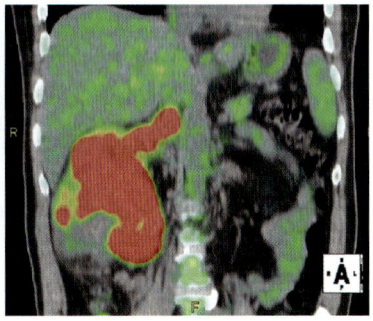

所見

右腎を大きく占拠する大きな腫瘤性病巣に ^{18}F-FDG の強い集積増加を認める。その強い集積に連続して、肝下縁から下大静脈方向へ伸びる棒状の集積増加を認めることができる。^{18}F-FDG PET MIP 像で、両側下肺野に小さな hot spots を認める。骨髄全体と脾の ^{18}F-FDG 集積が高い。

腎、尿管、膀胱、脳、頸部（鼻咽腔）に集積増加が認められるが、非特異的集積増加と思われる。

症例 41_ 発熱と体重減少

鑑別診断

腎細胞癌，腎原発悪性リンパ腫，血管筋脂肪腫

診断

腎細胞癌（clear cell renal cell carcinoma）右腎静脈浸潤，多発肺転移，T3bN0M1
原発巣の大きさ 14cm，腫瘍内部に壊死，出血を伴う。

討論

^{18}F-FDG PET/CT は腎細胞癌の診断に広く用いられていない。^{18}F-FDG の多くが腎から尿中に排泄されるため，異常集積増加と非特異的集積増加の鑑別が難しくなることが大きな要因である[1]。原発巣の集積は低いことが多いが，最近の報告では，腎細胞癌における ^{18}F-FDG PET/CT の有用性に関する報告がみられる。病期診断[2,3]，再発診断[4]，予後[5] に関する報告で，SUV 10 以上は予後不良である。

本症例は ^{18}F-FDG PET/CT によって腎静脈浸潤，下大静脈浸潤が明瞭に描出された。しかし，横隔膜上の大静脈浸潤はなく，原発巣が Gerota 筋膜を越えて浸潤する所見を認めなかった。したがって，T3b と診断される（**図 1a，1b，表 1**）。また，多発肺転移を認めたため M1 となる（**図 2**）。本症例の SUVmax は早期像で 14.3，後期像で 16.8 であったことから，本症例の予後は不良と思われる。骨髄全体の ^{18}F-FDG 集積が高い。慢性貧血によって生じた骨髄機能亢進による糖代謝増加と思われる。

腎癌の 75％は clear cell renal cell carcinoma であり，1/4 は進行癌もしくは遠隔転移例である。その他の組織型の腎細胞癌（**表 2**）に関する報告は少ないが，集合管癌[6,7]，乳頭状腎細胞癌[8] では ^{18}F-FDG が強く集積し，嫌色素性腎細胞癌では ^{18}F-FDG の集積がみられない[8]。血管筋脂肪腫では ^{18}F-FDG の集積を認めない[8,9]。

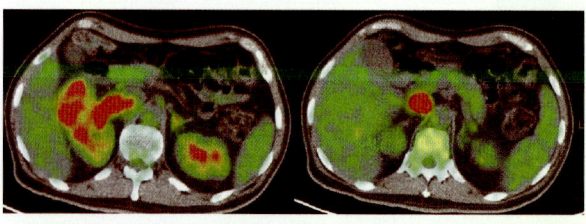

肝下縁を通る FDG PET/CT 水平断像　　胆嚢，腎上極を通る FDG PET/CT 水平断像

図 1

症例 41_ 発熱と体重減少

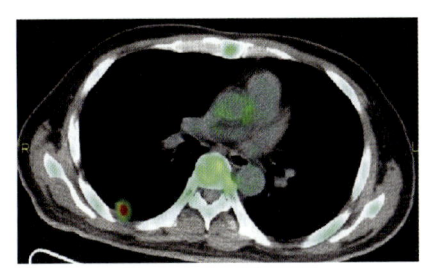

図2 肺門部を通るFDG PET/CT水平断像

表1 UICCによるT分類（2009）

TX：原発腫瘍の評価が不可能
T0：原発腫瘍を認めない。
T1：最大径が7cm以下で，腎に限局する腫瘍
　　T1a：最大径が4cm以下
　　T1b：最大径が4cmをこえるが7cm以下
T2：最大径が7cmをこえ，腎に限局する腫瘍
　　T2a：最大径が7cmをこえるが10cm以下
　　T2b：最大径が10cmをこえ，腎に限局する腫瘍
T3：主静脈または腎周囲組織に進展するが，同側の副腎への進展がなくGerota筋膜を越えない腫瘍
　　T3a：肉眼的に腎静脈，その他区域静脈に進展する腫瘍，または腎周囲および／または腎洞（腎盂周囲）脂肪組織に浸潤するが，Gerota筋膜をこえない腫瘍
　　T3b：肉眼的に横隔膜下の大静脈内に進展する腫瘍
　　T3c：肉眼的に横隔膜上の大静脈内に進展，または大静脈壁に浸潤する腫瘍
T4：Gerota筋膜をこえて浸潤する腫瘍（同側副腎への連続的浸潤を含む）

表2 腎実質の上皮性悪性腫瘍

a.	Clear cell renal cell carcinoma	淡明細胞型腎細胞癌
b.	Multilocular clear cell renal cell carcinoma	多房嚢胞性腎細胞癌
c.	Papillary renal cell carcinoma	乳頭状腎細胞癌
d.	Chromophobe renal cell carcinoma	嫌色素性腎細胞癌
e.	Carcinoma of the collecting ducts of Bellini	集合管癌（Bellini管癌）
f.	Renal medullary carcinoma	腎髄質癌
g.	Xp11.2 translocation carcinomas	Xp11.2転座型腎細胞癌
h.	Carcinoma associated with neuroblastoma	神経芽腫随伴腎細胞癌
i.	Mucinous tubular and spindle cell carcinoma	粘液管状紡錘細胞癌
j.	Renal cell carcinoma, unclassified	腎細胞癌，分類不能型

症例 41_ 発熱と体重減少

【文 献】

1) Kang DE, White RL Jr., Zuger JH, et al. Clinical use of fluorodeoxyglucose F 18 positron emission tomography for detection of renal cell carcinoma. J Urol 2004; 171: 1806-1809.
2) Nakhoda Z, Torigian DA, Saboury B, et al. Assessment of the diagnostic performance of ^{18}F-FDG-PET/CT for detection and characterization of solid renal malignancies. Hell J Nucl Med 2013; 16: 19-24.
3) Aurangabadkar H, Ali Z. Unusual metastatic sites from renal cell carcinoma detected by ^{18}F-FDG PET/CT scan. Clin Nucl Med 2013; 38: 471-473.
4) Bertagna F, Motta F, Bertoli M, et al. Role of F18-FDG PET/CT inrestaging patients affected by renal carcinoma. Nucl Med Rev Cent East Eur 2013; 16: 3-8.
5) Ferda J, Ferdova E, Hora M, et al. ^{18}F-FDG PET/CT in potentially advanced renal cell carcinoma: a role in treatment decisions and prognosis estimation. Anticancer Res 2013; 33: 2665-2672.
6) Bertagna F, Fisogni S, Tardanico R, et al. ^{18}F-FDG PET/CT in a patient affected by renal collectiong duct (Bellini) carcinoma. Clin Nucl Med 2012; 37: 986-988.
7) Marx K, Bauer J, Guillou L, et al. Bellini duct carcinoma: visualization on F-18 FDG PET/CT. Clin Nucl Med 2009; 34: 541-542.
8) Ho CL, Chen S, Ho KM, et al. Dual-tracer PET/CT in renal angiomyolipoma and subtypes of renal cell carcinoma. Clin Nucl Med 2012; 37: 1075-1082.
9) Lin CY, Chen HY, Ding HJ, et al. FDG PET or PET/CT in evaluation of renal angiomyolipoma. Korean J Radiol 2013; 14: 337-342.

症例 42_ 呼吸困難

症例・主訴

40 歳代の女性。
6 か月前,呼吸苦を主訴に他院に入院し,加療を受けたという。他院で施行した ^{99m}Tc-MAA 肺血流シンチグラムのデータを持参して来院した。現在,症状は改善しているという。持参した肺血流シンチグラム,planar 像(前面,後面像)と SPECT(水平断像)を示す。

Q 診断は何か。

肺血流シンチグラフィ(planar 像)

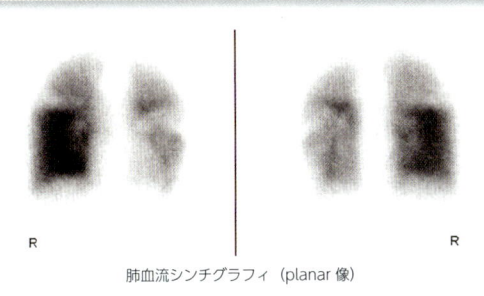

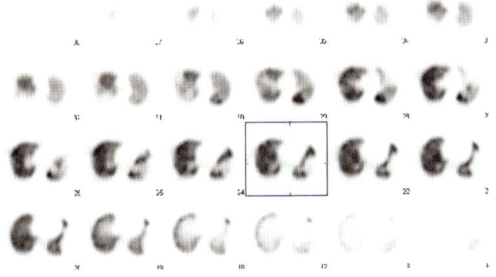

肺血流 SPECT

所見

^{99m}Tc-MAA 肺血流シンチグラム

planar 像にて,両側上葉に楔状の欠損像を認める。Peripheral stripe sign を認めない。左肺全体の集積が低下している。SPECT 水平断像にて両側肺に多発欠損像を認める。左肺舌区はほぼ完全欠損である。その他,区域性,亜区域性の多発欠損像を認める。SPECT 像においても peripheral stripe sign を認めない。

症例 42_ 呼吸困難

鑑別診断　多発肺血栓塞栓症，COPD，間質性肺炎，多発肺転移，多発肺動静脈瘻

診断　多発肺血栓塞栓症

討論
　平易な問題である。多発する楔状の欠損像で，peripheral stripe sign がない。したがって，COPD，間質性肺炎は否定的である。Focal defect を認めないことから，多発肺転移も否定される。腎の描出がなく，多発肺動静脈瘻も否定される。

　Peripheral stripe sign は stripe sign（ストライプサイン）ともいう。肺末梢，胸膜下にみられる帯状，円弧状の集積をいう。Ptripe sign が認められること，すなわち stripe sign 陽性は COPD，喫煙者，虚脱肺，急性肺血栓塞栓症の溶解期に認められ，肺血栓塞栓症では認められない。Ptripe sign は当初，planar 像の所見として報告されたが，SPECT 像のほうがより明瞭な，確実な所見となる[1-9]。

　本症例は血栓溶解療法（rt-PA，モンテプラーゼ）にて所見は改善した。治療後 6 か月の肺血流シンチグラム，planar 像（前面，後面像）と SPECT（水平断像）を示す。planar 像では正常像として描出されているが，SPECT 像では右肺上葉 S2，左肺下葉 S8 に依然欠損像を認めることができる。

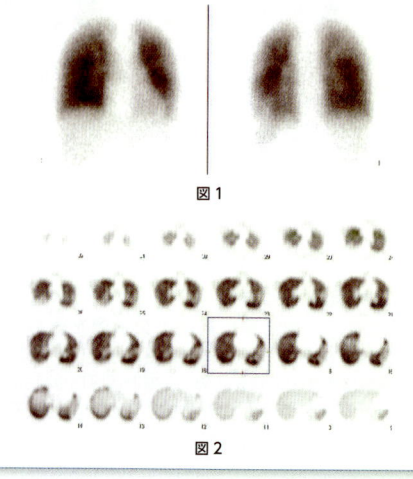

図 1

図 2

【文献】

1) 日本核医学会分科会 呼吸器核医学研究会編. 呼吸器核医学診断（診療）ガイドライン. 海川企画, 東京, 2008, pp32-33.
2) Sostman HD, Gottschalk A. Prospective validation of the stripe sign in ventilation-perfusion scintigraphy. Radiology 1992; 184: 455-459
3) Stein PD, Gottschalk A. Review of criteria appropriate for a very low probability of pulmonary embolism on ventilation-perfusion lung scan: a position paper. RadioGraphics 2000; 20: 99-105.
4) Gottschalk A, Stein PD, Sostman HD, et al. Very low probability interpretation of V/Q lung scans in combination with low probability objective clinical assessment reliably excludes pulmonary embolism: data from PIOPED II. J Nucl Med 2007; 48: 1411-1415.
5) Suga K, Kume N, Matsunaga N, et al. Relative preservation of peripheral lung function in smoking related pulmonary emphysema: assessment with ^{99m}Tc-MAA perfusion and dynamic ^{133}Xe SPET. Eur J Nucl Med 200; 27: 800-806.
6) Pace WM, Goris ML. Pulmonary SPECT and the stripe sign. J Nucl Med 1998; 39: 721-723.
7) Magnussen JS, Chicco P, Mackey DW, Murray IP, van der Wall H. Simulation of the stripe sign in a scintigraphic model of the lungs. Nucl Med Commun 1997; 18: 648-654.
8) Feldman DR, Schabel SI. Pseudostripe sign in lobar collapse. J Nucl Med 1996; 37: 1682-1683.
9) Watanabe N, Oriuchi N, Suzuki H, et al. A "changing stripe sign" in serial pulmonary perfusion imaging. Clin Nucl Med 1996; 21: 111-114.

ちょっと試してみよう 22

70歳代の女性。健診で高血圧を指摘され来院した。造影CT（下図）を施行したところ右腎上部に結節が認められたため，精査を目的にある放射性医薬品を用いたシンチグラフィ（下図）が行われた。
誤っているのはどれか。1つ選べ。

a. このシンチグラフィはRIを18.5～37 MBqを静脈投与して7日後以降に撮像される。
b. 腸管（大腸）が淡く描画されているのはRIが糞便中に排泄されるためである。
c. 集積機序は腫瘍がRIをアドレナリンの生理的アナログとして取り込むことにある。
d. 飲酒に強い反応を示す者に投与すると血管迷走神経反射系の副作用が現れやすい。
e. このシンチグラムと造影CTの所見から判断すると右副腎腺腫が最も疑われる。

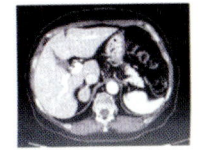

腕だめし

22

正解 c

解説

原発性アルドステロン症に関する問題である。^{131}I-Adosterol はコレステロールの生理的アナログとして取り込む。ノルアドレナリンの生理的アナログは MIBG である。^{131}I-Adosterol のキット内にはエタノールが含有している。アルコール（お酒）に弱い人は 30 秒以上かけてゆっくり静注する。一過性の顔面紅潮などがみられることがある。^{131}I-Adosterol は静注後 3〜4 日で，尿中，糞便に排泄される。一部は肝臓に取り込まれた後，エステル結合，胆汁酸へ合成され胆道系から腸管へ排泄される。

【参考文献】

* 阪原晴海．泌尿器：副腎．西谷弘，遠藤啓吾編．標準放射線 第7版．医学書院，東京，2011，pp491-496.
* 宇都宮啓太．内分泌核医学．楢林勇，杉村和朗監修，小須田茂編．放射線医学 核医学・PET・SPECT．金芳堂，京都，2012，pp46-54.

症例 43_頭痛

症例・主訴 60 歳代の男性。
頭痛，健忘症を主訴に来院した。頭部 MRI T1 強調像，FLAIR 画像，造影 T1 強調像（大脳基底核を通る水平断像）および ^{201}Tl 脳 SPECT，^{67}Ga 脳 SPECT（いずれも水平断像）を示す。

Q 診断は何か。

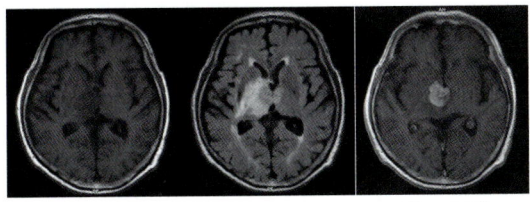

T1 強調像　　　FLAIR 像　　　造影 T1 強調像

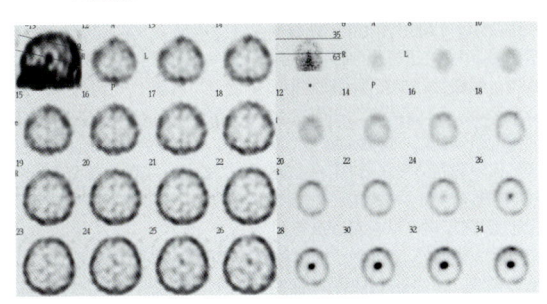

^{201}Tl 脳 SPECT　　　^{67}Ga 脳 SPECT

所見

脳 MRI：右視床を首座に，第三脳室に跨って左側視床に及ぶ腫瘤性病変を認める。腫瘤性病変は T1 強調像では低信号を示している。FLAIR 像では高信号を示し，その周囲にはさらに高信号領域が右視床，内包全体および淡蒼球に広がっている。造影 T1 強調像では，腫瘤性病変の全体にほぼ均一な強い増強効果を認める。

脳 SPECT：^{201}Tl 脳 SPECT では，集積程度は低く小さな hot spot を脳正中部に認める。^{67}Ga 脳 SPECT では，同部に強い異常集積増加が明らかである。SPECT/CT が施行されていないが，MRI の腫瘤病巣に一致していると思われる。

症例 43_ 頭痛

鑑別診断　中枢神経原発リンパ腫，胚腫，脳転移，膠芽腫

診断　中枢神経系原発リンパ腫（primary central nervous system lymphoma, primary CNS lymphoma）

討論

　第三脳室に跨って両側視床に広がる腫瘤性病変が認められる。上衣下に接していること，均一な強い増強効果を示していることから神経膠腫は考えにくい。^{201}Tl 脳 SPECT で集積程度は低く，^{67}Ga 脳 SPECT では集積が非常に高い（^{201}Tl ＜ ^{67}Ga）場合は，悪性リンパ腫または germinoma である可能性が高い。^{201}Tl 脳 SPECT と ^{67}Ga 脳 SPECT をほぼ同時期に施行した場合，^{201}Tl 集積よりも ^{67}Ga 集積のほうが高かった脳腫瘍は primary CNS lymphoma と germinoa のみであった（健常脳と病巣部のカウント比は，CNS lymphoma: ^{201}Tl 2.95 vs. ^{67}Ga 5.12, germinoma: ^{201}Tl 3.03 vs. ^{67}Ga 4.10）[1]。

　Primary CNS lymphoma は原発性脳腫瘍の 3％である。免疫正常者の primary CNS lymphoma は 50 〜 60 歳代に多い。1/3 は多発性で，組織はびまん性大細胞型 B 細胞リンパ腫である。CT で高吸収域を示し，T2 強調像で白質に比べて高信号であるが，周囲浮腫より低信号を示す。均一な強い増強効果を示す。上衣下あるいはクモ膜・軟膜に広い範囲に接するもしくは浸潤している。拡散強調像で灰白質より高信号を示す。脈絡叢への浸潤が比較的多い。出血は少なく，石灰化を認めないなどの特徴がある[2]。

　Primary CNS lymphoma は免疫不全患者に多発し，HIV/AIDS，臓器移植後，Wiskott-Aldrich 症候群，Sjögren 症候群の各患者に発生する。しばしば不均一，あるいはリング状の造影効果を認める。HIV/AIDS 患者では primary CNS lymphoma の腫瘍内に出血，壊死を認める[2]。

　胚腫（gernimoma）は 10 〜 25 歳に好発し，原発性脳腫瘍の 3％を占める。松果体部および鞍上部が好発部位であるが，その他に大脳基底核と視床に 5 〜 10％あり，まれな部位として第三脳室，鞍内，延髄，脊髄内，大脳半球がある。合併する疾患には，Klinfelter 症候群，Down 症候群，神経線維腫症 I 型がある。血清胎盤アルカリフォスファターゼ，HCG の高値を認めることがある。細胞密度が高く，核 / 細胞比が高いため，T2 強調像で皮質と比べて低信号，等信号を示す。拡散係数が低下しているため拡散強調像で高信号を示す。均一な造影効果を認める[3]。

症例 43_ 頭痛

> Primary CNS lymphoma, germinoma はいずれも ^{18}F-FDG の強い取り込みを示す[4, 6]。Primary CNS lymphoma の治療効果判定にも ^{18}F-FDG PET は用いられる[4, 5]。

【文 献】

1) Kosuda S, Kusano K, Ishihara S, et al. Combined ^{201}Tl and ^{67}Ga brain SPECT in patients with suspected central nervous system lymphoma or germinoma: Clinical and economic value. Ann Nucl Med 2003; 17: 359-367.
2) 柳下章. 神経内科疾患の画像診断. 秀潤社, 東京, 2011, pp560-582.
3) 柳下章, 林雅晴. 症例から学ぶ神経疾患の画像と病理. 医学書院, 東京, 2008, pp23-24.
4) Mohile NA, Deangelis LM, Abrey LE. Utility of brain FDG-PET in primary CNS lymphoma. Clin adv. Hematol. oncol 2008; 6: 818-820.
5) Maza S, Buchert R, Brenner W, et al. Brain and whole-body FDG-PET in diagnosis, treatment monitoring and long-term follow-up of primary CNS lymphoma. RADIOL. ONCOL 2013; 47: 103-110.
6) Okochi Y, Nihashi T, Fujii M, Kato K, Okada Y, Ando Y, et al. Clinical use of (11) C-methionine and (18) F-FDG-PET for germinoma in central nervous system. Ann Nucl Med 2014; 28: 94-102.

ちょっと試してみよう 23

^{131}I-MIBG による治療の適応の可能性のない疾患はどれか。1つ選べ。

a. 悪性褐色細胞腫
b. 悪性傍神経節腫
c. 神経芽細胞腫
d. 転移性カルチノイド
e. 副腎皮質癌

腕だめし

23

正解 e

解説

　神経内分泌系腫瘍 NET に関する問題である。悪性褐色細胞腫，悪性傍神経節腫，神経芽細胞腫，転移性カルチノイドは ^{131}I-MIBG を取り込むため，内用療法の適応となる。副腎皮質癌はときにホルモン産生することがあるが，一般に分化が低く ^{131}I-MIBG を取り込む能力はほとんどない。
　いずれも手術が優先されるべきで，^{131}I-MIBG の内用療法の適応は多発遠隔転移巣を有する症例である。

【参考文献】

*絹谷清剛．内分泌核医学．楢林勇，杉村和朗監修，小須田茂編．放射線医学 核医学・PET・SPECT．金芳堂，京都，2012，pp131-149．

症例 44_下肢痛

症例・主訴

10 歳代の男子。右転子部付近の疼痛（安静時痛）。

3 か月前から右転子部付近の疼痛を自覚するようになり，その 2 週間後には右足関節と両膝関節にも疼痛を覚えるようになった。学校ではバスケットボール部の活動を続けていたが自然寛解と再燃を繰り返していた。1 週間前から疼痛が増悪したため来院した。

血液所見：白血球 9,200，CRP 3.5 mg/dl。

既往歴：特記事項なし。

^{99m}Tc-MDP 全身骨シンチグラム（前面，後面像）および骨盤部 planar 像（前面像），股関節部の MRI（T1 強調像，STIR 法，造影 MRI T1 強調像の各水平断像および STIR 法冠状断像）を示す。

Q 診断は何か。

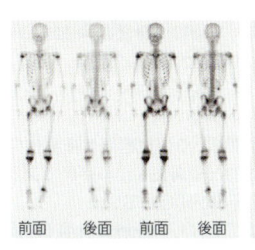

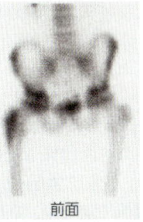

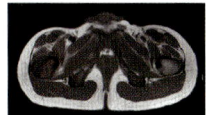

前面 後面 前面 後面　　前面

T1 強調像

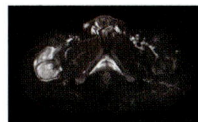

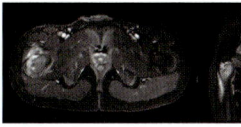

STIR 法　　造影 T1 強調像　　STIR 法

所見

^{99m}Tc-MDP 全身骨シンチグラムおよび骨盤部 planar 像：右大腿骨大転子およびその周囲，骨頭，両側脛骨近位骨端・骨幹端，左側脛骨遠位端に異常集積増加を認める。

股関節部の MRI：右大腿骨大転子を首座として，近傍の骨髄，周囲軟部組織に，T1 強調像で低信号，STIR 法で不均一高信号を示している。造影 MRI では同部は不均一な増強効果を示している。

症例44_下肢痛

鑑別診断

ランゲルハンス細胞組織球症,慢性再発性多発性骨髄炎,Ewing 腫瘍,fibrous dysplasia, Paget's disease, 細菌性骨髄炎, 結核性骨髄炎, 白血病

診断

慢性再発性多発性骨髄炎, chronic recurrent multifocal osteomyelitis（CRMO）

討論

慢性再発性多発性骨髄炎は SAPHO 症候群を構成する1疾患であり[1]，Giedion A によって最初に報告された[2]。小児期に発生する無菌性の骨・骨髄炎症性疾患で，局所の疼痛，腫脹を伴うが，発熱，体重減少はまれである。炎症性反応は軽度陽性となる[3]。寛解と再燃を繰り返す。原因不明の疾患とされてきたが，最近の研究で感受性遺伝子座が 18q21.3-22 に存在することが知られるようになり，免疫系の異常疾患であることがわかってきた[4]。掌蹠膿疱症の合併は 40% 以下とされる。好発部位は長管骨の骨幹端で，鎖骨には奇怪な骨造成を伴うことで知られる。溶骨性病巣と骨硬化性病巣が混在している（図1）。対称性の病巣が 25～40% 認められる[5]。最終診断は骨生検で，溶骨性病巣内に形質細胞とリンパ球の増殖が認められる。

マジード（Majeed）症候群とは，2歳以下で慢性再発性多発性骨髄炎を発症し，先天性の赤血球異形成貧血と皮膚炎を伴う疾患でアラビア家系に報告がある。LPIN2 遺伝子の変異が知られている[6]。

MRI の所見は非特異的であるが，病巣の広がりの把握に有用で，骨髄浮腫，骨膜，軟部組織の浮腫を捉えることができる。しかし，寛解期には T2 強調像で低信号となる。脊椎では脊椎椎間板炎に類似した所見を呈し，T1 強調で低信号，T2 強調像で低～高信号となる。骨シンチグラフィは全身の病巣の骨代謝亢進部位を把握でき，病巣の寛解期には集積が低下し，再燃時に集積が増加するため経過観察に有用である[7-9]。

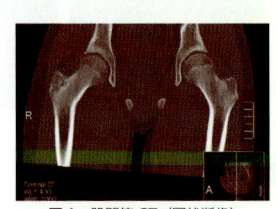

図1 股関節CT（冠状断像）

【文 献】

1) Resnick D, Kransdorf MJ. Chapter 82. Enostosis, hyperostosis, and periostitis. In: resnick D, Kransdorf MJ(ed) : Bone and joint imaging. Philadelphia: Elsevier Saunders, 2005: 1424-1446.
2) Giedion A, Holthusen W, Masel LF, et al. Subacute and chronic symmetrical osteomyelitis. Ann Radiol 1972; 15: 329-342.
3) Twilt M, Laxer R. Clinical care of children with sterile bone inflammation. Curr Opin Rheumath 2011; 23: 424-431.
4) Golla A, Jansson A, Ramser J, et al. Chronic recurrent multifocal osteomyelitis (CROM) : evidence for a susceptibility gene location on chromosome18q21.3-18q22. Eur J Hum Genet 2002; 10: 217-221.
5) Schultz C, Holterhus PM, Seidel A, et al. Chronic recurrent multifocal osteomyelitis in children. Pedistr Infect Dis J 1999; 18: 1008-1013.
6) Majeed HA, Kalaawi M, Mohanty D, et al. Congenital dyserythropoietic anemia and chronic recurrent multifocal osteomyelitis in three related children and the association with Sweet syndrome in two siblings. J Pediatr 1989; 115: 730-734.
7) Hobolth L, Nemery M, Albrectsen J, et al. Chronic recurrent multifocal osteomyelitis demonstrated by Tc-99m methylene diphosphonate bone scan. Clin Nucl Med 2008; 33: 61-63.
8) Buck FM, Tremann TC, Winiker H, et al. Chronic recurrent multifocal osteomyelitis (CRMO) with symmetric involvement of both femora: X-ray, bone scintigram, and MR imaging findings on one case. J Magn Reson Imaging 2007; 26: 422-426.
9) Anderson SE, Heini P, Sauvain MJ, et al. Imaging of chronic recurrent multifocal osteomyelitis of childhood first presenting with isolated primary spinal involvement. Skeletal Radiol 2003; 32: 328-336.

ちょっと試してみよう 24

褐色細胞腫の診断に用いられる薬剤はどれか。1つ選べ。

a. ^{123}I-IMP
b. ^{131}I-MIBG
c. ^{123}I-BMIPP
d. ^{99m}Tc-MIBI
e. ^{99m}Tc-MAA

腕だめし

24

正解 b

解説

　この問題に間違った方は，ほとんど学習していないか，勘違いと思われる。最近は ^{131}I-MIBG に代わって ^{123}I-MIBG が用いられている。後者は被曝量が少なく，画質が優れている。

　余談ではあるが，医師国家試験に落第する医学生の多くは基礎的問題である必修問題の成績不良である。試験中は冷静に判断し，一度回答した問題を見直してから提出する余裕が欲しい。

【参考文献】

*中條政敬. 副腎皮質シンチグラフィ. 利波紀久, 久保敦司編. 最新臨床核医学 改訂第3版. 金原出版, 東京, 1999, pp373-382.
*阪原晴海. 泌尿器：副腎. 西谷弘, 遠藤啓吾編. 標準放射線 第7版. 医学書院, 東京, 2011, pp491-496.
*宇都宮啓太. 内分泌核医学. 楢林勇, 杉村和朗監修, 小須田茂編. 放射線医学 核医学・PET・SPECT. 金芳堂, 京都, 2012, pp46-54.

症例45_胸部異常陰影

症例・主訴

70歳代の男性。

胸部CTで異常所見があり，精査目的で紹介された。7年前に肺腺癌の手術を受け，StageはIbであった。

血液生化学所見：白血球，LDH，CRPは基準値範囲内で，KL-6 944 U/ml（基準500未満），SLX 44 U/ml（基準38以下），Pro-GRP 57.2 pg/ml（基準46.0未満），NSE 3.4 ng/ml（基準10以下）。

既往歴：18歳時，肺結核

喫煙歴：1日80本，40年間。Brinkman Indexは3,200。

^{18}F-FDG PET MIP像，早期像（静注1時間後）と遅延像（2時間後），胸部造影CT（縦隔条件と肺野条件，水平断像）を示す。

Q | 診断は何か。

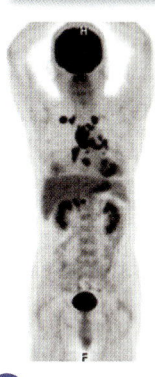

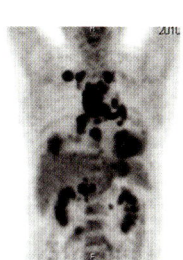

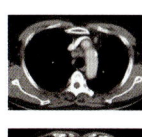

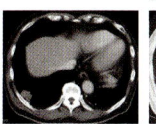

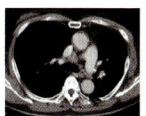

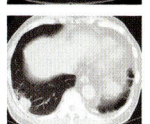

所見

^{18}**F-FDG PET MIP像**：左の静注1時間後の早期像，右の2時間後の遅延像を比較すると，リンパ節と思われる異常集積増加は縦隔，鎖骨窩，上腹部に広がっており，さらに右下葉にも集積増加が認められる。右下葉病巣の集積程度はリンパ節集積程度と異なり，早期像で軽度，遅延像で強い集積に変化している。^{18}F-FDGの肺門，上縦隔右側の集積増加はギリシャ文字のラムダの形に似ている。

胸部造影CT：気管前，右側，左側のリンパ節が腫大している。右下葉S9に，辺縁不整，境界不明瞭な結節を認める。胸膜に広く接しており，石灰化は認めない。結節周囲には淡い濃度上昇がみられる。右下葉に小葉中心性肺気腫，左下葉にブラを認める。

症例 45_ 胸部異常陰影

鑑別診断

肺結核，肺腺癌の肺転移・リンパ節転移，小細胞肺癌リンパ節転移，悪性リンパ腫

診断

肺癌とサルコイドーシスの合併

討論

肺結核の既往，肺線癌の手術歴があることから，肺結核の再燃，肺腺癌の肺転移・リンパ節転移が鑑別診断の上位に挙げられるかもしれない。しかし，CRP，白血球は正常値であり，肺結核の再燃，活動性肺結核と合致しない。FDG PET も肺結核を強く示唆する所見でない。CT 所見から，肺転移よりも原発性肺癌の可能性が高い。リンパ節への FDG 異常集積は上腹部まで広がっており，肺癌のリンパ節転移としては考えにくい。原発巣の CT 所見から小細胞肺癌，肺原発悪性リンパ腫は考えにくい。また，腫瘍マーカー Pro-GRP は軽度高値であるが，NSE，LDH は正常である。FDG の集積パターン，集積程度，早期像と遅延像の変化および CT 所見から，肺癌とサルコイドーシスの合併を考えた。

EBUS-TBNA でサルコイドーシスが疑われたため，右下葉の肺癌疑いに対して胸腔鏡下腫瘍摘出術が行われ，最終診断は原発性肺癌（肺多形癌，pleomorphic carcinoma）であった。肺多形癌とは，肺癌全体の 0.3 ～ 0.5％を占める低分化非小細胞肺癌で，紡錘細胞あるいは巨細胞を含む扁平上皮癌，腺癌，大細胞癌，あるいは紡錘細胞と巨細胞のみからなる腫瘍であるとされる。予後はきわめて不良である[1]。

サルコイドーシスは全身性に非乾酪性類上皮細胞肉芽腫を形成する原因不明の疾患である。細胞性免疫異常を認めることから，悪性腫瘍の合併頻度が高いとの報告があるが[2]，その合併は 1.5 ～ 2.5％で，合併腫瘍は肺癌と悪性リンパ腫が多い[3-6]。肺癌の化学療法中にサルコイドーシスが発生したとの報告がある[7]。

[67]Ga シンチグラフィにおけるラムダサインはサルコイドーシスを示唆する所見として知られているが，本症例のように ^{18}F-FDG PET でラムダサインを認めることがある[8]。[18]F-FDG PET でラムダサインもしくはそれに類似した所見を認めた場合，サルコイドーシスを鑑別診断に加える。

【文 献】

1) 濱武大輔, 宮原聡, 吉田康浩, 他. 肺多形癌 25 切除例の検討. 日呼外会誌 2010; 24: 32-36.
2) Brincker H. Coexistance of sarcoidosis and malignant disease: causality or coincidence? Sarcoidosis 1989; 6: 31-43.
3) 柳谷典子, 解良恭一, 石塚全他. サルコイドーシス患者に Large cell neuroendocrine carcinoma を合併した 1 例. 日呼吸会誌 2008; 46: 574-577.
4) 田村創, 星野英久, 山本高義他. サルコイドーシス経過観察中に発見された肺腺癌の 1 切除例. 気管支学 2010; 32: 563-564.
5) 黒崎史朗, 坂東政司, 中山雅之他. サルコイドーシスの経過中に非ホジキンリンパ腫および肺小細胞を発症した 1 例. 日呼吸誌 2012; 1: 520-524.
6) 亀井俊彦, 大串文隆, 曽根三郎他. サルコイドーシスに合併した肺小細胞癌の 1 例. 日胸疾会誌 1991; 29: 1305-1310.
7) Umezu H. Chida M, Inoue T, et al. Sarcoidosis development during induction chemotherapy for lung cancer mimicked progressive disease. Gen Thorac Cardiovascular Surg 2010; 58: 434-437.
8) Oksuz MO, Werner MK, Aschoff P, et al. ^{18}F-FDG PET/CT for the diagnosis of sarcoidosis in a patient with bilateral inflammatory involvement of the parotid and lacrimal glands (panda sign) and bilateral hilar and mediastinal lymphadenopathy (lambda sign). Eur J Nucl Med Mol Imaging 2011; 38: 603.

ちょっと試してみよう 25

^{99m}Tc-MIBI 副甲状腺シンチグラフィについて誤っているのはどれか。2 つ選べ。

a. 腺腫の検出率は各種画像診断の中で最も優れている。
b. 異所性副甲状腺腫の局在診断に有用性が高い。
c. 腎性の過形成の検出率は腺腫と同程度である。
d. 集積機序としてミトコンドリア内に取り込まれると考えられている。
e. 早期像で高集積を示した場合, 副甲状腺腫と診断してよい。

腕だめし

25

正解 c, e

解説

^{99m}Tc-MIBI SPECT は各種画像診断の中で感度が最も優れている。異所性副甲状腺腫の頻度は 15％程度であり，局在診断に有用性が高い。腎性の過形成の検出率は腺腫よりも低いことが知られている。集積機序としてミトコンドリア内に取り込まれると考えられている。早期像で高集積を示した場合，甲状腺腺腫との鑑別が難しいことがある。2〜3 時間後の遅延像が必須である。Planar 像撮影に加えて SPECT 撮影が望ましい。

【参考文献】

* Smith JR. Radionuclide imaging of the parathyroid glands: patterns, pearls, and pitfalls. RadioGraphics 2004; 24: 1101-1115.
* 宇都宮啓太. 内分泌核医学. 楢林勇, 杉村和朗監修, 小須田茂編. 放射線医学 核医学・PET・SPECT. 金芳堂, 京都, 2012, pp46-54.

症例 46_ 呼吸困難

> **症例・主訴**
>
> 70 歳代の女性。
> 糖尿病にて他院通院中であったが，4 か月前から労作時呼吸苦があり，精査目的で来院した。
> 検査所見：血糖：225 mg/dl, Hb A1c 7.7%（基準 4.3 ～ 5.8），赤血球 532 万，血小板 7.7 万，CRP 1.46 mg/dl, LD 540 IU/L, UA 8.7 mg/dl, BNP 1,691.1 pg/ml（基準 14.8），D ダイマー 12.0 μg/ml（基準 1.0 未満）
> 腫瘍マーカー：未測定
> 家族歴：姉は糖尿病，妹は胃癌にて他界。
> 肺換気シンチグラム（後面像），肺血流シンチグラム（前面，後面像）および ^{18}F-FDG PET MIP 像と ^{18}F-FDG PET/CT（冠状断像）を示す。

Q | 診断は何か。

所見

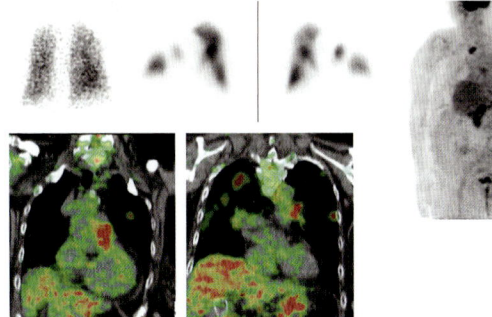

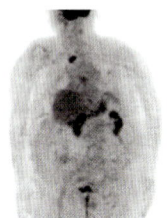

肺換気・血流シンチグラム：^{133}Xe ガス平衡相の後面像は正常である。肺血流シンチグラム前面，後面像で，両肺に多発性欠損像を認める。とくに右肺上葉，下葉は血流が欠損している。以上から，肺換気・血流ミスマッチの所見が両肺に認められる。

^{18}F-FDG PET MIP 像と ^{18}F-FDG PET/CT：MIP 像にて右肺尖部付近，縦隔に異常集積増加を認める。PET/CT では肺動脈幹，左右肺動脈（左右肺門部），両肺に多発性の異常集積増加を認める。

症例 46_ 呼吸困難

鑑別診断 慢性肺血栓塞栓症，肺癌多発転移，肺動脈肉腫，活動性肺結核

診断 肺動脈肉腫

討論

　胸部造影 CT が施行された。肺動脈相にて拡張した肺動脈本幹に大きな陰影欠損像がみられる。低吸収を示す軟部組織濃度である（図1a）。平衡相では，病巣部は不整な増強効果を示す腫瘍であることがわかる（図1b）。肺野条件では，中葉・舌区，右下葉内の肺血管は狭小化しており，mosaic perfusion を認める。肺動脈本幹，右主肺動脈，左下動脈内に陰影欠損を認める（図1c）。

　悪性腫瘍が疑われ，肺動脈幹腫瘍切除術，腫瘍塞栓摘出術，肺動脈弁置換術が施行された。術後 3 日で他界されたため，剖検が行われた。肺動脈肉腫（so-called sarcoma of the pulmonary artery），右室肥大と拡大，両側肺動脈の残存塞栓，肝うっ血で，死亡原因は肺高血圧による右心不全であった。

　肺内血管原発の悪性腫瘍はまれで，多くは肺動脈幹あるいは肺動脈弁から発生する。病理組織学的には未分化肉腫，平滑筋肉腫が多い。予後不良で右心不全で死亡する[1-3]。正確な発生率はわかっていない。

　慢性肺血栓塞栓症と誤診されていることが多い。150 例の肺血栓塞栓症手術例のうち，6 例が肺動脈肉腫であったとの報告がある[4]。肺内血管原発の良性腫瘍としては，粘液腫，乳頭状線維弾性腫，平滑筋腫がある[2]。原発性肺癌の血管内浸潤はまれではなく，鑑別上，重要である[5]。肺動脈肉腫は腫瘍塞栓を高頻度に合併する[2]。一般に，腫瘍塞栓の頻度は，がん患者剖検例の 3 ～ 26％であるが，生前に診断されることはまれである。原発巣は肝細胞癌，腎細胞癌が多い[6,7]。

　肺動脈肉腫の主訴は咳，呼吸苦，胸痛，不明熱，体重減少である。

　肺動脈肉腫の診断には心エコー，胸部造影 CT が施行されてきた。胸部 X 線写真での所見は肺動脈拡張，動脈内結節，心拡大などで，造影 CT では肺動脈内の低吸収陰影欠損と肺動脈拡張である。石灰化はまれではない。肺血栓塞栓症では血管拡張はまれであり，CT 上の陰影欠損と主幹部の肺動脈拡張は肺動脈肉腫を強く示唆している[2,8]。

　肺動脈肉腫の診断と病巣の広がり，転移巣把握，治療効果判定に ^{18}F-FDG PET/CT が有用との報告がある[2,9-12]。SUV の比較では，肺動脈肉腫 7.63 ± 2.2，肺血栓塞栓症 2.31 ± 0.04 である[8-10]。^{18}F-FDG PET/CT で原発性肺動脈肉腫と転移性腫瘍塞栓との鑑別は困難であるが，全身スキャンで原発巣を検出できれば両者は鑑別される。

症例 46_ 呼吸困難

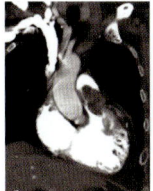

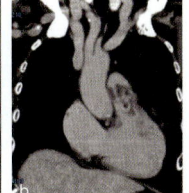

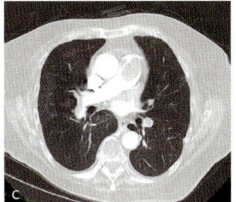

図 1　胸部 CT

【文 献】

1) Cox JE, Chiles C, Aquino SL, et al. Pulmonary artery sarcomas: A review of clinical and radiologic features. J Comput Assist Tomogr 1997; 21: 750-755.
2) Restrepo CS, Betancout SL, Martinez-Jimenez S, et al. Tumors of the pulmonary artery and veins. Semin Ultrasound CT MR 2012; 33: 580-590.
3) Kashima K, Yamashita E, Mataki H, et al. Primary leiomyosarcoma of the pulmonary artery: A case of a 20-month survivor after incomplete surgical resection. Intern Med 2012; 51: 75-78.
4) Anderson MB, Kriett JM, Kapelanski DP, et al. Primary pulmonary artery sarcoma: areport of six cases. Ann Thorac Surg 1995; 59: 1487-1490.
5) Roberts TE, Hasleton PS, Musgrove C, et al. Vascular invasion in non-small cell lung carcinoma. J Clin Pathol 1992; 45: 591-593.
6) Roberts KE, Hamela-Bena D, Saqi A, et al. Pulmonary tumor embolism: A review of literature. Am J Med 2003; 115: 228-232.
7) Chan CK, Hutcheon MA, Hyland RH, et al. Pulmonary tumor embolism: A critical review of clinical, imaging, and hemodynamic features. J Thorac Imaging 1987; 2: 4-14.
8) Singla Long S, Johnson PT, Hruban RH, et al. CT features of pulmonary artery sarcoma: critical aid to a challenging diagnosis. Emerg Radiol 2010; 17: 153-155.
9) Ito K, Kubota K, Morooka M, et al. Diagnostic usefulness of ^{18}F-FDG PET/CT in the differentiation of pulmonary artery sarcoma and pulmonary embolism. Ann Nucl Med 2009; 23: 671-676.
10) Chun IK, Eo JS, Pareng JC, et al. Pulmonary artery sarcoma detected on F-18 FDG PET/CT as origin of multiple spinal metastases. Clin Nucl Med 2011; 36: e87-e89.
11) Tueller C, Fischer Biner R, et al. FDG-PET in diagnostic work-up of pulmonary artery sarcomas. Eur Respir J 2010; 35: 444-446.
12) Ote EL, Oriuchi N, Miyashita G, et al. Pulmonary artery intimal sarcoma: the role of ^{18}F-fluorodeoxyglucose positron emission tomography in monitoring response to treatment. Jpn J Raiol 2011; 29: 279-282.

ちょっと試してみよう 26

放射性医薬品と疾患の組み合わせで，誤っているのはどれか。1つ選べ。

a．^{99m}Tc-PMT ―― 肝細胞癌の骨転移
b．^{111}In-chloride ―― 髄膜腫
c．Na^{131}I ―― 甲状腺乳頭癌の肺転移
d．^{123}I-IMP ―― 悪性黒色腫
e．^{131}I-MIBG ―― カルチノイド

腕だめし

26

正解 b

解説

^{111}In-chloride，塩化インジウムは骨髄シンチグラフィとして用いられている。髄膜腫への集積はみられない。^{99m}Tc-PMT 遅延像が HCC 転移巣に取り込まれることは意外に知られていない。^{131}I-MIBG は NET であれば取り込まれる可能性がある。悪性黒色腫，悪性リンパ腫に ^{123}I-IMP が取り込まれることが報告されている。

【参考文献】

* Yoshimura M. Characterization of an orbital melanoma and mucosa associated lymphoid tissue (MALT) lymphoma by dual phase N-isopropyl-p-I-123 iodoamphetamine. Clin Nucl Med 2007; 32: 638-639.
* Murata K. Comparison of I-123 IMP and Ga-67 citrate scintigraphy of malignant melanoma. Clin Nucl Med 2003; 28: 704-708.

症例 47_ 関節リウマチ

症例・主訴

70 歳代の男性。

発熱・悪寒を主訴に外来受診した。発熱および炎症反応高値のため精査加療目的で入院となった。5 年前より関節リウマチ，シェーグレン症候群，高血圧で内科通院中である。関節リウマチに対し，メソトレキセート（MTX）を 10 mg/ 週の維持量で経過観察中であった。家族歴は特記事項なし。

身体所見：咳嗽なし。喀痰なし。右下肺野で coarse crackle (+)。

血液生化学所見：可溶性 IL-2 レセプター抗体 3,940 U/ml（基準 220 〜 530），CA125 132.9 U/ml（基準 35 U/ml 以下）。

胸部および上腹部造影 CT（肺野条件，縦隔条件の水平断像），^{18}F-FDG PET MIP 像（静注 1 時間後と 2 時間後の遅延像），胸部，上腹部 ^{18}F-FDG PET/CT（縦隔条件と肺野条件，水平断像）を示す。

Q 診断は何か。

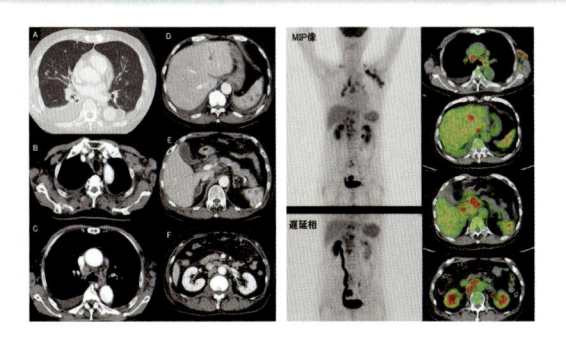

所見

胸部および上腹部造影 CT：両肺には直径 10mm 以下の小結節が多発し，両側に胸水貯留がみられる。肝および脾に低吸収を示す結節が散在している。左腋窩，縦隔，両側肺門部，肝門部，膵頭部周囲，後腹膜腔にリンパ節の腫大を認める。

^{18}F-FDG PET MIP 像，PET/CT：両側鎖骨窩，左腋窩，縦隔，両側肺門，腹部大動脈周囲，腸間膜，左鼠径の各リンパ節，肝左葉，尾状葉，脾，回腸ループに ^{18}F-FDG の異常集積増加を認める。遅延相では右水腎症，水尿管症に伴う右腎盂，右尿管への集積増加を認める。

症例 47_ 関節リウマチ

鑑別診断
悪性リンパ腫，MTX関連リンパ増殖性疾患，結核，原発不明癌による多発肺転移

診断
MTX関連リンパ増殖性疾患

討論

入院直後よりMTX内服を中止したところ，徐々に症状は改善した。追加の血液検査でEBV既感染が判明した。入院中に確定診断目的で，左腋窩リンパ節生検を施行した。リンパ節構築は不明瞭化し，梗塞様の地図状の壊死が目立ちそれを取り囲むように類上皮組織があり，核小体のやや目立つ大型の核を有する単核〜二核の細胞が散見された。反応性か腫瘍性かの鑑別は困難であったが，臨床像と併せてメソトレキセートに関連したEBV-associated lymphoproliferative disorder (LPD) が示唆される像であった。

入院後1か月後に退院となり，症状出現から3か月後に残存病変の検索および再病期診目的で再度 ^{18}F-FDG-PET/CTを施行した（図1）。初回みられた多発異常集積は消失しており，経過観察となった。EBV陽性例では60%，EBV陰性例では40%でMTX中止により自然寛解したとの報告があり[1]，本症例ではMTX中止により寛解が得られた。

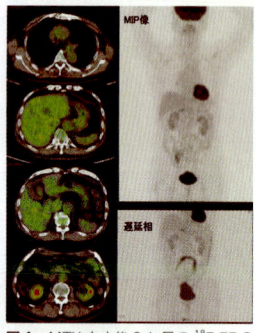

図1 MTX中止後3か月の ^{18}F-FDG PET/CT

MTXは関節リウマチのような免疫過活動状態の治療に用いられるが，一方でその免疫抑制効果により，リンパ増殖性疾患を引き起こす場合がある[2,3]。MTX-LPD患者の背景としては，60歳代の比較的高齢に多く発症し，85%は関節リウマチ患者であり，MTXの低用量内服治療を比較的長期間行った患者に発生するとされており[4]，MTXの投与期間は平均30か月（2〜108か月），総投与量は平均1,500mg（180〜3,600mg）との報告もある[5]。本症例においても，MTX投与期間は68か月でMTX内服の累積は2,002mgであった。

シェーグレン症候群の合併患者では非ホジキンリンパ腫の発生率が

40倍になるという報告がある[5]。本症例ではシェーグレン症候群の合併があったが，本症例の病理像は反応性か腫瘍性かの判別が困難であり，非ホジキンリンパ腫といえる病理像ではなかった。

関節リウマチ治療の効果判定における ^{18}F-FDG-PET/CT の有用性[6,7]について注目されており，MTX-LPD の再燃の有無の評価のみならず関節リウマチの活動性の評価も同時に行える点からも ^{18}F-FDG-PET/CT は有用である。

【文 献】

1) 鈴木康夫, 田中千絵, 尾崎承一, 他. メトトレキサート (MTX) により誘発されるリンパ増殖性疾患. リウマチ科 2002; 28: 498-506.
2) Ellman MH, Hurwitz H, Thomas C, et al. Lymphoma developing in a patient with rheumatoid arthritis taking low dose weekly methotrexate. J Rheumatol 1991; 18: 1741-1743.
3) Kamel OW, van de Rijn M, Weiss LM, et al. Brief report: reversible lymphomas associated with Epstein-Barr virus occurring during methotrexate therapy for rheumatoid arthritis and dermatomyositis. N Engl J Med 1993; 328: 1317-1321.
4) Harris NI, Swerdlow SH. Methotrexate-associated lymphoproliferative disorders. Pathology and genetics of tumors of hematopoietic and lymphoid tissues. World Health Organization Classification of Tumors (cds). LARC Press; 2001: 270-271.
5) 中峯寛和, 笠井孝彦, 榎本泰典, 他.【リンパ節非腫瘍性疾患のみかた II】近い将来，私たちが遭遇する機会が増すと思われる疾患　メトトレキサート (MTX) 関連リンパ増殖性疾患. 病理と臨床 2007; 25: 251-257.
6) Minamimoto R, Ito K, Kubota K. Clinical Role of FDG PET/CT for Methotrexate-Related Malignant Lymphoma. Clin Nucl Med 2011; 36: 533-537.
7) Kubota K, Ito K, Morooka M, Mitsumoto T, Kurihara K, Yamashita H, et al. Whole-body FDG-PET/CT on rheumatoid arthritis of large joints. Ann Nucl Med 2009; 23: 783-791.

ちょっと試してみよう 27

正しいのものはどれか。2つ選べ。

a. 甲状腺癌の ^{131}I 内服治療は，甲状腺全摘が条件である。
b. ^{131}I-MIBG による治療は，小児に対しては禁忌である。
c. ^{89}Sr による治療には隔離病棟が必要である。
d. いかなる場合でも ^{131}I 内服治療患者は隔離病棟で隔離することが必要である。
e. ^{131}I-MIBG 治療は骨髄機能が低下している場合は治療を行えないことがある。

症例 47_ 関節リウマチ

27

正解 a, e

解説

　正常甲状腺組織が残存すると，投与された ^{131}I は甲状腺癌細胞には取り込まれず，ほとんどが正常甲状腺組織に取り込まれてしまう。^{131}I 1,110MBq（30mCi）投与によるアブレーションが外来で可能となった。^{131}I-MIBG による治療は，小児の神経芽腫に対して行われている。

　骨髄機能低下は回復まで治療を行えないことは内用療法全般にいえることである。

【参考文献】

*絹谷清剛. 内分泌核医学. 楢林勇，杉村和朗監修，小須田茂編，放射線医学 核医学・PET・SPECT. 金芳堂，京都，2012. pp131-149.

症例 48_上腕痛

症例・主訴

10 歳代の男子。
1 か月前から左上腕から左肩にかけて疼痛，腫脹があり，精査目的で受診した。^{99m}Tc-MDP による全身骨シンチグラム（表示条件を変えた 2 種類の前面・後面像）および左上腕骨単純 X 線写真を示す。

Q | 診断は何か。

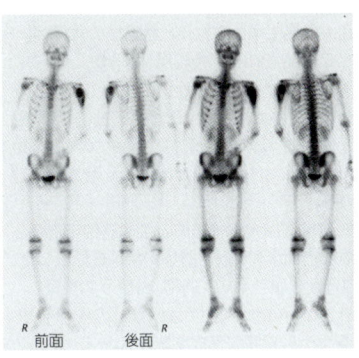

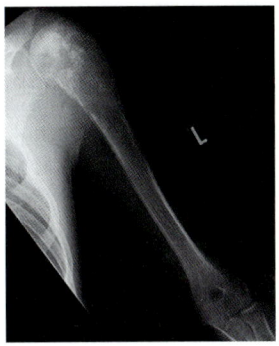

所見

^{99m}Tc-MDP による全身骨シンチグラム

左側上腕骨骨頭から骨幹端，骨幹にかけて強い異常集積増加を認める。左肩甲骨，鎖骨には異常集積増加を認めない。他の骨には異常集積増加を認めない。

左上腕骨単純 X 線写真

上腕骨骨幹端を首座に骨頭，骨幹に，骨溶解像と雲状の骨硬化像を認める。不整な骨膜反応がみられ，石灰化を伴う軟部腫瘤を認める。

症例 48_ 上腕痛

鑑別診断

骨肉腫，Ewing 肉腫，骨転移

診断

骨肉腫（osteosarcoma）

討論

　骨肉腫は原発性骨腫瘍としては形質細胞腫に次いで第 2 位の発生頻度で，人口 10 万人に対し 0.3 人の発生率とされる。腫瘍性の骨・軟骨・類骨形成を示す悪性腫瘍として定義される。骨肉腫は，骨内（髄内）性（通常型 conventional，血管拡張型 telangiectatic，小細胞型 small-cell，中心性低悪性 central low-grade）と，表在性（骨膜性 periosteal osteosarcoma，傍骨性 parosteal osteosarcoma，高悪性度表在性 high grade surface osteosarcoma）に分類される。通常型骨肉腫が約 80%を占める。

　好発年齢は 10 ～ 25 歳，好発部位は大腿骨遠位と脛骨近位である。通常型は単純 X 線写真で病巣の境界は不明瞭であり，類骨を形成した領域は象牙様，雲様，綿花様の骨硬化像を示す。通常，骨膜反応を呈し，Codman 三角，sunburst appearance，スピキュラなどの形状を認める。骨外へ浸潤すると骨化を伴う軟部腫瘤形成を認める。

　MRI では，T1 強調像で低～等信号，T2 強調像で不均一な高信号を示す。骨化・石灰化が高度の領域では T1，T2 強調像ともに低信号となる。造影 MRI T1 強調像では不均一，不整な増強効果を示す（**図 1**）。

　骨肉腫の治療前の評価としての骨シンチグラフィの有用性は原発巣の評価よりもスキップ転移，遠隔骨転移の検索である[1, 2]。外科的手術手技，術前・術後の化学療法の進歩によって 5 年生存率は 50 ～ 70%にまで向上しているが，治療後の長期生存例での骨転移検索に骨シンチグラフィの意義があると思われる。しかし，最近の報告では，骨肉腫の骨転移検出において ^{18}F-FDG PET/CT が骨シンチグラフィよりも優れているとしている。感度は ^{18}F-FDG PET/CT で 92%，骨シンチグラフィで 72%，^{18}F-FDG PET/CT と骨シンチグラフィの両者を合わせて 100%であった[3]。骨シンチグラフィに関しては planar 像を用いた評価であり，SPECT/CT での対比検討が待たれる。

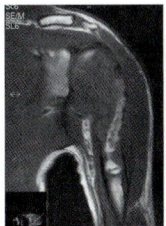

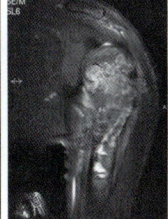

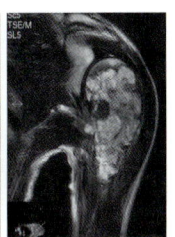

症例 48_ 上腕痛

a. T1強調像　　b. T2強調像　　c. 造影 MRI T1 強調像
図1　MRI

【参考文献】
1) Kaste SC, Pratt CB, Cain AM, et al. Metastases detected at the time of diagnosis of primary pediatric extremity osteosarcoma at diagnosis: imaging features. Cancer 1999; 86: 1602-1608.
2) Jolepalem P, Yeow RY, Cosner D, et al. Radiographically occult latent radiogenic osteosarcoma uncovered on Tc-99m methylene-diphosphonate bone scintigraphy. J Clin Imaging 2013; 3: 46.
3) Byun BH, Kong CB, Lim I, et al. Comparison of (18) F-FDG PET/CT and (99m) Tc-MDP bone scintigraphy for detection of bone metastasis in osteosarcoma. Skeletal Radiol 2013; 42: 1673-1681.

ちょっと試してみよう 28

バセドウ病の RI 内用療法で正しいのはどれか。2つ選べ。

a. 喫煙はバセドウ病眼症を増悪させる。
b. 45歳以上の女性には禁忌である。
c. 治療後の甲状腺クリーゼは，低体温，徐脈，皮膚乾燥感が特徴である。
d. 外来治療をする場合は，1,110MBq（30mCi）まで ^{131}I を投与できる。
e. 治療前にヨード含有食品の摂取制限が必要である。

腕だめし

28

正解 a, e

解説

選択肢 a, b, c は核医学に関連した問いではなく, 内分泌学の一般的知識を問う問題である. 喫煙はバセドウ病眼症を増悪させることは教科書に記載されている. バセドウ病の RI 内用療法で眼球突出が軽度増悪することがあることは知っておく. 小児バセドウ病の RI 内用療法については議論のあるところであるが, 施行している施設もある. 45 歳以上の女性には禁忌であるということは全くない.

バセドウ病の RI 内用療法では, 500MBq (13.5mCi) まで ^{131}I を投与できる. 甲状腺癌患者で, 外来治療をする場合は, 1,110MBq (30mCi) まで ^{131}I を投与できる.

治療後の甲状腺クリーゼは, FT3, FT4 高値高体温, 著しい頻脈, 流れ出るような激しい発汗, 意識障害, 心不全症状, 消化器症状が特徴である (日本甲状腺学会甲状腺クリーゼ診断基準参照).

治療前のヨード制限食は, 1 週間である. 通常, 外食の多い日常生活のため, バセドウ病, 甲状腺癌患者の RI 内用療法のためのヨード制限食が市販されている.

【参考文献】
* 絹谷清剛. 内分泌核医学. 楢林勇, 杉村和朗監修, 小須田茂編. 放射線医学 核医学・PET・SPECT. 金芳堂, 京都, 2012, pp131-149.

症例49_カクテル

症例・主訴　70歳の男性。
前立腺癌患者である。左側Aは ^{18}F-FDG PET，中央Bは，^{18}Fイオン PET，右側Cは ^{18}F-FDG PET と ^{18}Fイオン PET の融合画像（^{18}F/^{18}F-FDG PET）である（いずれもMIP像）。

Q | 診断は何か。

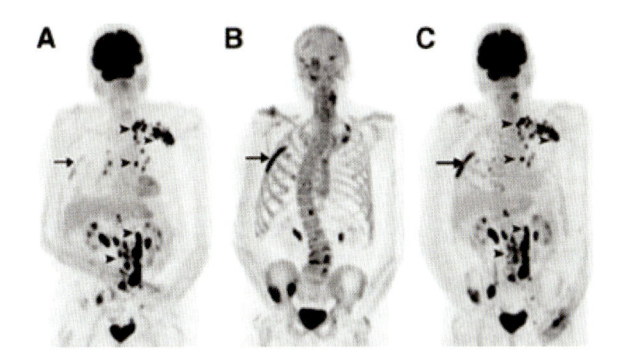

所見

^{18}F-FDG PET（A）：左腋窩，左前胸壁，縦隔，両側肺門部，腹部大動脈周囲に異常集積増加を認める（➤）。右肋骨（→），右鼠径部頭側にも集積増加が認められる。

^{18}Fイオン PET（B）：側弯症を認める。頭蓋骨（少なくとも5病巣），頸椎左側，右肋骨（→），右鎖骨，左第I肋骨，胸腰椎（Th12, L2, 3, 4, 5），右腸骨（2病巣）に異常集積増加を認める。

^{18}F/^{18}F-FDG PET 融合画像（C）：上記の ^{18}F-FDG PET と ^{18}Fイオン PET の異常所見が同時に1つの画像内に描出されている。

（写真は Johns Hopkins 大学　Wagner HN jr. 先生のご厚意による）

症例 49_カクテル

鑑別診断　前立腺癌多発骨転移とリンパ節転移，骨髄腫

診断　前立腺癌多発骨転移とリンパ節転移

討論

　前立腺癌遠隔転移（M1）症例のうち，65％は骨転移のみであり，他臓器転移を有していない。このため，骨転移をきたした転移巣部位の数が予後に影響を与える。骨転移数で6以上は明らかに予後不良である[1]。したがって，骨転移の状況を正確に把握することが臨床上，重要である。病期診断に繁用される ^{18}F-FDG PET/CT は造骨転移の診断には診断精度が低いことが報告されており，従来から用いられてきた骨シンチグラフィ製剤である ^{99m}Tc-MDP，^{99m}Tc-HMDP を用いた全身シンチグラフィおよび骨 SPECT のほうが優れるとして，現在でも前立腺癌骨転移の検索に用いられている。

　最近では，ポジトロン核種である ^{18}F イオン（^{18}F-Fluoride）が骨シンチグラフィ製剤による骨 SPECT よりも優れた診断精度が得られるとして用いられ始めている。しかし，^{18}F-Fluoride 骨シンチグラフィは骨代謝情報しか得られない。骨髄を含めて，骨以外の臓器の転移情報は ^{18}F-FDG PET/CT で得られる。^{18}F Fluoride PET と ^{18}F FDG PET/CT の両者（Cocktail，カクテル）の同時撮影を行うことで両者の難点を補うことになる（dual tracers PET）。放射線被曝量，コストの点で問題点があるが，新しい検査法として注目される。

【文　献】

1) Soloway MS. The importance of prognostic factors in advanced prostate cancer. Cancer 1990; 66: 1017-1021.

症例 50_ 呼吸困難

症例・主訴　70 歳代の男性。
10 年前から COPD の診断を受けていた。1 か月前からの呼吸苦と左胸痛を主訴に来院した。^{99m}Tc-MAA 仰臥位静注による肺血流シンチグラム，planar 像と SPECT/CT 水平断像，冠状断像を示す。

Q 肺血流低下の要因は何か。

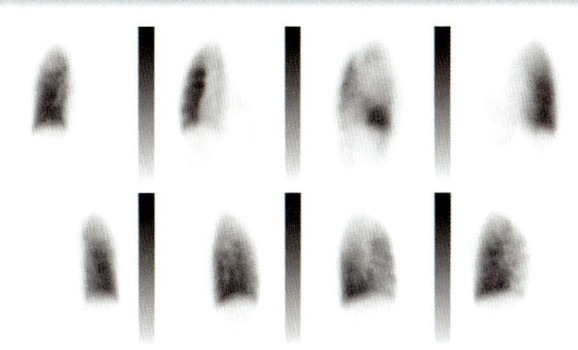

肺血流シンチグラフィ (planar 像)

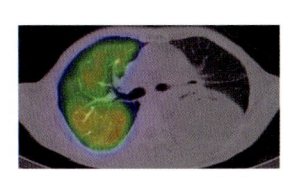

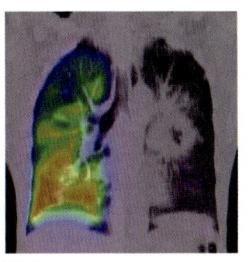

肺血流 SPECT/CT

所見

左肺門部に大きな腫瘤性病巣を認め，左主気管支を圧排，狭窄している。この SPECT/CT からでは詳細は不明であるが，左肺動脈も狭窄ないし閉塞している可能性が高い。Planar 像からは，左肺にもわずかな集積が認められ，左肺動脈の完全閉塞ではなく狭窄が疑われる。右肺上葉に不均一な集積低下領域が認められる。

症例 50_呼吸困難

鑑別診断

肺血管狭窄，気管支狭窄，COPD による血流低下

診断

左肺動脈狭窄，左主気管支狭窄，COPD の所見のすべて

討論

左肺全体の血流が著明に低下している。その要因は左肺動脈の高度狭窄と思われるが，提示された SPECT/CT からは明らかでない。左主気管支の狭窄は CT 上，明らかである。肺換気シンチグラフィが施行されていないが，左肺全体は matched defect となる。肺血流低下/欠損となる要因を図1に示す。A：肺血栓塞栓症などによる肺動脈閉塞ないし狭窄（死腔効果），B：心，胸水などによる圧排，肺腫瘍，ブラなどによる局所欠損，C：肺動静脈瘻，D：気管支拡張症など病巣部への体循環からの血液供給，E：気管支内の腫瘍，異物などによる気管支閉塞/狭窄による末梢低酸素（シャント効果），F：肺高血圧症，重力効果の影響，である。COPD は E であり，肺血流分布を不均一に低下させる主な原因となる[1]。

したがって，肺動脈閉塞/狭窄が存在しなくても気管支閉塞/狭窄のみでも肺血流シンチグラム上，欠損像もしくは集積低下を呈する。一方，肺動脈閉塞/狭窄が存在しても，一般には換気は障害を受けない。すなわち，換気は血流を支配し，血流より優位な立場にある。

左肺動脈上葉支の血管は拡張している。左下葉支に閉塞/狭窄があり，左肺動脈上葉支が intact であれば，上葉支は拡張する。1回拍出量は一定であるからである。

右肺上葉の血流分布は明らかに異常である。COPD によると思われる。^{99m}Tc-MAA 仰臥位静注による重力効果で，右中葉に軽度の集積低下がみられている[1]。

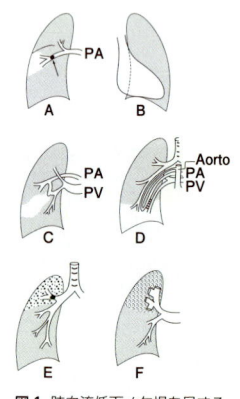

図1 肺血流低下/欠損を呈する6つの要因

[文 献]

1) 日本核医学会分科会 呼吸器核医学研究会 呼吸器核医学診断ガイドライン作成委員会編．呼吸器核医学診断（診療）ガイドライン．海川企画，東京，2008，pp9-10，pp57-59.

症例 51_ 発熱と背部不快

症例・主訴

80歳代の女性。
2か月前から背部不快感を自覚した。1か月前から熱発がみられるようになり、近医受診し、精査目的で紹介された。腫瘍マーカー（CEA, CA19-9）は基準範囲内である。腹部造影CT、^{18}F-FDG PET/CT（静注2時間後の遅延像、水平断像）、^{99m}Tc-GSA肝予備能シンチグラムを示す（2分、5分、10分、15分像）。

Q | 診断は何か。

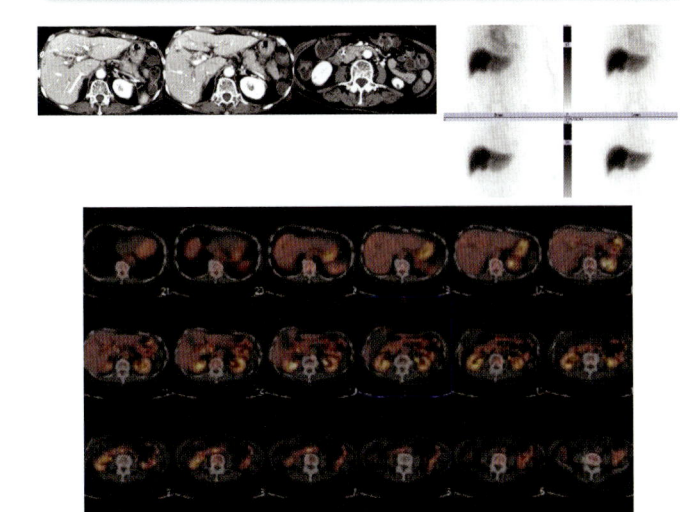

所見

腹部造影CT：肝内胆管の拡張を認め、右肝管壁、総肝管壁が肥厚しておりリング状の増強効果が認められる。腹部大動脈右側にはリンパ節腫大が認められ、やや不均一な増強効果を呈している。

^{18}F-FDG PET/CT（水平断像）：早期像では明らかな集積増加を認めないが、遅延像で総肝管領域に軽度の異常集積増加を認める。腹部大動脈右側のリンパ節腫大に明瞭な集積増加を認める。^{99m}Tc-GSA肝予備能シンチグラムで肝の描出は良好で異常を認めない。HH15：0.455（基準0.537 ± 0.037）、LHL15：0.944（基準0.942 ± 0.017）であった。

症例 51_ 発熱と背部不快

鑑別診断 胆管細胞癌，総肝管結石，原発性硬化性胆管炎（PSC），IgG4 関連胆管炎，胆管内乳頭状腫瘍（intraductal papillary neoplasm of the bile duct：IPN-B），結核性胆管炎

診断 胆管細胞癌（肝門部型胆管癌，cholangiocellular carcinoma），大動脈周囲リンパ節転移

討論 腹部造影 CT で肝内胆管，肝門部胆管の拡張を認め，肥厚した胆管壁に増強効果が認めたが，悪性腫瘍のほか，炎症性疾患との鑑別が困難である。^{18}F-FDG PET/CT で総肝管領域，大動脈周囲リンパ節に集積が認められたことから，胆管細胞癌が示唆された（SUVmax：肝門部胆管 2.01，2.97，大動脈周囲リンパ節 3.83，3.95）。手術が施行され，病理結果は胆管細胞癌で高分化乳状腺癌，平坦浸潤型であった。左右肝管合流部，B6 + 7，B5 + 8 を完全閉塞する像がみられた。胆管細胞癌は原発性肝癌の 3.6％を占め，比較的まれな悪性腫瘍で肉眼分類では腫瘤形成型，胆管浸潤型，胆管内発育型に分けられる[1]。本症例は胆管浸潤型で一部胆管内発育型であった。腫瘤形成型では ^{18}F-FDG が高集積を示すが，胆管浸潤型，胆管内発育型では ^{18}F-FDG の集積が低い[2]。

^{18}F-FDG PET/CT の最大の有用性は本症例のようにリンパ節転移の把握[3]，遠隔転移の検出である[4]。また，胆管細胞癌は原発性硬化性胆管炎（primary sclerosing cholangitis：PSC）の 7〜13％に合併するといわれる。PSC を含む良性疾患と胆管細胞癌の鑑別に SUVmax が有用とする報告がある[5]。SUVmax 3.9 を胆管細胞癌と PSC の鑑別のカットオフ値としているが[5]，活動性 IgG4 関連胆管炎，活動性結核性胆管炎などの炎症疾患では SUVmax が高値となり，鑑別が困難となる。

【文献】

1) 日本肝癌研究会．第 17 回全国原発性肝癌追跡調査報告（2002-2003）．肝臓 2007;48:117-140.
2) 大塚秀樹，肝・胆・膵病変の FDG PET/CT．楢林勇，杉村和朗監修，小須田茂編．放射線医学 核医学・PET・SPECT．金芳堂，京都，2012，pp67-73.
3) Park TG, Yu YD, Park BJ, et al. Implication of lymph node metastasis detected on ^{18}F-FDG PET/CT for surgical planning in patients with peripheral intrahepatic cholangiocarcinoma. Clin Nucl Med 2014; 39: 1-7.
4) Anderson CD, Rice MH, Pinson et al. Fluorodeoxyglucose PET imaging in the evaluation of gallbladder carcinoma and cholangiocarcinoma. J Gastroint Surg 2004; 8: 90-97.
5) Alkhawaldeh K, Faltten S, Biersack HJ, et al. The value of F-18 FDG PET in patients with primary sclerosing cholangioma and cholangiocarcinoma using visual and semiquantitative analysis. Clin Nucl Med 2011; 36: 879-883.

症例52_リンパ節腫大

症例・主訴

60歳代の女性。
11年前、濾胞性リンパ腫にて脾摘、化学療法（R-CHOP）、放射線治療を受けている。定期的経過観察にて、可溶性IL-2受容体が965 U/ml（基準145～519）と上昇してきた。濾胞性リンパ腫の再燃が疑われたため、^{18}F-FDG PET/CTを受けた。

血液生化学検査：AST 76 IU/L, ALT 70 IU/L, LD 236 IU/L（基準100～225）, ALP 440 IU/L（基準100～340）, 血小板24.9万, IgG 2,809 mg/dl（基準870～1,700）

HCV：RNA定量（リアルタイムPCR）6.8 log IU/ml.

既往歴：25歳時、子宮外妊娠のため入院し、手術、輸血を受けた。

^{18}F-FDG PET MIP像と^{18}F-FDG PET/CT（静注1時間後と2時間後の冠状断像、水平断像）を示す。

Q 診断は何か。

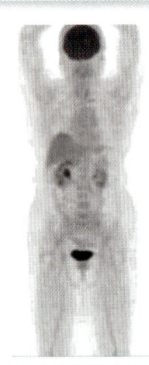

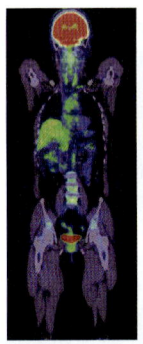

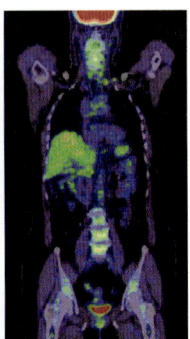

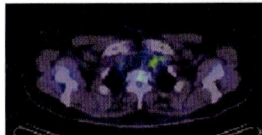

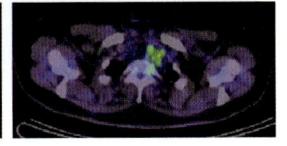

所見

左鎖骨窩に^{18}F-FDGの異常集積増加を認める。集積程度は軽度であるが、遅延像（2時間後像）で集積程度は強くなっている。その他には異常集積増加を認めない。

症例 52_ リンパ節腫大

鑑別診断　濾胞性リンパ腫の再燃，慢性 C 型肝炎によるリンパ節腫大

診断　慢性 C 型肝炎によるリンパ節腫大

討論

　濾胞性リンパ腫，MALT リンパ腫は新 WHO 分類で低悪性度リンパ腫と分類されており，^{18}F-FDG の集積程度はそれほど高くないことがある[1]。本症例も ^{18}F-FDG の集積程度はそれほど高くはなかった。可溶性 IL-2 受容体が陽性であることから，濾胞性リンパ腫の再燃を考えた。しかし，輸血が原因と考えられる慢性 C 型肝炎を合併しており，HCV genotype 2, HCV RNA 6.8 log IU/ml であり，2 群高ウイルス量に相当することが判明した。

　内科入院し，肝生検施行後，ペグインターフェロンα-2b 投与を開始した。可溶性 IL-2 受容体値はペグインターフェロン治療開始以降増減を繰り返したが，1 年半後に正常化し，^{18}F-FDG PET/CT 再検で，左鎖骨窩リンパ節の集積増加は消失した。HCV に関するすべての検査は陰性化した。

　可溶性 IL-2 受容体は，一般に悪性リンパ腫の腫瘍マーカーと考えられる傾向にあるが，T 細胞の活性化の指標であり，悪性リンパ腫のほか，成人 T 細胞性白血病，急性リンパ球性白血病，SLE，関節リウマチ，AIDS，肺結核，C 型肝炎，サルコイドーシスなどでも陽性となる[2,3]。

　C 型肝炎によるリンパ節腫大に ^{18}F-FDG が集積することがあり，読影には注意すべきである[4]。

【文　献】

1) 中本裕士．悪性リンパ腫の FDG PET/CT．楢林勇, 杉村和朗監修, 小須田茂編．放射線医学　核医学・PET・SPECT．金芳堂，京都，2012, pp101-108.
2) Caruso C, Candore G, Cigna D, et al. Serum levels of soluble IL-2R, Cd4 and CD8 in chronic active HCV positive hepatitis. Mediators Inflamm 1994; 3: 185-187.
3) Abe S, Narita R, Matsuhashi T, et al. Increased soluble IL-2 receptor levels during interferon and ribavirin treatment are associated with a good response in genotype 2a/2b patients with chronic hepatitis C. Eur J Gastroenterol Hepatol 2008; 20: 373-378.
4) Jacene HA, Stearns V, Wahl RL. Lymphadenopathy resulting from acute hepatitis C infection mimicking metastatic breast cancer on FDG PET/CT. Clin Nucl Med 2006; 31: 379-381.

症例53_頭痛

症例・主訴

20歳代の女性。
数か月前から頭痛があり，起立時に増悪するという。他院で撮影された頭部造影MRIを持参し，精査目的で来院した。
^{111}In-DTPA脳脊髄液腔（脳槽）シンチグラム（6時間後の前面像）と他院で撮影された頭部造影MRI（冠状断像と矢状断像）を示す。

Q | 診断は何か。

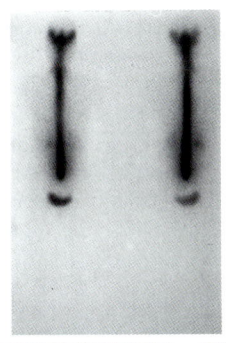

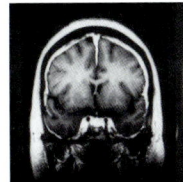

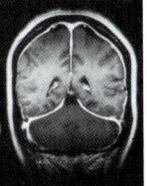

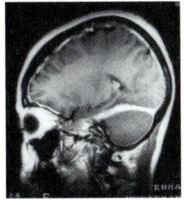

所見

^{111}In-DTPA脳脊髄液腔（脳槽）シンチグラム：6時間後の前面像であるが，膀胱が明瞭に描出されている。腎の描出もみられる。通常，6時間後では膀胱は描出されないか，されてもわずかである。橋槽，シルビウス槽，大脳縦裂が描出されている。通常，6時間像で脳表くも膜下腔，傍矢状くも膜下腔が軽度描出されるが，描出されていない。頸胸髄移行部にトレーサの漏出を認める。

頭部造影MRI：天幕上下の硬膜に強い造影効果を認める。全周に連続性で，異常な硬膜の造影効果である。

症例 53_ 頭痛

鑑別診断: 脳脊髄液減少症，肥厚性硬膜炎，癌性髄膜炎，トレーサ注入ミス

診断: 脳脊髄液減少症 cerebrospinal fluid hypovolemia（低髄圧症候群）

討論

脳脊髄液減少症は立位，座位で頭痛が増悪し，臥位で改善する起立性頭痛を特徴とする疾患で，脳脊髄圧は 60mmH$_2$O 以下（初圧正常値 70〜180）である。脳脊髄液減少症の主な原因は SCF の硬膜外漏出で，CSF 産生の低下，CSF の吸収促進，などでも発生する。女性に多く，20〜30 歳代がピークである。脳脊髄液減少症患者は激しい頭痛で来院し，頭部 CT を施行することが多い。CT 上，くも膜下腔がよくみえない所見を呈するため，くも膜下出血，頭蓋内圧亢進症との鑑別が必要となる[1]。複視も重要な臨床症状との報告がある[2]。頭部 MRI では，硬膜外静脈叢の拡大による硬膜肥厚像，硬膜下水腫（70％），硬膜下血腫（10％），小脳扁桃の下垂，下垂体腫大，橋前叢狭小化，中脳の腫大，などが認められる[1,3]。脳脊髄液減少症の診断基準は複数あり，意見の一致をみていない。その中で Schievink らの診断基準は妥当性が高いとされる[4,5]。脳脊髄液の硬膜外漏出，硬膜下液貯留，硬膜に異常な造影効果が重要な所見である。脳脊髄液腔（脳槽）シンチグラフィの所見としては，脳脊髄液の硬膜外漏出所見（extrathecal accumulation），膀胱の 3 時間以内の描出，トレーサの上方移行遅延（健常例では 3 時間後の側面像で頭蓋円蓋部が描出される）である[6]。くも膜下腔への ^{111}In-DTPA 注入ミスにより早期の膀胱描出がみられるので，手技に問題がなかったか注意する[7,8]。

【文献】

1) 柳下章. 症例 18 低髄圧症候群. 柳下章, 林雅晴編著. 症例から学ぶ神経疾患の画像と病理. 医学書院, 東京, 2008, pp35-36.
2) Ohwaki K, Yano E, Ishii T, et al. Symptom predictors of cerebral fluid leaks. Can J Neurol Sci 2008;35:452-457.
3) 佐藤慎哉, 嘉山孝正. 脳脊髄液減少症の画像診断と臨床. 臨放 2009; 54: 726-735.
4) 柳下章. 脳脊髄液減少症（cerebrospinal fluid hypovolemia）. 柳下章編著. 神経内科疾患の画像診断. 秀潤社, 東京, 2011, pp423-428.
5) Schievink WI, Maya MM, Louy C, et al. Diagnostic criteria for spontaneous spinal CSF leaks and intracranial hypotension. AJNR 2008; 29: 853-856.
6) 脳脊髄液減少症研究会ガイドライン作成委員会, 編著. 脳脊髄液減少症ガイドライン 2007. メディカルレビュー社, 東京, 2007.
7) 石井一成. 頭部, 中枢神経・脳核医学. 楢林勇, 杉村和朗監修, 小須田茂編. 放射線医学 核医学・PET・SPECT. 金芳堂, 京都, 2012, pp1-15.
8) Sakurai K, Nishio M, Yamada K, et al. Comparison of the radioisotope cisternography findings of spontaneous intracranial hypotension and iatrogenic cerebrospinal fluid leakage docusing on chronological changes. Cephalalgia 2012; 32: 1131-1139.

症例 54_鼻汁

症例・主訴

40歳代の女性。
下垂体腫瘍術後13日目になって持続性の水溶性鼻汁を自覚するようになった。^{111}In-DTPAによる脳脊髄液腔シンチグラフィ（脳槽シンチグラフィ）を施行した。脳脊髄液腔シンチグラム、髄注後6時間のplanar像（頭部左側面像）を示す。

Q │ 診断は何か。

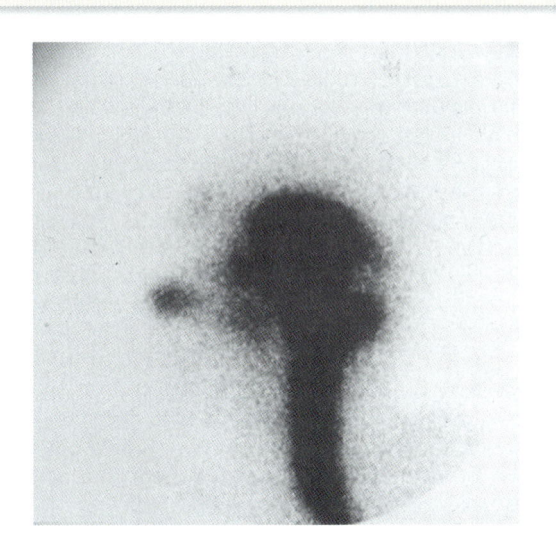

所見

6時間像にて、鼻腔に一致して明らかな頭蓋外集積を認める。通常、6時間像で脳表くも膜下腔、傍矢状くも膜下腔が軽度描出されるが、描出されていない。頸髄、頸胸髄移行部にトレーサの漏出を認めない。

症例 54_ 鼻汁

鑑別診断　髄液鼻漏，髄液耳漏

診断　髄液鼻漏

討論
　SPECT/CT の画像が提示されていないが，臨床症状，手術歴から髄液鼻漏の診断は容易であろう。髄液耳漏は解剖学的に合致しないし，髄液鼻漏に比較してまれである。髄液漏孔の好発部位は篩板である[1]。正常例では 6 時間像で脳表くも膜下腔，傍矢状くも膜下腔が軽度描出されるが，本症例では描出されていない。その原因は比較的多量の髄液漏によって脳脊髄液減少症をきたしているためと思われる。同時に施行した鼻栓（綿球）のカウント数は両側ともバックグランドをはるかに超え，左鼻腔 482,934counts/ 分，右鼻腔 26,180counts/ 分であった（バックグランド 50 ～ 60counts）。鼻栓カウント法は脳脊髄液腔シンチグラフィよりもはるかに診断精度が高い。鼻栓カウント / バックグランド比が 10 以上，あるいは 1kcpm 以上を診断基準とする。綿球をどこに留置するかによって，漏出部位をある程度把握することができる[2]。
　髄液漏は頭蓋底骨折の 10 ～ 30％，閉鎖性脳損傷の 3％に合併するとされ，髄液漏はまれな疾患ではない。開頭手術，頭頸部手術，交通外傷などの既往があり，水溶性ないし血性鼻汁，耳漏がある場合は髄液漏を臨床的に疑うことは容易であるが，それを証明することは必ずしも容易ではない。最近では，$β_2$-transferrin が髄液漏診断のバイオマーカーとして有用であることが報告されている。また，CT cisternography, MRI の有用性が報告されている。とくに，3D-CISS, intrathecal gadolinium-enhanced MR cisternography が髄液漏診断に有用であるとしている。定量性を考慮すると，鼻栓カウント法を併用した脳脊髄液腔シンチグラフィ（脳槽シンチグラフィ）は診断精度が優れている。SPECT/CT 装置で撮影することが望ましい。

【文　献】
1) Ziessman HA, Rehm P, Bartel TB, et al（eds）. Case review nuclear medicine 2nd ed, Elsevier, Philadelphia, 2011, pp387-388.
2) 小須田茂，新井眞二，法師人儀男，他．髄液鼻漏疑い例における脳槽シンチグラフィおよび鼻栓カウント法の再評価．核医学 1998; 35: 435-441.

症例55_ 腰痛

症例・主訴

70歳代の男性。
2か月前から腰痛を自覚するようになった。1週間前から腰痛が悪化したため，近医受診し，精査目的で紹介された。頸部に腫瘤を触知する。^{99m}Tc-MDPによる全身骨シンチグラムと骨盤部単純X線像を示す。

Q 診断は何か。

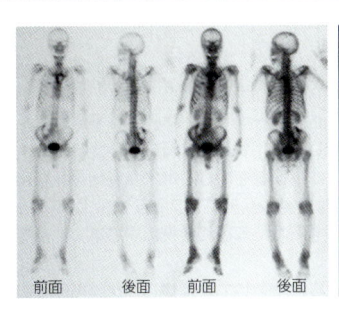

前面　後面　前面　後面

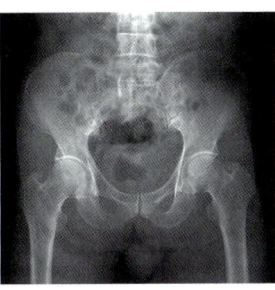

所見

全身骨シンチグラム

右腸骨に比較的大きな集積欠損とその周辺部に集積増加を認め，馬蹄形態を呈している。病巣部位は腸骨陵から頭側に膨隆している。胸骨柄にも集積欠損部位を認め，辺縁部に集積が高く，リング状の形態を呈している。右第3肋骨腹側，左第7肋骨背側にも異常集積増加を認める。

骨盤部単純X線像

腸管ガスと重なっており，所見を把握しにくい。右仙腸関節上2/3が消失しており，周囲に比較的大きな円形の骨溶解像を認めることができる。

(小須田茂：骨シンチグラフィによる骨転移の診断. 画像診断 2014；34：1602より引用)

症例55_腰痛

鑑別診断: 多発骨転移, 骨髄腫

診断: 甲状腺癌多発骨転移

討論

頸部の腫瘍を生検した結果, 甲状腺乳頭癌であった。症例は甲状腺癌多発骨転移例である。

溶骨性かつ膨隆性の骨転移は甲状腺癌, 腎細胞癌, 肝細胞癌, 多発性骨髄腫 (plasma cell myeloma) で比較的高頻度に認められる。造骨性, 膨隆性所見は骨肉腫, Paget病を考える。本症例は多発性骨転移であるが, 単発性骨転移に関しては甲状腺癌, 腎細胞癌がきたしやすい。骨シンチグラム上, 胸骨に欠損像を示した甲状腺癌胸骨転移例の報告がある。胸骨転移の頻度は全骨シンチグラフィのうち, 1.3%(12/9430) である。胸骨に欠損像を示した骨転移症例の中では, 乳癌患者が最も多い[1]。

本症例のように, 骨転移が初発症状として来院する甲状腺癌患者の報告がある。骨転移初発で来院した27例の検討では, 最も多い原発巣は肺癌であった[2]。

骨転移巣に放射性ヨウ素 ^{131}I が集積を示すか否かは患者の治療方針, 予後を把握する上で臨床上重要である。^{131}I の取り込みがないか, もしくは低集積病巣は ^{18}F-FDG PET/CT にて ^{18}F-FDG の集積を示し, ^{131}I 内用療法の効果が期待できない可能性が高い[3,4]。^{18}F-FDG PET/CT にて ^{18}F-FDG の集積を示した病巣を有する症例は抗癌化学療法と13-cis retinoic acid による redifferentiation 治療が推奨される[5]。

【文献】

1) Otsuka N, Fukunaga M, Morita K, et al. Photon-deficient finding in sternum on bone scintigraphy in patients with malignant disease. Radiat Med 1990; 8: 168-172.
2) Nakano S, Hasegawa Y, Ibuka K, et al. Survey for primary tumor site in patients with initial clinical presentation of bone metastasis. Kaku-Igaku 1993; 30: 1045-1054.
3) Kim SJ, Lee TH, Kim IJ, et al. Clinical implication of F-18 FDG PET/CT for differentiated thyroid cancer in patients with negative diagnostic iodine-123 scan and elevated thyroglobulin. Eur J Radiol 2009; 70: 17-24.
4) Chung JK, So Y, Lee JS, et al. Value of FDG PET in papillary thyroid carcinoma with negative ^{131}I whole-body scan. J Nucl Med 1999; 40: 986-992.
5) Toubert ME, Hindie E, Rampin L, et al. distant metastases of differentiated thyroid cancer: diagnosis, treatment and outcome. Nucl Med Rev Cent East Eur 2007; 10: 106-109.

症例 56_ 心窩部痛

症例・主訴

70歳代の男性。
1か月前から心窩部痛を自覚するようになった。胃薬を服用していたが，3日前から症状が悪化したため来院した。
血液所見：赤血球 300万，Hb 8.9 g/dl，Ht 31%，白血球 7,500，血小板 23万。
^{18}F-FDG PET MIP像と^{18}F-FDG PET/CT（胃体部を通る水平断像）を示す。SUVmaxは 23.7 であった。

Q | 診断は何か。

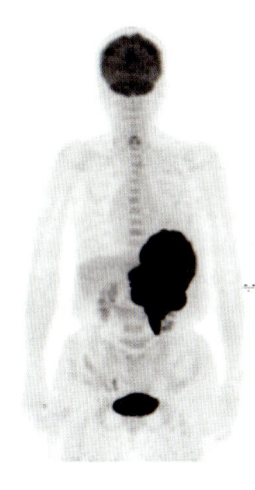

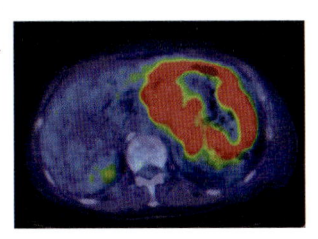

所見

噴門部から胃体部にかけて，胃壁に全周性の強い^{18}F-FDG異常集積増加を認める。胃穹窿部は頭側方向に膨隆している。小弯側の胃壁が著しく肥厚しており，胃の拡張を認める。他に，異常集積増加を認めず，転移を示唆する所見を認めない。骨髄の集積が軽度亢進している。脳，声帯，腎・尿路系に非特異的集積増加を認める。

（写真は群馬大学医学部　樋口徹也先生のご厚意による）

症例 56_ 心窩部痛

鑑別診断

胃癌，原発性胃リンパ腫（primary gastric lymphoma）

診断

原発性胃悪性リンパ腫（びまん性大細胞型 B 細胞リンパ腫，DLBCL）

討論

　健常者でも胃壁にしばしば非特異的集積増加を認める。胃体上部，穹隆部，噴門部で集積が高い。SUVmax では，胃体上部，穹隆部，噴門部で 2.5，胃体中部・胃角部で 2.1，胃前庭部で 2.1 である[1]。ピロリ菌感染，慢性胃炎では胃壁にびまん性の集積増加が見られる[2-4]。また，糖尿病用剤のビグアナイド系製剤であるメトホルミン服用中の患者では胃前庭部，腸管に非特異的集積増加を認めるとの報告がある[5]。

　^{18}F-FDG の集積の乏しい粘液癌，印環細胞癌による胃癌の ^{18}F-FDG PET/CT による評価は限界があるといわざるを得ない。SUVmax が 5.0 以上を示す胃壁病変は胃悪性病変であるとする報告がある[1]。上部消化管造影検査，内視鏡，MDCT の発達した現在，胃癌における ^{18}F-FDG PET/CT の役割は小さいと考えられる。

　一方，胃原発の悪性リンパ腫の病期診断，再発評価，治療効果判定関して，^{18}F-FDG PET/CT は有用であるとする報告が見られる[6-9]。とくに，diffuse large B-cell lymphoma（DLBCL），マントル細胞リンパ腫（mantle cell lymphoma：MCL）に有用性が高い。本症例のように，SUVmax が 20.0 前後を示すことがある[1]。MALT リンパ腫，濾胞性リンパ腫（follicular lymphoma），辺縁帯 B 細胞リンパ腫（marginal zone lymphoma），末梢性 T 細胞リンパ腫（peripheral T-cell lymphoma）は ^{18}F-FDG の集積程度が低いことが多い[10, 11]。

　本症例の骨髄の軽度集積増加の原因は貧血と DLBCL 細胞から放出されるサイトカインが関与しているものと思われる。

【文 献】

1) 首一能, 河上康彦, 日山篤人, 他. 18F-FDG PET/CTによる胃悪性病変の検出. 臨床放射線 2010; 55: 427-436.
2) Shreve PD, Anzai Y, Wahl RL. Pitfalls in oncologic diagnosis with FDG PET imaging: physiologic and behign variants. Radio Graphics 1999; 19: 61-77.
3) McDivitt JD, Arluk GM, Turton DB. Incidental detection of helicobacter pylori gastritis during FDG PET scanning for lymphoma. Clin Nucl Med 2008; 33: 113-114.
4) Takahashi H, Ukawa K, Ohkawa N, et al. Significance of (18) F-2-deoxy-2-fluoro-glucose accumulation in the stomach on positron emission tomography. Ann Nucl Med 2009; 23: 391-397.
5) Yilmaz S, Ozhan M, Sager S, et al. Metformin-induced intense bowel uptake observed on restaging FDG PET/CT study in a patient with gastric lymphoma. Mol Imaging Radionucl Ther 2011; 20: 114-116.
6) Sharma P, Suman SK, Singh H, et al. Primary gastric lymphoma: utility of 18F-fluorodeoxyglucose positron emission tomography-computed tomography for detecting relapse after treatment. Leuk Lymphoma 2013; 54: 951-958.
7. Watanabe Y, Suefuji H, Hirose Y, et al. 18F-FDG uptake in primary gastric lymphoma correlates with glucose transporter 1 expression and histologic malignant potential. Int I Hematol 2013; 97: 43-49.
8) Radan L, Fischer D, Bar-Shalom R, et al. FDG avidity and PET/CT patterns in primary gastric lymphoma. Eur J Nucl Med Mol Imaging 2008; 35: 1424-1430.
9) Ambrosini V, Rubello D, Castellucci P, et al. Diagnostic tool of 18F-FDG PET in gastric MALT lymphoma. Nucl Med Rev Cent East Eur 2006; 9: 37-40.
10) Hoffmann M, Kletter K, Diemling M, et al. Positron emission tomography with fluorine-18-2-fluoro-2-deoxy-D-glucose (F-18-FDG) does not visualize extranodal B-cell lymphoma of the mucosa-associated lymphoid tissue (MALT) -type. Ann Oncol 1999; 10: 1185-1189.
11) Elstrom R, Guan L, Baker G, et al. Utility of FDG PET scanning in lymphoma by WHO classification. Blood 2003; 101: 3875-3876.

ちょっと試してみよう 29

甲状腺癌について，正しいのはどれか．2つ選べ．

a．甲状腺結節の良悪鑑別における 18F-FDG PET の意義は低い．
b．131I が集積しないリンパ節は転移でない可能性が高い．
c．131I が集積する転移巣は 18F-FDG も良好に集積する．
d．内用療法前に 131I シンチグラフィを行うことが望ましい．
e．脳転移は予後不良である．

29

正解 a, d

解説

当初，^{18}F-FDG PET が甲状腺癌の診断に有用とされたが，甲状腺腺腫にも集積することがわかり，良悪の鑑別は困難である．低分化型，未分化甲状腺癌のリンパ節転移では ^{131}I 集積はほとんどみられない．

^{131}I が集積する転移巣は分化型甲状腺癌であるため，発育が緩慢であり，^{18}F-FDG の集積は低い．内用療法前に ^{131}I シンチグラフィを行うことは全身転移巣を把握でき，集積のほとんどみられない転移巣は内用療法の効果を期待できない．ただし，直前に ^{131}I シンチグラフィを行った場合，stunning（癌細胞が一時的に気絶する，すなわち NaI symporter が障害される）の報告があり，内用療法に影響する．また，トレーサ量と治療量でシンチグラムの転移巣検出率が異なる．

甲状腺癌脳転移は発育・成長が緩慢であり，肺癌などの他臓器癌の脳転移よりも予後良好である．孤立性の脳転移であればそれを切除することによって長期間にわたり愁訴なく生存可能である．

なお，d, e の記述に関しては議論のあるところである．

【参考文献】

* 絹谷清剛. 内分泌核医学. 楢林勇, 杉村和朗監修, 小須田茂編. 放射線医学 核医学・PET・SPECT. 金芳堂, 京都, 2012, pp131-149.
* 中條政敬. 副腎皮質シンチグラフィ. 利波紀久, 久保敦司編. 最新臨床核医学 改訂第3版. 金原出版, 東京, 1999, pp373-382.

症例 57_胸部異常陰影

症例・主訴

50歳代の男性。塗装工。
アスベスト吸入歴があり，近医受診し，胸部異常陰影を指摘された。胸部X線写真，胸部造影CT（気管分岐部水平断像，肺野条件，軟部組織条件），胸部 ^{67}Ga-SPECT（水平断像）を示す。

Q | 診断は何か。

所見

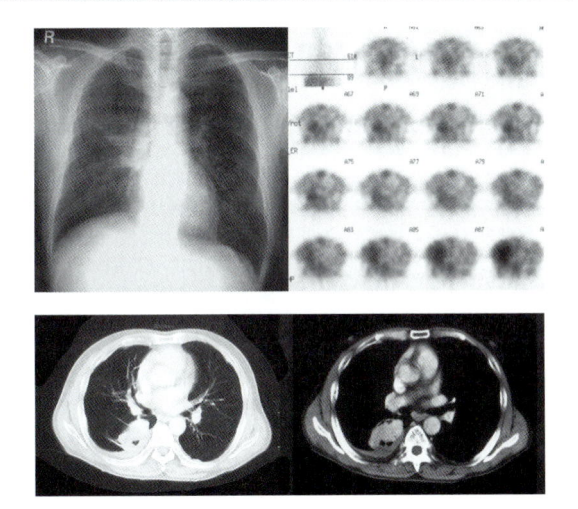

胸部X線写真：右肺門部から末梢に向かう三角形状の腫瘤影を認める。辺縁整，境界は比較的明瞭であり，葉間胸膜に連続しているようにみえる。

胸部CT：右肺下葉S6に，内部に気管支透亮像と思われる低吸収域を有する卵円形の腫瘤を認め，肥厚した胸膜に接している。腫瘤辺縁部に索状ないし線状影が2本認められる。造影剤投与で，比較的均一に濃染している。

^{67}Ga-SPECT：病巣部に一致して，^{67}Gaの軽度集積増加を認める。

症例 57_胸部異常陰影

鑑別診断　原発性肺癌，中皮腫，無気肺

診断　円形無気肺（rounded atelectasis）

討論
　アスベストーシス（石綿肺）では，中皮腫，肺癌が高頻度に合併するほか，胸膜プラーク，肺線維症，円形無気肺を伴うことで知られる。本症例では，アスベスト吸入歴があり，胸部CT所見から診断は容易と思われる。
　円形無気肺は，胸部CT上，円形，卵型を呈し，末梢で肥厚した胸膜と接している。胸水貯留を伴うこともある。血管気管支は曲線状に病巣に向かい（comet tail sign），周囲の肺容積は低下している。気管支透亮像が存在し，胸膜と腫瘤の間に肺組織が介在し，腫瘤は胸膜と鋭角を呈し，辺縁はほぼ整である。好発部位はS10であるが，腹側にも生じる。円形無気肺はアスベスト暴露によって生じるが，心不全患者にもみられ，結核性胸膜炎，種々の呼吸器感染症によっても発生する。本症例のように，円形無気肺は ^{67}Ga の軽度集積増加を認めることがある。円形無気肺の活動期では炎症細胞の浸潤により，^{67}Ga，^{18}F-FDG が集積することが報告されており，円形無気肺と肺癌との鑑別に注意を要する[1-3]。CT上，円形無気肺の濃度が高いほど，^{18}F-FDG の集積が高い。通常，^{67}Ga，^{18}F-FDG の集積程度は軽度で，肺癌，中皮腫ほど高くはない。SUVmax は，1.44 ± 0.54 との報告がある[2]。

【文献】

1) Stark P, Steinmetz A, Hefetz M, et al. Misleading Ga-67 uptake in a patient with Hodgkin's disease, mediastinal deviation, and pulmonary compression. Clin Nucl Med 2002; 27: 898-899.
2) Gerbaudo VH, Julius B. Anatomo-metabolic characteristics of atelectasis in F-18 FDG-PET/CT imaging. Eur J Radiol 2007; 64: 401-405.
3) Ludeman N, Elicker BM, Reddy GP, et al. Atypical rounded atelectasis: diagnosis and management based on results of F-18 FDG positron emission tomography. Clin Nucl Med 2005; 30: 734-735.

症例58_房室ブロック

症例・主訴

50歳代の女性。
1か月前，完全房室ブロックがあり，心臓ペースメーカー植込み術を受けた。最近，羞明を自覚するようになり，近医にてぶどう膜炎が疑われている。既往歴：特記すべきことなし。
胸部 ^{67}Ga SPECT（冠状断像），^{201}Tl 心筋 SPECT 短軸像および ^{18}F-FDG PET 短軸像を示す。

Q │ 診断は何か。

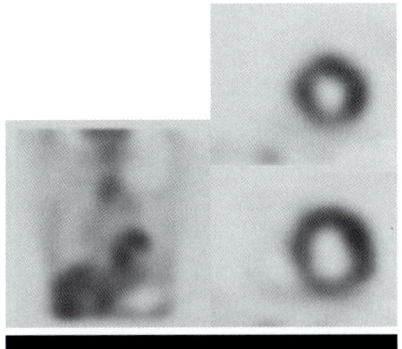

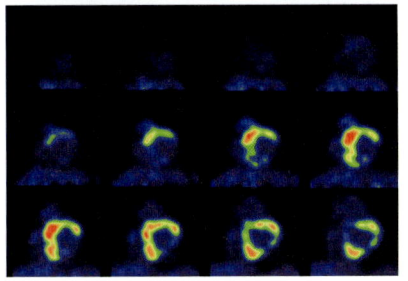

所見

胸部 ^{67}Ga SPECT（冠状断像）
左室心筋基部と思われる部位に異常集積増加を認める。

^{201}Tl 心筋 SPECT 短軸像および ^{18}F-FDG PET 短軸像
^{201}Tl 心筋 SPECT では，明らかな異常を指摘できないが，^{18}F-FDG PET で左心基部，前壁中隔に異常集積増加を認める。

（写真は日本医学放射線学会放射線科専門医認定試験から引用）

症例 58_ 房室ブロック

鑑別診断

心サルコイドーシス，心筋炎，心臓原発リンパ腫

診断

心サルコイドーシス

討論

病巣部には ^{67}Ga，^{18}F-FDG が強く集積しており，腫瘍，活動性炎症・肉芽腫を考えた。ブドウ膜炎合併から心サルコイドーシスが最も疑われる。

心サルコイドーシスはサルコイドーシス患者の 5 〜 25％に認められる。剖検例では 20 〜 60％に達する[1]。心室頻拍で来院した患者の 28％が心サルコイドーシスであったという[2]。

心サルコイドーシスの診断には，^{67}Ga シンチグラフィ[3, 4]，とくに ^{67}Ga SPECT/CT が有用であるとする報告がみられる[5]。感度，特異度，精度はそれぞれ 69％，79％，76％であった[5]。心室頻拍例で ^{67}Ga シンチグラフィ陽性率は 71％と高率であった[4]。また，ステロイド治療後には ^{67}Ga 集積は低下する[3]。

最近では，心サルコイドーシスの診断には ^{18}F-FDG PET/CT が有用とする報告が多い[6-9]。心サルコイドーシスの診断における ^{18}F-FDG PET の感度，特異度はそれぞれ 89％，78％である[9]。局所血流欠損と ^{18}F-FDG の集積増加が有用な所見とされ，ステロイド治療にて ^{18}F-FDG の集積は低下する。前処置として長時間の絶食，ヘパリン静注（50 IU/kg），高脂肪食が推奨される。18 時間の長時間絶食が最も有用との報告もある[10]。

MRI 所見と ^{18}F-FDG PET/CT のそれとを比較した報告は少ない。Delayed-enhanced MRI は心筋瘢痕化組織を反映しているのに対し，^{18}F-FDG PET/CT では活動性サルコイドーシス病巣を捉えているため，必ずしも所見は一致しない[11, 12]。各種の画像診断により病巣を正確に評価すべきである[6]。

【文　献】

1) Hunninghake GW, Costabel U, Ando M, et al. American Thoracic Society/European Respiratory Society/World Association of Sarcoidosis and Other Granulomatous Disorders, ATS/ERS/WASOG statement on sarcoidosis. Sarcoidosis Vasc Diffuse Lung Dis 1999; 16: 149-173.
2) Nery PB, Mc Ardle BA, Redpath CJ, et al. Prevalence of cardiac sarcoidosis in patients with presenting with monomorphic ventricular tachycardia. Pacing Clin Electrophysiol 2014; 37: 364-374.
3) Kiuchi S, Teraoka K, Koizumi K, et al. Usefulness of late gadolinium enhancement combined with MRI and ^{67}Ga scintigraphy in the diagnosis of cardiac sarcoidosis and disease activity evaluation. Int J Cardiovasc Imaging 2007; 23: 237-241.
4) Futamatsu H, Suzuki J, Adachi S, et al. Utility of gallium-67 scintigraphy for evaluation of cardiac sarcoidosis with ventricular tachycardia. Int J Cardiovasc Imaging 2006; 22: 443-448.
5) Momose M, Kadoya M, Koshikawa M, et al. Usefulness of ^{67}Ga SPECT and integrated low-dose CT scanning (SPECT/CT) in the diagnosis of cardiac sarcoidosis. Ann Nucl Med 2007; 21: 545-551.
6) Ohira H, Tsujino I, Yoshinaga K. ^{18}F-fluoro-2-deoxyglucose positron emission tomography in cardiac sarcoidosis. Eur J Nucl Med Mol Imaging 2011; 38: 1773-1783.
7) Blankstein R, Osborne M, Naya M, et al. Cardiac positron emission tomography enhances prognostic assessments of patients with suspected cardiac sarcoidosis. J Am Coll Cardiol 2014; 63: 329-336.
8) Osborne MT, Hulten EA, Singh A, et al. Reduction in ^{18}F-deoxyglucose uptake on serial cardiac positron emission tomography is associated with improved left ventricular ejection fraction in patients with cardiac sarcoidosis.
9) Youssel G, leung E. Mylonas I, et al. The use of ^{18}F-FDG PET in the diagnosis of cardiac sarcoidosis: a systemic review and metaanalysis including the Ontario experience. J Nucl Med 2012; 53: 241-248.
10) Morooka M, Moroi M, Uno K, et al. Long fasting is effective in inhibiting physiological myocardial ^{18}F-FDG uptake and for evaluating active lesions of cardiac sarcoidosis. EJNMMI Res 2014; 4: 1.
11) White JA, Rajchl M, Butler J, et al. Active cardiac sarcoidosis. First clinical experience of simultaneous positron emission tomography-magnetic resonance imaging dor the diagnosis of cardiac disease. Circulation 2013; 127: e639-e641.
12) Patel MR, Cawley PJ, Heitner JF, et al. Detection of myocardial damage in patients with sarcoidosis. Circulation 2009; 120: 1969-1977.

ちょっと試してみよう 30

甲状腺全摘出術と ^{131}I による ablation を施行されている甲状腺乳頭癌症例の経過観察中，Tg 値が上昇してきたので，甲状腺ホルモンを3週間休薬した後に 111MBq の ^{131}I を投与して全身シンチグラムを撮影したが異常集積はみられなかった。

この症例に対してさらなる核医学検査を行うときに適切な核種はどれか。2つ選べ。

a. ^{123}I-MIBG
b. ^{201}TlCl
c. ^{18}F-FDG
d. ^{67}Ga-citrate
e. rhTSH を筋注して再度 ^{131}I を投与する。

腕だめし

30

正解 b, c

解説

この症例は Tg 値が上昇し，^{131}I 全身シンチグラムで異常集積はみられなかったことから，^{131}I を取り込むことがほとんどない甲状腺癌組織が再発していると考えられる。したがって，甲状腺癌組織に集積する ^{201}TlCl，^{18}F-FDG を用いる。^{123}I-MIBG は髄様癌に集積する。^{67}Ga-citrate は未分化癌，悪性リンパ腫に集積する。すでに TSH は高値であったと思われるのでリコンビナントヒト TSH を筋注しても同じ結果である。

【参考文献】

*絹谷清剛．内分泌核医学．楢林勇，杉村和朗監修，小須田茂編．放射線医学 核医学・PET・SPECT．金芳堂，京都，2012，pp131-149．

症例 59_ ホットスポット

症例・主訴 60歳の男性。
急性肺血栓塞栓症が疑われ，^{99m}Tc-MAA 仰臥位静注による肺血流シンチグラム，planar 像（前面像，右側面像）を示す。

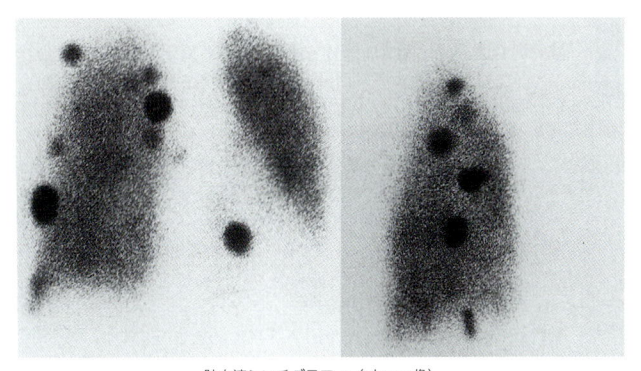

Q 診断は何か。

肺血流シンチグラフィ（planar 像）

所見

多発性の hot spots が主に右肺に認められる。Hot spots は肺末梢部に分布している。縦隔左側の hot spots は左肺舌区の心膜周囲に局在していると思われるが，SPECT 像が提示されていないため明らかでない。

症例 59_ ホットスポット

鑑別診断　肺動脈内塞栓（人工産物），うっ血性心不全

診断　肺動脈内塞栓（人工産物）

討論
　肺内の hot spots は人工産物であり，ピットフォールとして扱われる[1]。^{99m}Tc-MAA は長径 50 μm 前後の粒子であり，凝結，凝集しやすい。逆流した注射筒内の血液が，静注に手間がかかり凝血してしまうためである。その凝血塊に ^{99m}Tc-MAA が付着し，塞栓を起こすことにより hot spots を生じる。ただちに凝血塊が生じるわけではないが，一度逆流した場合は速やかに静注する。静注には，エックステンションチューブ，三方活栓を用いるとよい。
　^{99m}Tc-MAA は静脈弁，静脈内カテーテル先端部にも hot spots を形成することがある。血栓性静脈炎，うっ血性心不全例でも hot spots を発生したとの報告がある[1,2]。
　肺内 hot spots は ^{18}F-FDG PET/CT でも報告されている。胸部 CT で異常所見がない場合に hot spots を認めた場合は ^{18}F-FDG が付着した凝血塊である[3]。この ^{18}F-FDG hot spots は自動注入器を使用していない施設で認めることが多い。

【文　献】
1) 久保敦司編．シンチグラムアトラス　正常像とピットフォール．金原出版，東京，1997，pp53-67．
2) 日本核医学会分科会　呼吸器核医学研究会　呼吸器核医学診断ガイドライン作成委員会編．呼吸器核医学診断（診療）ガイドライン．海川企画，東京，2008，pp9-10．
3) Redal Pena MC, Pena Pardo FJ, Munoz Iglesias J, et al. Lung hot spot as pitfall in PET-CT interpretation: focal lung uptake of ^{18}F-fluorodeoxyglucose. Rev Esp Med Nucl 2011; 30: 248-250.

症例 60_ 回腸末端腫瘤

症例・主訴
30 歳代の男性。再発・転移巣精査希望。
6 か月前に直腸カルチノイド切除後，経過観察の目的で腹部 CT を施行したところ，回腸末端部に腫瘤を認めたため，再発巣の確認と転移巣の検索目的で ^{18}F-FDG PET/CT が依頼された。他院で撮影された腹部造影 CT，^{18}F-FDG PET MIP 像の 1 時間像（早期像）と 2 時間像（腹部後期像）および ^{18}F-FDG PET/CT の 1 時間像（腹部水平断早期像）を示す。

Q | 診断は何か。

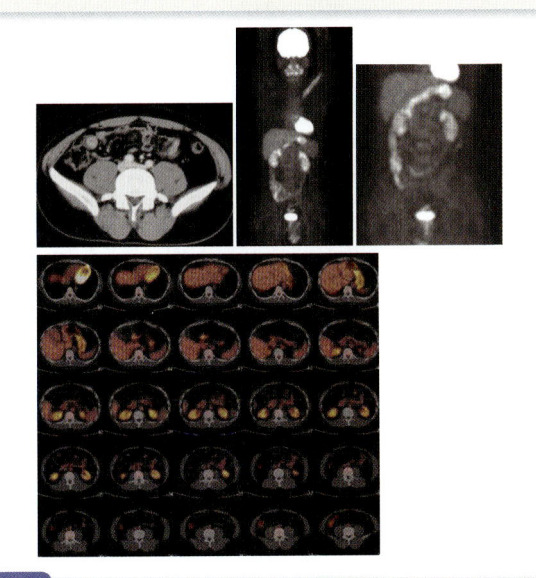

所見

腹部造影 CT では，回腸末端部と思われる領域に，中心部を除き均一に濃染される円形結節を認める。^{18}F-FDG PET MIP 像（早期像, 後期像）では，回腸末端部から回盲部，上行結腸，横行結腸に非特異的集積増加が認められるが，腹部造影 CT で認められた円形結節には明らかな異常集積増加を認めない。
^{18}F-FDG PET/CT でも，円形結節の集積を非特異的集積増加と識別することは困難である。左側胸部に索状の集積増加を認める。おそらく左小胸筋への非特異的集積増加と思われる。

症例60_ 回腸末端腫瘤

鑑別診断
異常所見なし。カルチノイドの再発

診断
カルチノイド（typical carcinoid）の再発

討論

　カルチノイドをはじめとする神経内分泌腫瘍（neuroendocrine tumors：NET）は，一般に ^{18}F-FDG の取り込みは高くはない。本症例のように，カルチノイドの再発診断には，特殊，低分化型を除き ^{18}F-FDG PET/CT は適していない場合が多い。

　NET は APUD-oma（amine precursor uptake and decarboxylation）ともいわれ，多くの腫瘍を含んでいる。病理組織学的には，Well-differentiated endocrine tumor, Well-differentiated endocrine carcinoma, Poorly-differentiated endocrine carcinoma, Mixed exocrine-endocrine tumor, Tumorlike lesion の5つに分類され（WHO），^{18}F-FDG は分化度の低い，浸潤性の高い腫瘍に集積し，高分化な NET には集積は高くない[1-4]。しかし，カルチノイドのうち，atypical carcinoma は大きさ3.5cm 以上，SUV 6以上を示す傾向がある[5]。oncocytic carcinoma には ^{18}F-FDG の高集積がみられる[6,7]。

　NET にはソマトスタチン受容体（SSTR）が存在する。SSTR は5つのタイプ SSTR1 ～ SSTR5 が知られており，さらに SSTR2 は SSTR2a と SSTR2b の2つのサブタイプがある。一般に，NET の細胞には SSTR2 は95％，SSTR1 は80％，SSTR5 は75％発現されている。

　ソマトスタチンアナログのオクトレオチドは8個のアミノ酸からなるペプチドでソマトスタチン受容体に結合する。オクトレオチド製剤である，^{111}In- ペンテトレオチド（pentetreotide）が，カルチノイド，ガストリノーマ，インスリノーマ，神経芽腫，褐色細胞腫，甲状腺髄様癌，下垂体腺腫などの診断に欧州を中心に用いられてきた。しかし，最近ではポジトロン核種である ^{68}Ga に標識したソマトスタチンアナログ（^{68}Ga-DOTA-TOC，^{68}Ga-DOTA-NOC，^{68}Ga-DOTA-TATE）が欧州，東南アジア諸国で用いられている。高集積を示す NET では，^{68}Ga の代わりに ^{90}Y, ^{177}Lu で標識して内用療法が可能である。NET はホルモン分泌の有無によって機能性，非機能性に分類されるが，^{68}Ga 標識ソマトスタチンアナログはいずれにも集積する。

　50歳代の男性で回腸原発カルチイド術後症例の非造影腹部 CT と，^{68}Ga-DOTA-TATE PET/CT（骨盤部）を示す（図1）。異常集積増加部位（4病巣）はすべて再発巣である。

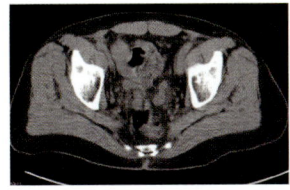

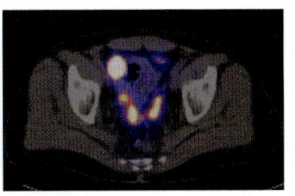

症例 60_ 回腸末端腫瘍

非造影腹部 CT　　　　　^{68}Ga-DOTA-TATE PET/CT（骨盤部）

図1　再発した4病巣が明瞭に描出されている
（David Chee-Eng Ng 教授のご厚意による）。

【文 献】

1) Adams S, Baum R, Rink T, et al. Limited value of fluorine-18 fluorodeoxyglucose positron emission tomography for the imaging of neuroendocrine tumours. Eur J Nucl Med 1998; 25: 79-83.
2) Scanga DR, Martin WH, Delbeke D. Value of FDG PET imaging in the management of patients with thyroid, neuroendocrine, and neural crest tumors. Clin Nucl Med 2004; 29: 86-90.
3) Sundin A, Eriksson B, Bergstrom M, et al. PET in the diagnosis of neuroendocrine tumors. Ann N Y Acad Sci 2004; 1014: 246-257.
4) Stefani A, Franceschetto A, Nesci J, et al. Integrated FDG PET/CT imaging is useful in the approach to carcinoid tumors of the lung. J Cardiothoarac Surg 2013; 8: 223.
5) Moore W, Freiberg E, Bishawi M, et al. FDG-PET imaging in patients with pulmonary carcinoid tumor. Clin Nucl Med 2013; 38: 501-505.
6) Tanabe Y, Sugawara Y, Nishimura R, et al. Oncocytic carcinoid tumor of the lung with intense F-18 fluorodeoxyglucose（FDG）uptake in positron emission tomography-computed tomography (PET/CT). Ann Vucl Med 2013; 27: 781-785.
7) Hunt BM, Horton MP, Vallieres E. Bronchogenic carcinoid tumours that are ^{18}F-fluorodeoxyglucose avid on positron emission tomography. Eur J Cardiothorac Surg 2014; 45: 527-530.

ちょっと試してみよう 31

甲状腺癌の ^{131}I 治療において誤っているのはどれか。1つ選べ。

a．1回の投与量は 3,700 ～ 7,400 MBq が一般的である。
b．前処置として甲状腺ホルモン薬（FT3）の投与は4週間以上前より中止し，FT4は2週間前までに中止する。
c．放射性ヨード投与時には血清 TSH 値が 30 U/ml 以上であることが望ましい。
d．^{131}I 再治療の場合，間隔は少なくとも6～12か月はあけたほうがよい。
e．少なくとも投与1～2週間前よりヨード制限食とする。

腕だめし

31

正解 b

解説

　内用療法の基礎的問題である。実際に内用療法を行っていないと，難解かもしれない。FT3は血中の半減期がFT4のそれより短いことを知っておく。すなわち，内用療法にあたっては，甲状腺ホルモンの休薬期間をなるべく短く，しかも血清TSH値をなるべく高値にしたいのである。bは，前処置として甲状腺ホルモン薬(FT4)の投与は4週間以上前より中止し，FT3は2週間前までに中止する，とすれば正しい文章になる。

　平成24年度に，rhTSH（ヒトチロトロピンα，タイロゲン®）が保険適用になったため，施設によってはrhTSHを使用し，甲状腺ホルモン薬を中止せずに内用療法を施行している。

【参考文献】

＊絹谷清剛. 内分泌核医学. 楢林勇, 杉村和朗監修, 小須田茂編. 放射線医学 核医学・PET・SPECT. 金芳堂, 京都, 2012, pp131-149.

症例61_TACE

症例・主訴

70歳代の男性。

HCV陽性の肝細胞癌患者で，肝右葉の肝細胞癌に対してTACEを，胸骨転移巣に対して放射線治療（外照射）を受けた。その後，肝右葉に再発を繰り返し，追加のTACEおよび肝左葉の転移巣に対してRFAを3回受けている。最後のTACE，RFA終了後7か月が過ぎた頃から，PIVKA-Ⅱが急激に高値を示すようになった。1週間前の測定値は，PIVKA-II 3,512 mAU/ml（基準40未満）。α-フェトプロテイン（AFP）9.0（基準10以下）。再発巣の確認と転移巣の検索目的で^{18}F-FDG PET/CTが依頼された。

^{18}F-FDG PET MIP像（1時間後の早期像，2時間後の後期像），^{18}F-FDG PET/CT（1時間後の早期，2時間後の後期の肝右葉水平断像）を示す。

Q 診断は何か。

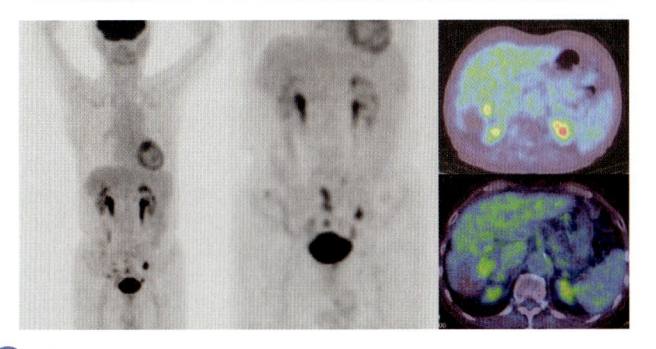

所見

^{18}F-FDG PET MIP像では肝右葉内に異常集積増加が存在するようにみえるが，右腎との重なり合いで明らかでない。脳，心筋，両腎，尿管，膀胱，腸管に非特異的集積増加が認められる。左下腹部のhot spotは，後期像で左尿管の走行とほぼ一致していることから，尿中に排泄された^{18}F-FDGと思われる。HCCの遠隔転移巣を指摘できない。

^{18}F-FDG PET/CTにて，TACEによる集積欠損部の辺縁部（右腎近傍）に集積増加が認められる。後期像では集積が低下しているが集積範囲は拡大している。SUVmaxは，早期像で4.66，後期像で4.04であった。

症例 61_TACE

鑑別診断

HCC の再発，TACE 後の炎症病巣

診断

肝細胞癌（HCC）に対する TACE 後の再発

討論

　肝細胞癌（HCC）に対する TACE（transcatheter arterial chemoembolization）はわが国で開発され，従来のリピオドール TACE（cTACE）が行われてきたが，多孔質ゼラチン粒に替わって均一な粒子径をもつ球状永久塞栓物質（ビーズ，マイクロスフィア）を用いた塞栓術が普及しつつある。

　HCC の診断に関しては，ソナゾイド造影超音波，造影ダイナミック CT，Gd-EOB-DTPA 造影 MRI が施行されている。早期 HCC の診断能は，Gd-EOB-DTPA 造影 MRI が高い。HCC に対する TACE，RFA の治療効果判定にはどの検査が有用か？　の問いに対して，ダイナミック CT あるいはダイナミック MRI が推奨されている[1]。TACE 後の肝細胞癌の残存把握に造影 MRI は造影 CT よりも優れているとしているが，その成績は良好とはいえない（診断精度：CT 43％，MR 55％）[2,3]。CT ではリピオドールの強い高吸収が再発病巣検出の妨げになることがある[1]。

　HCC への ^{18}F-FDG の取り込みはかなりバラツキがある。とくに高分化型肝細胞癌は正常肝細胞と同様，脱リン酸化酵素（glucose-6-phosphatase）の活性が高く，一度リン酸化された FDG-6-phosphate は脱リン酸化されて FDG に戻され，FDG は細胞外へ放出される。このため，HCC における ^{18}F-FDG PET の有用性は高くないとされてきた。一般に，HCC への ^{18}F-FDG 集積程度は肝実質よりも高集積 55％，同程度 30％，低集積 15％である。

　^{18}F-FDG PET/CT は HCC の遠隔転移巣の把握に有用であるとする報告がみられる一方[4-6]，TACE 後の再発腫瘍の診断，予後の評価に有用とする報告がある[7,8]。本症例は PIVKA II 高値例であったが，AFP 高値例の再発・転移巣検索に ^{18}F-FDG PET/CT が有用という[7]。腫瘍 SUVmax/ 肝 SUVmax 比に関しては高値例は低値例よりも平均生存期間が有意に低い（23.3 vs. 56.5 months）[9]。

　このように，TACE 後の HCC 患者における ^{18}F-FDG PET/CT の意義は遠隔転移巣の検出と，ソナゾイド造影超音波，造影ダイナミック CT，Gd-EOB-DTPA 造影 MRI で再発巣の確定診断に至らない場合であると思われる。なお，TACE 後 6 か月以上経過しており，TACE 後の炎症病巣は否定的である。

【文 献】

1) 画像診断ガイドライン 2013 年版. 日本医学放射線学会, 日本放射線科専門医会・医会編, 金原出版, 東京, 2013, pp228-249.
2) Murakami T, Nakamura H, Tsuda K, et al. Treatment of hepatocellular carcinoma by vhemoembolization: evaluation with 3DFT MR imaging. AJR Am J Roentgenol 1993; 160: 295-299.
3) Hunt SJ, Yu W, Weintraub J, et al. Radiological monitoring of hepatocellular carcinoma tumor viability after transhepatic arterial chemoembolization: estimating the accuracy of contrast-enhanced cross-sectional imaging with histopathologic correlation. J Vasc Interv Radiol 2009; 20: 30-38.
4) Kim YK, Lee KW, Cho SY, et al. Usefulness ^{18}F-FDG positron emission tomography/computed tomography for detecting recurrence of hepatocellular carcinoma in posttransplant patients. Liver Transpl 2010; 16: 767-772.
5) Sugiyama M, Sakahara H, Torizuka T, et al. ^{18}F-FDG PET in the detection of extrahepatic metastases from hepatocellular carcinoma. J Gastroenterol 2004; 39: 961-968.
6) Lin CY, Chen JH, Liang JA, et al. ^{18}F-FDG PET or PET/CT for detecting extrahepatic metastases or recurrent hepatocellular carcinoma: a systemic review and meta-analysis. Eur J Radiol 2012; 81: 2417-2422.
7) Han AR, Gwak GY, Choi MS, et al. The clinical value of ^{18}F-FDG PET/CT for investigating unexplained AFP elevation following interventional therapy for hepatocellular carcinoma. Hepatogastroenterology 2009; 56: 1111-1116.
8) Ma W, Jia J, Wang S, et al. The prognostic value of ^{18}F-FDG PET/CT for hepatocellular carcinoma treated with transarterial chemoembolization (TACE). Theranostics 2014; 4: 736-744.
9) Song MJ, Bae SH, Lee SW, et al. ^{18}F-fluorodeoxyglucose PET/CT predicts tumour progression after transarterial chemoembolization in hepatocellular carcinoma. Eur J Nucl Med Mol Imaging 2013; 40: 865-873.

ちょっと試してみよう 32

^{131}I (1,110 MBq) による残存甲状腺破壊（アブレーション）の外来治療に関して，正しいのはどれか．2 つ選べ．

a. 遠隔転移のない分化型甲状腺癌の全摘術後の患者において，残存甲状腺を破壊することで血清サイログロブリンを用いた術後経過観察を容易にし，微少な残存・転移癌細胞を取り除き再発の危険性の低減を目的としたものである．
b. 遠隔転移のある患者や亜全摘・片葉切除の患者，甲状腺機能亢進症の患者は対象とならない．
c. 投与当日，患者は自家用車を一人で運転し来院，投与を受け，自分で運転して帰宅した．
d. 投与後 1 時間の安静の後，患者は家族とショッピングセンターで買い物を行い，夕方の混雑した電車で帰宅した．
e. 患者が幼児をもつ母親で，投与後の自宅での生活に不安があるため，治療後はホテルに宿泊することとした．

腕だめし

32

正解 a, b

解説

アブレーション後は，一人での行動・生活は避けることが望ましい。投与後 3 日間は人が多く集まる場所は避け，旅行・移動は控える。外来アブレーションの手引き参照。余談であるが，長文の選択肢はほとんどが正解となる。この問題も選択肢 a が 3 行の長文である。

【参考文献】

*絹谷清剛. 内分泌核医学. 楢林勇, 杉村和朗監修, 小須田茂編. 放射線医学 核医学・PET・SPECT. 金芳堂, 京都, 2012, pp131-149.

症例 62_ 血尿

症例・主訴

60 歳代の男性。血尿精査希望。
2 年前に近医にて顕微鏡的血尿を指摘された。今回,精査目的で受診し,膀胱鏡で乳頭状腫瘍を膀胱内に認めたため,TUR-Bt を受けた。病理結果は移行上皮癌 G2-3 であった。
膀胱癌の広がりの把握と転移巣の検索目的で ^{18}F-FDG PET/CT が依頼された。^{18}F-FDG PET MIP 像(早期像),^{18}F-FDG PET/CT 2 時間後の後期像(骨盤部水平断像および冠状断像,いずれも 2 スライス)を示す。

Q | 診断は何か。

所見

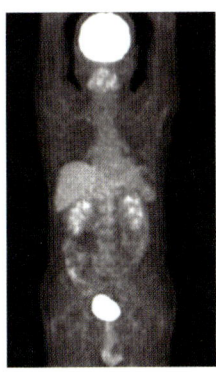

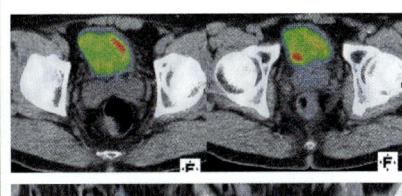

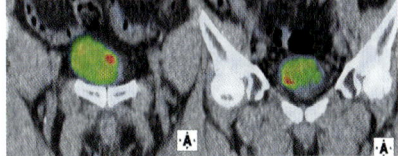

^{18}F-FDG PET MIP 像では明らかな異常所見を指摘できない。脳,膀胱内の高い集積増加は非特異的集積増加である。鼻咽腔,腎,腸管,肝にも非特異的集積増加を認める。会陰部の集積増加は後期像撮影時に検査衣を着替えた後,消失したことから ^{18}F-FDG の衣服汚染である。
後期像の ^{18}F-FDG PET/CT では膀胱壁の右下壁と左上壁の内側に結節状の異常集積増加を指摘することができる。SUVmax は,右下壁:12.05,9.45,左上壁:12.19,10.60,それぞれ早期像,後期像であった。

症例 62_ 血尿

鑑別診断

膀胱癌，排泄された ^{18}F-FDG，膀胱炎

診断

膀胱癌

討論

　膀胱癌検出にあたっての最大の難点は ^{18}F-FDG の尿中排泄である。投与量の 40%前後が尿中に排泄されるため，撮影時の工夫が必要である。フロセマイドなどの利尿剤投与，水負荷，後期像の撮影，バルーンカテーテルの膀胱内挿入による洗浄などが行われてきたが [1-4]，臨床の現場ではあまり行われていない。本症例のように，膀胱原発巣の検出には，水負荷，排尿直後の後期像で SPECT/CT が望ましい。バルーンカテーテルの膀胱内挿入による生食洗浄は最も望ましいが，ルーチンに行えない [2]。

　ハイブリッド型 PET/CT 装置が開発されて，後期像の ^{18}F-FDG PET/CT は膀胱癌の診断 [2-4]，病期診断 [5, 6]，残存腫瘍 [7]，再発巣検出 [8] に有用であるとする報告がみられるようになった。CT よりも検査精度が優れているとしている。リンパ節転移の有無，骨転移の把握に ^{18}F-FDG PET/CT は有用性が高い。しかし，^{18}F-FDG PET/CT による筋層浸潤の把握に関しては，データが得られていない。

　また，^{18}F-FDG PET/CT は膀胱癌の予後を評価できるとする報告もある [9]。

　最近では，尿中排泄の少ない ^{11}C- もしくは ^{18}F-cholin，^{11}C-acetate が ^{18}F-FDG に代わって使用され始めている [10]。

【文　献】

1) Kosuda S, Fisher S, Wahl RL. Animal studies on the reduction and/or dilution of 2-deoxy-2-[^{18}F]fluoro-D-glucose（FDG）activity in the urinary system. Ann Nucl Med 1997; 11: 213-218.
2) Kosuda S, Kison PV, Greenough R, et al. Preliminary assessment of fluorine-18 fluorodeoxyglucose positron emission tomography in patients with bladder cancer. Eur J Nucl Med 1997; 24: 615-620.
3) Nayak B, Dogra PN, Naswa N, et al. Diuretic ^{18}F-FDG PET/CT imaging for detection and locoregional staging of urinary bladder cancer: prospective evaluation of a novel technique. Eur J Nucl Med Mol Imaging 2013; 40: 386-393.
4) Mertens LS, Bruin NM, Vegt E, et al. Catheter-assisted ^{18}F-FDG-PET/CT imaging of primary bladder cancer: a prospective study. Nucl Med Commun 2012; 33: 1195-1201.
5) Hitier-Berthault M, Ansquer C, Branchereau J, et al. ^{18}F-fluorodeoxyglucose positron emission tomography-computed tomography for preoperative lymph node staging in patients undergoing radical cystectomy for bladder cancer: a prospective study. Int J Urol 2013; 20: 788-796.
6) Lu YY, Chen JH, Liang JA, et al. Clinical value of FDG PET or PET/CT in urinary bladder cancer: a systemic review and meta-analysis. Eur J Radiol 2012; 81: 2411-2416.
7) Yang Z, Cheng J, Pan L, et al. Is whole-body fluorine-18 fluorodeoxyglucose PET/CT plus additional

pelvic images (oral hydration-voiding-refilling) useful for detecting recurrent bladder cancer? Ann Nucl Med 2012; 26: 571-577.
8) Jadvar H, Quan V, Henderson RW, et al. [18F]-Fluorodeoxyglucose PET and PET-CT in diagnostic imaging evaluation of locally recurrent and metastatic bladder transitional cell carcinoma. Int J Clin Oncol 2008; 13: 42-47.
9) Mertens LS, Mir MC, Scott AM, et al. ^{18}F-fluorodeoxyglucose—positron emission tomography/computed tomography aids staging and predicts mortality in patients with muscle-invasive bladder cancer. Urology 2014; 83: 393-398.
10) Picchio M, Treiber U, Beer AJ, et al. ^{11}C-cholin PET and contrast-enhanced CT for staging of bladder cancer: correlation with histopathologic findings. J Nucl Med 2006; 47: 948-944.

ちょっと試してみよう33

70歳代の女性。甲状腺癌。甲状腺全摘術の約2か月後に^{131}I内用療法（3,330 MBq）が行われた。同療法の8日後に撮像されたシンチグラム（全身前後像および骨盤部SPECT/CT）について，誤っているのはどれか，1つ選べ。

a．口腔の集積は，唾液腺から分泌された唾液に含まれる^{131}Iによるものと考えられる。
b．下頸部正中の著明な集積は甲状腺癌の局所再発あるいはリンパ節転移が考えられる。
c．両側下肺野に認められる著明な集積は肺転移への集積と思われ，治療効果が期待できる。
d．肝に認められる淡い集積はサイログロブリンの代謝経路に沿ったものと考えられる。
e．骨盤部2か所の淡い集積はSPECT/CTをみると両側仙腸関節の骨転移が鑑別に挙がる。

注意：矢印は^{99m}Tcマーカー（胸骨上縁，胸骨下縁，臍部）で，^{131}Iの集積ではない。

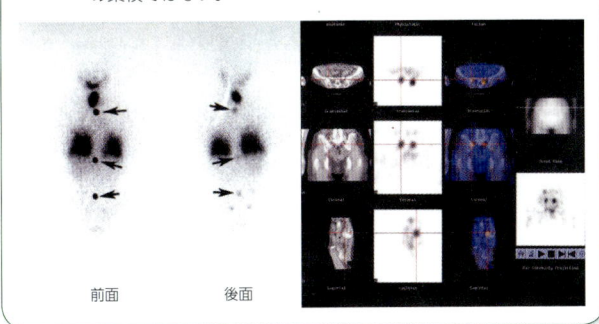

前面　　　後面

33

正解 b

解説

　甲状腺全摘術後であっても甲状腺床は非常に強い集積増加を示すことが多い（starburst effect）。この集積を残存甲状腺癌あるいはリンパ節転移と診断してはならない。もっとも，通常，micrometastasis が甲状腺床に含まれているとされる。^{131}I は唾液，汗にも排泄される。微小肺転移は ^{131}I 内用療法のよい適応である。

　肝に認められる淡い集積は，サイログロブリンの代謝と関与していると思われるが，トレーサ量投与でも肝描出が認められることから，サイログロブリンの代謝の関与はすべてではない。

　SPECT/CT は解剖学的位置関係が明瞭となり，診断能が向上する。

【参考文献】

＊絹谷清剛. 内分泌核医学. 楢林勇，杉村和朗監修，小須田茂編. 放射線医学 核医学・PET・SPECT. 金芳堂，京都，2012, pp131-149.

症例63_ 直腸癌

症例・主訴

80歳代の男性。
2年前に直腸癌（Rb）に対して，他院で Miles 手術を受けた。1年6か月後の腹部 CT で肝右葉 S7 に 7mm 大の小結節を認めたが経過観察となった。さらに 6 か月後の腹部 CT で同結節は 20mm に増大してきた。直腸癌肝転移の確認と他の転移巣把握のため，^{18}F-FDG PET/CT が依頼された。
^{18}F-FDG PET MIP 像，腹部 CT（胆嚢床を含む水平断像，low-dose CT），^{18}F-FDG PET/CT 1 時間後の早期像（胆嚢床を含む水平断像，2 スライス）を示す。

Q | 診断は何か。

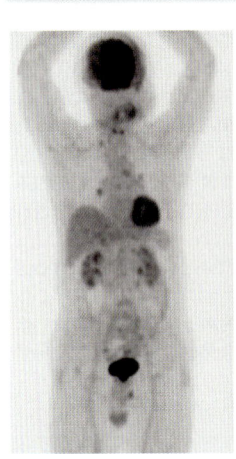

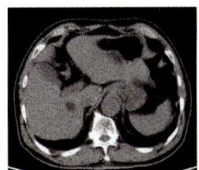

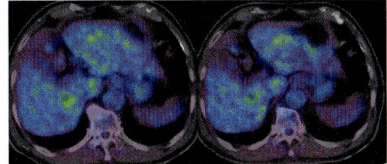

所見

^{18}F-FDG PET MIP 像では，脳，鼻咽腔，甲状腺，右肺尖部（右胸鎖関節），心臓，肝，腎・尿路系，腸管に非特異的集積増加がみられる。会陰部の集積は尿汚染と思われる。MIP 像からは直腸癌の転移巣を指摘できない。Low-dose CT では肝右葉の S7 領域に 2cm の明瞭な低吸収域を認める。^{18}F-FDG PET/CT では，その低吸収域の辺縁部にリング状の軽度の集積増加を認めることができる。SUVmax は 3.96 であった。

症例 63_ 直腸癌

鑑別診断: 直腸癌肝転移，肝膿瘍，肝細胞癌

診断: 直腸癌肝転移

討論

　肝転移（転移性肝腫瘍）の診断に有用な画像検査は何か？ の問いに対して，ダイナミック MRI（EOB）が推奨グレード A，ダイナミック CT が推奨グレード B とされている[1]。肝特異性造影剤を用いたMRI は優れたエビデンスがあり，行うことが強く推奨される。しかし，CT，MRI，^{18}F-FDG PET/CT の診断精度をメタアナリシスで比較すると，統計学的有意差はないにしても ^{18}F-FDG PET/CT が最も優れた成績となっている。感度では，病巣ごとの評価で 74.4％，80.3％，81.4％，患者ごとの評価で 83.6％，88.2％，94.1％であった[2]。この他，同様な報告がみられ，症例数が少ないものの，いずれも ^{18}F-FDG PET/CT が最も優れた成績となっている[3-5]。しかし，20mm 以下の小転移巣では MRI が優れた成績であった[6]。血中 CEA 値が基準値範囲内の再発症例でも ^{18}F-FDG PET で再発巣が検出されたとの報告もある[7]。

　注意すべき点は結腸・直腸癌の病理組織型である。粘液癌（mucinous adenocarcinoma），印環細胞癌では偽陰性となることである[8-11]。しかし，転移巣が明瞭に検出されたとの報告もある[12]。本症例では，転移巣の辺縁部にのみ集積増加がみられた。偽陰性の要因は粘液成分が多く，細胞密度が低いことである。

　肝膿瘍，肝細胞癌は臨床経過，画像所見から否定的である。

【文献】

1) 日本医学放射線学会，日本放射線科専門医会・医会編．画像診断ガイドライン 2013 年版．金原出版，東京，2013．228-249.
2) Niekel MC, Bipat S, Stoker J. Diagnostic imaging of colorectal liver metastases with CT, MR imaging, FDG PET, and/or FDG PET/CT: a meta-analysis of prospective studies including patients who have not previously undergone treatment. Radiology 2010; 257: 674-684.
3) Bipat van Leeuwen MS, Comans EF, Pijl ME, et al. Colorectal liver metastases: CT, MR imaging, and PET for diagnosis—meta-analysis. Radiology 2005; 237: 123-131.
4) Kinkel K, Lu Y, Both M, et al. Detection of hepatic metastases from cancers of the gastrointestinal tract by using noninvasive imaging methods (US, CT, MR imaging, PET) : a meta-analysis. Radiology 2002; 224: 748-756.
5) Floriani I, Torri V, Rulli E, et al. Performance of imaging modalities in diagnosis of liver metastases from colorectal cancer: a systemic review and meta-analysis. J Magn Reson Imaging 2010; 31: 19-31.
6) Coenegrachts K, De Geeter F, ter Beek L, et al. Comparison of MRI (including SS SE-EPI and SPIO-

7) Sarikaya I, Bloomston M, Povoski SP, et al. FDG PET scan in patients with clinically and/or radiologically suspicious colorectal cancer recurrence but normal CEA. World J Surg Oncol 2007; 5: 64.
8) O'Connor OJ, McDermott S, Slattery J, et al. The use of PET-CT in thr assessment of patients with colorectal carcinoma. Int J Sur Oncol 2011; 2011: 846512.
9) Gollub MJ, Grewal RK, Panu N, et al. Diagnostic accuracy of 18F-FDG PET/CT for detection of advanced colorectal adenoma. Clin radiol 2014; 69: 611-618.
10) Au-Yeung AW, Luk WH, Lo AX. Imaging features of colorectal liver metastasis in FDG PET-CT; a retrospective correlative analysis between CT attenuation and FDG uptake. Nucl Med Commun 2012; 33: 403-407.
11) Whiteford MH, Whiteford HM, Yee LF, et al. Usefulness of FDG-PET scan in the assessment of suspected metastatic or recurrent adenocarcinoma of the colon and rectum. Dis Colon Rectum 2000; 43: 759-767.
12) Funahashi K, Ushigome M, Kaneko H. A role of 18F-fluorodeoxyglucose positron emission computed tomography in a strategy for abdominal wall metastasis of colorectal mucinous adenocarcinoma developed after laparoscopic surgery. World J Surg Oncol 2011; 9: 28.

ちょっと試してみよう 34

飛程（positron range）が最も長いのはどれか。

a. ^{11}C
b. ^{13}N
c. ^{15}O
d. ^{18}F
e. ^{124}I

腕だめし

34

正解 e

解説

あるエネルギー E の荷電粒子は，物質中では電離・励起・制動放射によりエネルギーを失い，物質中で止まる。止まるまでの距離を飛程（range）という。すなわち，陽電子消滅により2本の消滅放射線を放出までの陽電子の移動距離である。

飛程 R は，

R = AE + B　　A，B は定数

このように，飛程は粒子のエネルギーのほか，質量，電荷，媒質の密度で決まる。β線のエネルギーと放出割合は，^{11}C：0.960MeV（99.8%），^{13}N：1.198MeV（99.8%），^{15}O：1.732MeV（99.9%），^{18}F：0.634MeV（96.7%），^{124}I：2.138MeV（10.8%）で，このほか ^{68}Ga：1.90MeV（87.7%）である。18F，11C，^{124}I の飛程はそれぞれ，2.3mm，4mm，5.7mm である。

マウス実験では，飛程を考慮することが重要である。

【参考文献】

* Kemerink GJ, Visser MG, Franssen R, et al. Effect of the positron range of ^{18}F, ^{68}Ga and ^{124}I on PET/CT in lung・equivalent materials. Eur J Nucl Med Mol Imaging 2011; 38: 940-948.

症例64_腰痛

症例・主訴

50歳代の女性。
1か月前からの腰痛があり受診した。15年ほど前から慢性腎不全のため、維持透析療法を受けている。
全身骨シンチグラム（撮影条件の異なる2種類の前面像）と頭部単純X写真（側面像）を示す。

Q | 診断は何か。

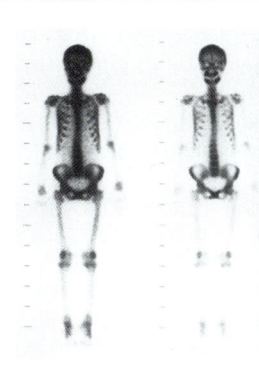

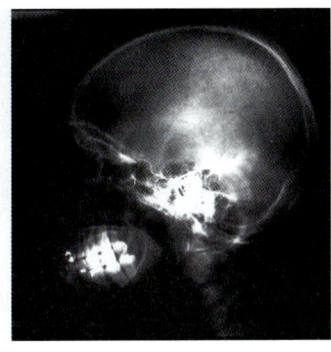

所見

全身骨シンチグラム

全身骨のびまん性集積増加を認める。とくに、頭蓋骨、下顎骨に集積が高い。前面像であるが、腎の集積を認めない。いわゆるスーパースキャン（super scan）の所見である。

頭部単純X写真

頭蓋骨には、顕著ではないが脱灰と骨硬化像が混在した所見がみられる。

症例64_腰痛

鑑別診断

腎性骨栄養症，びまん性骨転移，骨粗鬆症，腫瘍性骨軟化症

診断

腎性骨栄養症（renal osteodystrophy）

討論

　腎性骨栄養症とは，続発性副甲状腺機能亢進症の一つの病態である。原発性副甲状腺機能亢進症の主な原因は副甲状腺腫であるが，腎性骨栄養症では慢性腎不全によってもたらされる低 Ca 血症により引き起こされる副甲状腺過形成である。

　慢性腎不全では，腎機能低下に伴い高リン血症とビタミン D の活性化障害による腸管からの Ca 吸収低下，などにより血清 Ca が低下し，PTH の分泌が持続的に刺激される。

　腎性骨栄養症患者では骨吸収促進により骨代謝が亢進し，骨芽細胞の活性化に伴ってビスフォスフォネート製剤である ^{99m}Tc-MDP，-HMDP が集積増加をきたす。原発性，続発性副甲状腺機能亢進症の骨シンチグラフィ上の所見はほぼ同じであるが，^{99m}Tc-MDP，-HMDP の集積程度は続発性副甲状腺機能亢進症のほうが強い[1]。腎性骨栄養症患者の骨シンチグラフィでは，スーパースキャン，骨集積が比較的低くバックグランドの高いタイプ，骨外集積タイプ，正常分布と，種々の所見を呈する[2,3]。びまん性骨転移によるスーパースキャンとの鑑別点は，びまん性骨転移では赤色髄の分布に一致して集積するのに対して，副甲状腺機能亢進症では全身骨に集積増加がみられ，本症例のように頭蓋骨，下顎骨，胸骨（bow tie sternum）に集積増加が顕著である[4]。

　頭蓋骨の単純 X 線写真では，斑状の骨吸収・骨硬化像所見の混在した所見（salt and pepper appearance）と椎体の特徴的所見である rugger jersey appearance が続発性副甲状腺機能亢進症で認められることが多い[2,5]。

　線維芽細胞増殖因子 23（fibroblast growth factor：FGF23）は間葉系腫瘍によって過剰産生されることがあり，腫瘍性骨軟化症（tumor-induced osteomalacia）と低リン血症を起こす。この間葉系腫瘍にはソマトスタチン受容体が過剰発現していることが知られ，その局在診断にソマトスタチン受容体イメージングが有用である[6]。

【文 献】

1) Krishnamurthy GT, Brickman AS, Blahd WH. Technetium-99m-Sn-pyrophosphate pharmacokinetics and bone image changes in parathyroid disease. J Nucl Med 1977; 18: 236-242.
2) Okamura T, Fukuda T, Inoue Y, et al. Usefulness of bone scintigraphic classification and quantitative evaluation of bone mineralization with X-CT and SPECT in renal osteodystrophy（腎性骨栄養症の診断および治療効果判定における画像診断の有用性）. Kaku Igaku（核医学）1987; 24: 933-946.
3) So Y, Hyun IY, Lee DS, et al. Bone scan appearance of renal dystrophy in diabetic chronic renal failure patients. Radiat Med 1998; 16: 417-421.
4) Buckley O, O'Keeffe S, Geoghegan T, et al. ^{99m}Tc bone scintigraphy superscan: a review. Nucl Med Commun 2007; 28: 521-527.
5) 福庭栄治. 代謝性骨疾患. 楢林勇, 杉村和朗監修, 江原茂編. 放射線医学 骨格系画像診断. 金芳堂, 京都, 2013: 57-76.
6) Breer S, Brunkhorst T, Beil FT, et al. ^{68}Ga DOTA-TATE PET/CT allows tumor localization in patients with tumor-induced osteomalacia but negative ^{111}In-octreotide SPECT/CT. Bone 2014; 64: 222-227.

ちょっと試してみよう 35

β壊変と関係しないのはどれか。1つ選べ。

a. 内部転換電子
b. オージェ電子
c. ニュートリノ
d. 反ニュートリノ
e. EC壊変

腕だめし

35

正解 a

解説

β壊変には，β⁻壊変，β⁺壊変，電子捕獲（electron capture, EC壊変）の3つの壊変がある。β⁻壊変では反ニュートリノが，β⁺壊変ではニュートリノが，EC壊変では特性放射線またはオージェ電子が発生する。

励起状態がエネルギーの低い状態へ転移するとき，γ線を放出する代わりに気道電子を放出する場合がある。この転移を内部転換といい，このとき放出される電子を内部転換電子という。

症例65_ 骨硬化症

症例・主訴

40歳代の男性。
肺癌患者。腰痛があり，骨転移検索のため，骨シンチグラフィが依頼された。腰椎，骨盤骨には異常所見を認めなかった。^{99m}Tc-MDPによる頭頸部骨シンチグラム（右側面planar像）および頭部単純X線写真を示す。

Q | 診断は何か。

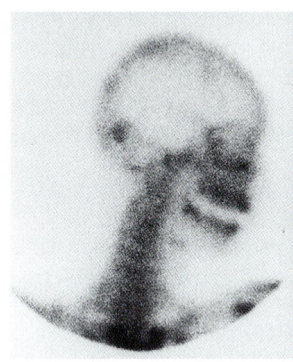

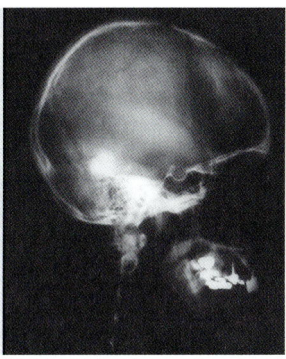

所見

^{99m}Tc-MDPによる頭頸部骨シンチグラム：右側後頭骨にhot spotを認める。

頭部単純X線写真：骨シンチグラムのhot spotに一致して類円形の骨硬化像を認める。濃度は非常に高く均一で，辺縁整，境界明瞭である。

【文 献】

1) Arana E, Marti-Bonmati L. CT and MR imaging of focal calvarial lesions. AJR Am J Roentgenol 1999; 172: 1683-1688.
2) Earwaker J. Paranasal sinus osteomas: a review of 46 cases. Skeletal Radiol 1993; 22: 417-423.
3) Enomoto K, Nishimura H, Hamada K, et al. Nuclear imaging of osteoma. Clin Nucl Med 2008; 33: 135-136.
4) Williams SC, Peller PJ. Gardner's syndrome. Case report and discussion of the manifestations of the disorder. Clin Nucl Med 1994; 19: 668-670.
5) Noyek AM, Chapnik JS, Kirsh JC. Radionuclide bone scan in frontal sinus osteoma. Aust N Z Surg 1989; 59: 127-132.

症例 65_ 骨硬化症

鑑別診断　骨腫，骨島，造骨性骨転移

診断　骨腫 (osteoma)

討論

　骨腫は真の腫瘍ではなく，骨化生 (osseous metaplasia) とされる。頭蓋骨，顔面骨に好発し，皮質骨が突出するような形態をとる。発生頻度は副鼻腔 CT 施行例の 3％に発見される。骨腫の約 80％は前頭洞・篩骨洞から発生する。30 〜 40 歳代が好発年齢で通常，無症状である。頭蓋骨発生では，外板から外方へ膨隆する辺縁平滑で高密度の腫瘍である。内板から発生した場合は石灰化髄膜腫との鑑別が問題となることもある[1, 2]。

　骨シンチグラム所見と特徴的な頭部単純 X 線写真，CT 所見から診断は容易と思われる（図 1）。骨腫には ^{18}F-FDG は集積しない[3]。

　多発性骨腫は Gardner's syndrome を考える。すなわち，大腸ポリープ，骨腫，デスモイド（腹腔内），皮膚結節，歯牙病変の合併である。骨腫が大腸ポリープの発症に先行することがある[4]。

　前頭洞・篩骨洞から発生する骨腫のうち，洞内に封入されたような状況では，骨シンチグラム上 cold spots となることが報告されている[5]。ときに，骨腫が頭蓋内に浸潤する場合がある。前頭洞の骨腫は副鼻腔粘膜と連続性があり，骨腫が増大し硬膜をつきぬけ脳内に食い込むことがある。これにより前頭洞から炎症が波及し脳膿瘍を形成した症例が報告されている[6-8]。

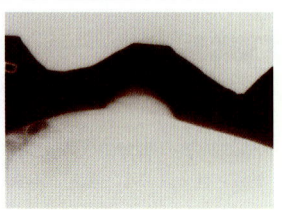

図 1　骨腫の頭部単純 X 線写真（接線像）

【文献続き】

6) Shady J, Bland LI, Kazee AM, et al. Osteoma of the frontoethmoidal sinus with secondary brain abscess and intracranial mucocele: case report. Neurosurgery 1994; 34: 920-923.
7) Summers LE, Mascott CR, Tompkins JR, et al. Frontal sinus osteoma associated with cerebral abscess formation: a case report. Surg Neurol 2001; 55: 235-239.
8) Nabeshima K, Marutsuka K, Shimao Y, et al. Osteoma of the frontal sinus complicated by intracranial mucocele. Pathol Int 2003; 53: 227-230.

症例66_メチオニン

症例・主訴

正常例において、^{11}C-methionine の集積がみられないのはどれか。2つ選べ。
a. 鼻粘膜
b. 耳下腺
c. 涙腺
d. 眼球
e. 脳

所見

^{11}C-methionine は保険未収載であるが、頭頸部腫瘍の局在診断、病期診断に用いられている。

^{11}C-methionine は脳腫瘍あるいは頭頸部腫瘍患者において、^{18}F-FDG PET/CT を凌駕する結果が得られると期待されるポジトロン放射性医薬品である。しかし、^{11}C-methionine PET/CT 画像の頭頸部領域の読影には非特異的集積部位を知っておかねばならない。

症例 66_ メチオニン

診断 d. 眼球, e. 脳

討論

メチオニンは必須アミノ酸の1つで，種々の代謝過程に関与するがタンパク質合成の際に重要な1成分となる。^{11}C-methionine は脳腫瘍，頭頸部腫瘍，副甲状腺腺腫，甲状腺髄様癌の局在診断，病期診断，治療効果判定，再発診断にその有用性が期待される[1-7]。腫瘍細胞へは，細胞膜のアミノ酸トランスポーターを介して細胞内に入り，タンパク質合成に用いられるほか，メチル化されて RNA，DNA に組み入れられる。また，エネルギー産生のため，クエン酸回路にも導入される。

^{18}F-FDG と比較して，^{11}C-methionine の利点は，正常脳細胞への取り込みがほとんどみられないこと，炎症巣への取り込みが少ないこと，治療後の病巣部には速やかに取り込みが低下すること，検査前絶食の必要がないこと，などである。とくに，脳腫瘍に関して，現在最も優れた PET 製剤とされており，脳腫瘍辺縁部の同定，生検部位の決定，治療後の再発の早期診断にその臨床的有用性が期待される。生検部位は ^{11}C-methionine が最も高い集積部位とする。

^{11}C-methionine の難点は，物理学的半減期が 20 分のため in-house cyclotron を有する施設のみに利用が限られていること，空間分解能が MRI，CT と比較して低いことが挙げられる。

正常例（図1）と鼻腔原発の悪性黒色腫の放射線治療前後の ^{11}C-methionine PET/CT（図2）を示す。

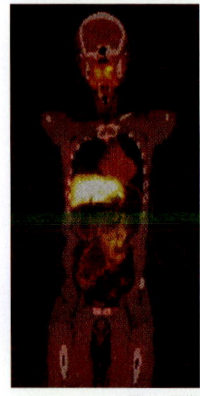

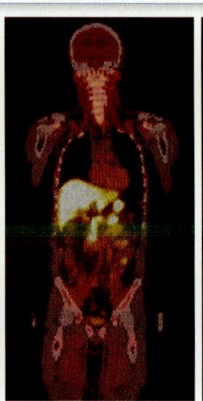

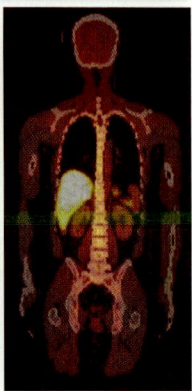

図1 正常例の ^{11}C-methionine PET/CT（冠状断像）
脳への集積が低く，膵，肝への集積が高い。

症例 66_メチオニン

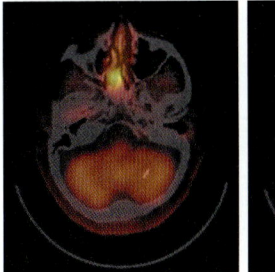

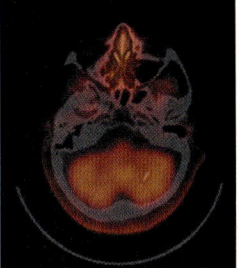

図 2 鼻腔原発の悪性黒色腫の放射線治療前（左）と治療後 1 か月の ^{11}C-methionine PET/CT（右）

（写真は放射線医学総合研究所 吉川京燦先生のご厚意による）

【文献】

1) Kracht LW, Friese M, Herholz K, et al. Methyl-[^{11}C]-l-methionine uptake as measured by positron emission tomography correlates to microvessel density in patients with glioma. Eur J Nucl Med Mol Imaging 2003; 30: 868-873.
2) Pirotte B, Goldman S, Massager N, et al. Comparison of ^{18}F-FDG and ^{11}C-methionine for PET-guided stereotactic brain biopsy of gliomas. J Nucl Med 2004; 45: 1293-1298.
3) Galldiks N, Kracht LW, Burghaus L, et al. Use of ^{11}C –methionine PET to monitor the effects of temozolomide chemotherapy in malignant gliomas. Eur J Nucl Med Mol Imaging 2006; 33: 516-524.
4) Moulin-Romsee G, D'Hondt E, de Groot T, et al. Non-invasive grading of brain tumours using dynamic amino acid PET imaging: does it work for ^{11}C-methionine? Eur J Nucl Med Mol Imaging 2007; 34: 2082-2087.
5) Kato T, Shinoda J, Nakayama N, et al. Metabolic assessment of gliomas using ^{11}C-methionine [^{18}F] fluorodeoxyglucose, and ^{11}C-choline positron-emission tomography. AJNM Am J Neuroradiol 2008; 29: 1176-1182.
6) Sundin A, Johansson C, Hellman P, et al. PET and parathyroid L-[carbon-11]methionine accumulation in hyperparathyroidism. J Nucl Med 1996; 37: 1766-1770.
7) Jang HW, Choi JY, Lee JI, et al. Localization of medullary thyroid carcinoma after surgery using (11) C-methionine PET/CT: comparison with (18) F-FDG PET/CT. Endocr J 2010; 57: 1045-1054.

ちょっと試してみよう 36

^{18}F-FDG PET/CT で偽陽性とならないのはどれか。1 つ選べ。

a．ワルチン腫瘍
b．甲状腺腺腫
c．脂肪腫
d．神経鞘腫
e．大腸腺腫

腕だめし

36

正解 c

解説

肺炎などの炎症性疾患,サルコイドーシス,肺結核などの肉芽腫性疾患のほか,良性腫瘍で ^{18}F-FDG を取り込む良性腫瘍を知っておくことは読影上,大切である。褐色脂肪は ^{18}F-FDG を強く取り込むことで知られているが,脂肪腫(lipoma)は ^{18}F-FDG を取り込まない。ただし,悪性の脂肪肉腫(liposarcoma)は ^{18}F-FDG を取り込むので注意する。

【参考文献】

* 奥山智緒.FDG PET/CT のピットフォール.楢林勇,杉村和朗監修,小須田茂編.放射線医学 核医学・PET・SPECT.金芳堂,京都,2012,pp119-123.
* 石原圭一,汲田伸一郎.診療に役立つ核医学の基本―専門医試験も見すえ―「PET (1)」.臨床核医学 2011;44:51-53.

症例 67_ 呼吸困難

症例・主訴

70 歳代の男性。
肝硬変症と腎機能障害のため，近医通院中である。40 歳代から 2 型糖尿病があり，現在，インスリンにて加療中である。3 か月前から体動時の呼吸苦を自覚するようになった。^{99m}Tc-MAA による全身シンチグラム（表示条件を変えた 2 種類の全身シンチグラム前後像）を示す。

Q 診断は何か。

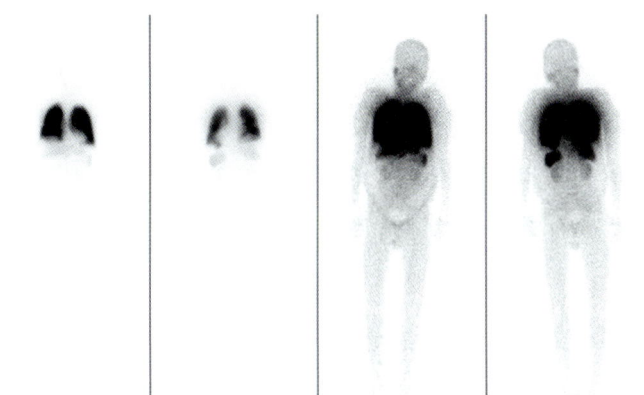

所見

^{99m}Tc-MAA による全身シンチグラム

両側の肺が明瞭に描出されているが，明らかな欠損像を指摘できない。肺のほか，肝，脾，腎が描出されており，さらに軽度であるが脳，唾液腺が描出されている。胃の描出を認めない。肝は萎縮している。

症例 67_ 呼吸困難

鑑別診断
肝硬変症による右左シャント，標識不良による遊離 ^{99m}Tc

診断
肝硬変症による右左シャント（肝肺症候群）

討論

本症例は肝肺症候群による右左シャントである。肝肺症候群は，慢性肝疾患の患者において肺内毛細血管の拡張によって引き起こされ，呼吸苦を主訴とする。これには血管拡張作用のある一酸化窒素（NO）が関与しているとされ，肺血管内皮細胞内の一酸化窒素合成酵素の活性が亢進していると報告されている[1]。

肺内毛細血管拡張のため，静注された ^{99m}Tc-MAA の一部は肺毛細管床にて人工塞栓を起こさずに，右左シャントによって体循環系に分布する。通常，腎が良好に描出されるが，本症例では慢性腎不全により腎萎縮があり，腎の描出は良好ではない。

標識不良によっても，^{99m}Tc イオンが血中に遊離するが，この場合，腎皮質のほか，胃と腎盂，尿管が描出される点が鑑別となる。

^{99m}Tc-MAA 肺血流シンチグラフィは右左シャントの診断およびシャント量を非侵襲的に定量化でき，臨床的に有用である。

肺血流シンチグラフィに用いられる ^{99m}Tc-MAA の粒子径は 50 μm 程度であり，肺毛細血管前床で人工的に塞栓される。したがって，全身シンチグラフィにて，肺以外の臓器，とくに脳および腎皮質の描出は右左シャントを示唆する所見である。シャント率の定量化は全身スキャンにより，全身と肺の放射能を測定することにより右左シャント率を以下の式により，非侵襲的に定量化できる[2-7]。

右左シャント率＝(全身カウント数－全肺カウント数)／全身カウント数

本症例の右左シャント率は 33.6％であった。

腎の明らかな描出は 15％以上のシャント率が示唆される。脳および腎以外に肝臓などが描出されるが，全腎のカウント数の約 4 倍，もしくは脳と腎のカウント数の和の 2〜2.5 倍のカウント数が肺外カウント数に相当する。脳が明瞭に描出された場合は，病的シャントの存在が示唆される[8]。

右左シャントは肝硬変症（肝肺症候群）のほか，先天性心・肺疾患，肺動静脈瘻（奇形），重症肺疾患（原発性肺高血圧症，肺線維症など）でも認められる[9-11]。

【文 献】

1) Fallon MB, Abrams GA, Luo B, et al. The role of endothelial nitric oxide synthase in the pathogenesis of a rat model of hepatopulmonary syndrome. Gastroenterology 1997; 113: 606-614.
2) Taylor A, Schuster DM, Alazraki N. A clinician's guide to nuclear medicine. 2nd edition. Reston; Society of Nuclear Medicine, 2006: 29-44.
3) Salimi Z, Thomasson J, Vas W, et al. Detection of right-to-left shunt with radionuclide angiocardiography in refractory hypoxemia. Chest 1985; 88: 784-786.
4) Gates GF, Orme HW, Dore EK. Surgery of congenital heart disease assessed by radionuclide scintigraphy. J Thorac Cardiovasc Surg 1975; 69: 767-775.
5) Goshen E, Oksman Y, Rotenberg G, et al. Absent pulmonary uptake on 99mTc MAA perfusion lung scan due to severe right-to-left shunt. Semin Nucl Med 2004; 34: 157-158.
6) Suga K, Kume N, Hirabayashi A, et al. Abnormal brain perfusion demonstrated by Tc-99m MAA total-body scan in two children with complex congenital heart disease. Ann Nucl Med 1998; 12: 297-302.
7) Kimura T, Hasegawa T, Sasaki T, et al. Rapid progression of intrapulmonary arteriovenous shunting in polysplenia syndrome associated with biliary atresia. Pediatr Pulmonol 2003; 35: 494-498.
8) Graves MW, Kiratli PO, Mozley D, et al. Scintigraphic diagnosis of a right to left shunt in end-stage lung disease. Respir Med 2003; 97: 549-554.
9) Hosono M, Machida K, Honda N, et al. Quantitative lung perfusion scintigraphy and detection of intrapulmonary shunt in liver cirrhosis. Ann Nucl Med 2002; 16: 577-581.
10) Pruckmayer M, Zacherl S, Salzer-Muhar U, et al. Scintigraphic assessment of pulmonary and whole-body blood flow patterns after surgical intervention in congenital heart disease. J Nucl Med 1999; 40: 1477-1483.
11) Inanir S, Dede F, Caliskan B, et al. Assessment of right and left ventricular perfusion in patients with right bundle branch block. Arch Med Res 2006; 37: 58-64.

ちょっと試してみよう 37

心筋血流製剤ではないのはどれか。1つ選べ。

a. ^{15}O-water
b. ^{13}N-ammonia
c. ^{82}Rb
d. ^{99m}Tc-MIBI
e. ^{123}I-BMIPP

腕だめし

37

正解 e

解説

^{123}I-BMIPPは，心筋脂肪酸代謝画像が得られ，心筋血流製剤ではない。心筋はエネルギー源として主に脂肪酸とブドウ糖を利用しており，通常の好気性環境下では，70％前後が脂肪酸のβ酸化に依存している。

^{15}O-waterと^{13}N-ammoniaはいずれもポジトロン核種で心筋血流測定に用いられ，繰り返し検査が可能である（表1）。

^{82}Rbは^{82}Sr/^{82}Rbジェネレータから得られ，サイクロトロンを必要としない。親核種である^{82}Srの物理学的半減期は25.5日で，10分ごとに溶出可能である。^{82}Rbの物理学的半減期は75秒で，短時間で繰り返し検査可能という利点がある。しかも，心筋摂取率が高く，鮮明な画像が得られるため米国で広く使用されているが，わが国では保険未収載である。50〜60mCi投与後，1分後より5〜7分収集する。

表1

	^{15}O-water	^{13}N-ammonia
物理学的半減期	2分	10分
集積機序	拡散	代謝
血流と取り込み	高血流まで直線	高血流で飽和
収集時間	5〜6分	10〜15分
検査間隔	10〜15分	60分
画質	不良	良好

【参考文献】
*汲田伸一郎，桐山智成．心・大血管核医学（SPECT, PET/CT）．FDG PET/CTのピットフォール．楢林勇，杉村和朗監修，小須田茂編．放射線医学 核医学・PET・SPECT．金芳堂，京都，2012，pp22-30.

症例 68_紅斑

症例・主訴

40歳代の男性。
幼少時からアトピー性皮膚炎の診断で、加療を受けていた。3か月前から全身に掻痒を伴わない類円形の紅斑が出現するようになったため来院した。頭頸部皮膚を首座に、大小の鱗屑を有する類円形の紅斑が互いに癒合して紅皮症化している。
皮膚悪性腫瘍が疑われたため、原発巣の広がりの把握と転移巣の検索目的で ^{18}F-FDG PET/CT が依頼された。^{18}F-FDG PET MIP像（前面、斜位の早期像）、^{18}F-FDG PET/CT 早期像（頭頸部水平断像）を示す。

Q | 診断は何か。

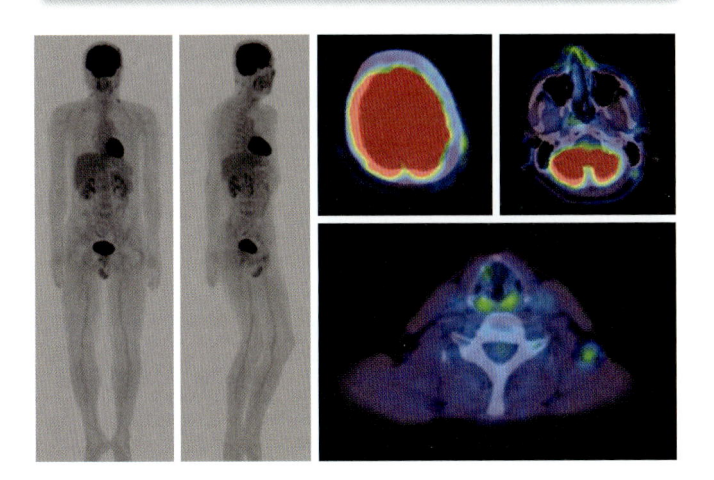

所見

頭部の動きがみられるが、左側頭皮、左後頸部皮膚および左右頸部リンパ節と思われる部位に、^{18}F-FDG の軽度の集積増加を認める。
脳、鼻咽腔、腎、膀胱、肝、脾に集積増加が認められるが、非特異的集積増加と思われる。肝脾腫を認めない。

症例 68_ 紅斑

鑑別診断: 皮膚有棘細胞癌，皮膚原発悪性リンパ腫，悪性黒色腫

診断: 菌状息肉腫（Mycosis Fungoides）

討論

皮膚悪性リンパ腫の罹患率は 10 万人あたり 0.5 〜 1.0 人とされ，好発年齢は 40 〜 60 歳で，男女比は 2：1 と男性に多い。皮膚悪性リンパ腫は，T cell lymphoma が 70 〜 90 ％を占め，B cell lymphoma は 10 〜 20 ％である。T cell lymphoma の Indolent type には菌状息肉腫（Mycosis Fungoides）があり，皮膚悪性リンパ腫全体の約 50 ％を占める。Aggressive type には，Sezary syndrome, NK/T nasal type がある。

皮膚悪性リンパ腫の中で最も発生頻度の高い菌状息肉腫は，CD4 陽性 T 細胞による多発性浸潤性紅斑および多発性結節を皮膚所見とする経過の長い疾患である[1]。

菌状息肉腫は indolent type で発育速度が緩慢であることから，SUV は一般に低いがリンパ節，皮膚以外の他臓器への浸潤，転移の把握に有用であったとする報告がある。菌状息肉腫患者における ^{18}F-FDG PET/CT による病巣検出率は 83 ％であった。SUV は 3.8 で，T 細胞リンパ腫の中で最も低値であるが，悪性転化した症例群では SUV が 11.3 に増加した。

表 1 AJCC による TNMB 分類

T1：体表面積の 10 ％以下の皮疹もしくは丘疹
T2：体表面積の 10 ％以上の皮疹もしくは丘疹
T3：皮膚腫瘤
T4：広範な紅皮症

N0：リンパ節転移なし
N1：病理学的には証明されないが，臨床的に腫大したリンパ節
N2：臨床的には腫大していないが，病理学的に証明されたリンパ節
N3：臨床的に腫大し，かつ病理学的に証明されたリンパ節

M0：臓器病変ない
M1：臓器病変あり

B0：末梢血中の悪性細胞なし（< 1,000 Sezary cell/μl）
B1：末梢血中の悪性細胞あり（≧ 1,000 Sezary cell/μl）

【文 献】

1) Buechner SA, Winkelmann RK, Banks PM. T-cell and T-cell subsets in mycosis fungoides and parapsoriasis. Arch Dermatol 1984; 20: 897-905.

症例69_ 鼻汁

症例・主訴

50歳代の男性。透明な鼻汁。

出生時からMondini奇形があり、両側聾である。頭部打撲後、透明な鼻汁を自覚するようになった。精査目的で入院となる。
^{111}In-DTPAによる脳脊髄液腔シンチグラフィ（脳槽シンチグラフィ）を施行した。脳脊髄液腔シンチグラム、髄注後経時的に撮影された1, 6, 24, 48時間のplanar像（前面像、後面像）を示す。

Q | 診断は何か。

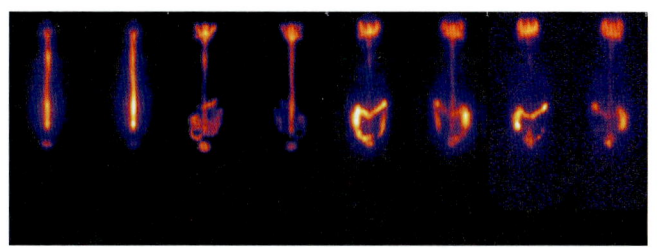

1時間　　　6時間　　　24時間　　　48時間

所見

6時間像で胃、小腸が描出されており、24時間像、48時間像では胃、小腸の描出はなく、大腸のみの描出となっている。大腸の描出は24時間像が最も強い。通常、6時間像で脳表くも膜下腔、傍矢状くも膜下腔が軽度描出されるが、48時間像でもその描出はほとんどみられない。

1時間像で、膀胱の描出を認める。6時間前面像で右側の頭蓋底付近に頭蓋外集積を認める。頸髄、頸胸髄移行部にトレーサの漏出を認めない。

症例 69_ 鼻汁

鑑別診断　髄液耳漏，髄液鼻漏

診断　髄液耳漏および髄液鼻漏

討論

Mondini 奇形とは片側もしくは両側の内耳奇形があり，難聴を主訴とする先天性疾患である。めまい，運動失調を伴うことがある。先天性難聴のほか，髄液漏（髄液耳漏，髄液鼻漏），繰り返す髄膜炎を伴うことでも知られる[1-3]。

6 時間前面像で右側の頭蓋底付近に頭蓋外集積を認めており，右側の髄液耳漏と思われる。しかし，同時に施行した鼻栓，耳栓（綿球）のカウント数は両側耳栓も高値であったが，鼻栓のほうがはるかに高い（バックグランド 50 〜 60 counts）。両側の髄液鼻漏，髄液耳漏の存在が疑われる。綿栓カウント法は間歇性 / 潜在性鼻汁例に有用とされるが，漏出髄液の流通経路を把握する補助診断としても有用である。

```
6 時間後
    右耳栓   555        右鼻栓   > 1,000,000
    左耳栓   520        左鼻栓     908,639
```

^{111}In-DTPA 脳脊髄腔シンチグラフィにて消化管が描出されることはまれである。これまでに，2 例の報告があるにすぎない[4, 5]。漏出髄液の嚥下は起こりうる現象で，実際には，経時的全身シンチグラフィを撮影する機会が少ないためと思われる。

正常例では 6 時間像で脳表くも膜下腔，傍矢状くも膜下腔が軽度描出されるが，本症例では 48 時間像でも描出されていない。その原因は比較的多量の髄液漏によって脳脊髄液減少症をきたしているためと思われる。膀胱の早期描出も認められる。

【文 献】

1) Yi HG, Fuo H, Ch Y, et al. Use of the translabyrinthine approach to repair congenital spontaneous cerebrospinal fluid leakage in five Chinese patients with Mondini dysplasia. Int J Pediatr Otorhinolaryngology 203; 77: 1965-1968.
2) Lin CY, Lin HC, Peng CC, et al. Mondini dysplasia presenting as otorrhea without meningitis. Pediatr neonatol 2012; 53: 37373.
3) Lien TH, Fu CM, Hsu CJ, et al. Recurrent bacterial meningitis associated with Mondini dysplasia. Pediatr neonatal 2011; 52: 294-296.
4) Rajendran J. Abdominal scintigraphy of CSF leak. Clin Nucl Med 1995; 20: 1111.
5) Verdu J. Abdominal activity in cerebrospinal fluid cisternography. Clin Nucl Med 1994; 19: 245.

症例 70_ 頭痛

症例・主訴

80 歳代の女性。頭痛。

3 か月前から持続する左側頭部から頸筋にかけての絞られるような痛みを訴えていた。歯からの痛みと感じ，歯科受診するも異常なく，内科受診勧められた。外来で頭部 CT 施行し，器質的疾患は否定的であったが，血液検査で炎症反応高値を認めたため，精査目的で入院となった。眼瞼結膜貧血所見，手の DIP 関節の腫脹を認め，左耳介前部の圧痛を有する結節を触知した。血液生化学所見：CRP 9.99 mg/dl, Hb 8.4 mg/dl, Alb 2.3 g. 腫瘍マーカー，P-ANCA，C-ANCA はすべて基準値範囲内であった。

既往歴：帯状疱疹，特発性器質化肺炎，掌蹠膿疱症。

^{18}F-FDG PET MIP 像および ^{18}F-FDG PET/CT（胸部冠状断像）を示す。

Q | 診断は何か。

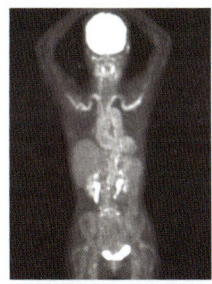

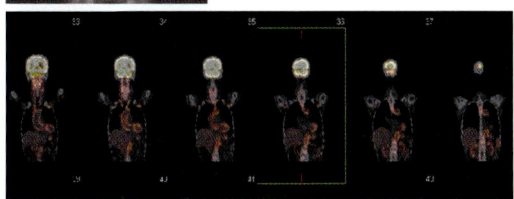

所見

両側の蛇行した鎖骨下動脈に対称性に強い集積増加を認める。上行および下行大動脈壁にも集積増加がみられ，冠状断像で胸部大動脈壁への集積増加が明瞭に描出されている（tram line 所見）。MIP 像に戻り，もう一度見直してみると，左側頭部の皮下に hot spot を認める。

症例 70_ 頭痛

鑑別診断

高安動脈炎，動脈硬化症，側頭動脈炎，リウマチ性多発筋痛症

診断

側頭動脈炎

討論

左側頭部の皮下の ^{18}F-FDG の hot spot は左浅側頭動脈であった (SUVmax: 1時間 4.32，2時間 5.17)。同部の生検の結果は，側頭動脈の内弾性板に多核巨細胞，類上皮細胞の集簇を伴い，内弾性板の断裂・消失，リンパ球，形質細胞浸潤が検体断面にびまん性に認められた。内膜の線維性肥厚により，血管内腔は著明に狭窄化していた。臨床症状と病理結果から側頭動脈炎と診断した。

ステロイド治療開始後9か月で行った ^{18}F-FDG PET の MIP 像を示す (**図1**)。改善が明らかである。

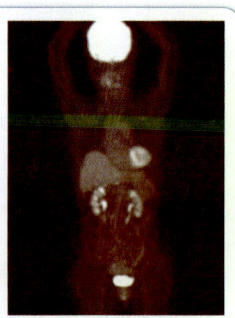

図1 両側鎖骨下動脈，大動脈への異常集積増加が明らかに改善している。

側頭動脈炎 (temporal arteritis) は，巨細胞動脈炎の一つで高齢女性に好発する。わが国では1,000例の報告がある[1]。側頭動脈炎は頸動脈の分枝，浅側頭動脈，眼動脈，後毛様体動脈などがおかされる。後毛様体動脈が障害されると，視力障害，失明をきたすため早期診断，早期治療が重要である。側頭動脈炎の診断基準を**表1**に示す。

高安動脈炎と異なり，側頭動脈に ^{18}F-FDG の集積増加が認められるのが側頭動脈炎の特徴的所見である[2-7]。本症例では，^{18}F-FDG PET/CT は生検部位決定と治療効果判定に役立った。一般に，^{18}F-FDG 集積部位は病巣の活動性を現している。

リウマチ性多発筋痛症は側頭動脈炎の類縁疾患と考えられ，高齢者に発症し，関節痛はなく，四肢近位部の多発性筋痛，微熱，倦怠感の症状を有する。ステロイドが著効する点で側頭動脈炎と共通している。

表1 側頭動脈炎の診断基準[1]

主要症状	1. 頭痛 2. 視力障害 3. 側頭動脈の発赤，疼痛，索状肥厚，拍動減少
組織所見	巨細胞性動脈炎の組織所見
判　定	主要症状が少なくも1項と組織所見あれば確定的。

【文 献】

1) 寺井千尋. リウマチ性多発筋痛症, 側頭動脈炎. 内科学第2版, 黒川清, 松澤佑次, 編, p.2214-2216, 文光堂, 東京, 2003.
2) Henes JC, Muller M, Krieger J, et al. ^{18}F-FDG PET/CT as a new and sensitive imaging method for the diagnosis of large vessel vasculitis. Clin Exp Rheumatol 2008; 26: S47-S52.
3) Fletcher TM, Espinola D. Positron emission tomography in the diagnosis of giant cell arthritis. Clin Nucl Med 2004; 29: 617-619.
4) Adams H, Raijmakers P, Smulders Y. Polymyalgia rheumatic and interspinous FDG uptake on PET/CT. Clin Nucl Med 2012; 37: 502-505.
5) Akin E, Coen A, Momeni M. PET-CT findings in large vessel vasculitis presenting as FUO, a case report. Clin Rheumatol 2009; 28: 737-738.
6) Blockmans D, de Ceuninck L, Vanderschueren S, et al. Repetitive ^{18}F-fluorodeoxyglucose positron emission tomography in giant cell arteritis: a prospective study of 35 patients. Arthritis & Rheumatism 2006; 55: 131-137.
7) 太田香織, 冨田浩子, 小須田茂, 他. ステロイド治療前後に ^{18}F-FDG PET/CT を施行しえた側頭動脈炎の1例. 臨床核医学 2010; 43: 82-85.

ちょっと試してみよう 38

PET/CT 検査で患者の待機時と搬送時, 介護することになった。介護者の1行為あたりの線量限度で正しいのはどれか。1つ選べ。

a. 0.1 mSv
b. 0.5 mSv
c. 1 mSv
d. 5 mSv
e. 10 mSv

腕だめし

38

正解 d

解説

　PET/CT の普及とともに比較的重度の患者（被験者）ため介護が必要な症例が増加している。看護・介護が看護師によって行われるとは限らない。家族，介護士が介助，介護するケースが増加している。とくに，PET/CT 検査時に待機室での介護者の協力がその例である。患者は全身被曝に対して最も大きな寄与者である。被曝軽減の対策として，搬送には，被験者と距離をとること，短時間の接触・介護，可能なら防護衝立を使用すること，体内分布と残存 RI 量を認識することが挙げられる。

症例71_咳嗽

症例・主訴 60歳代の女性。咳嗽，喀痰。

1か月前から咳嗽，喀痰が出現し，近医を受診した。両肺野に多発する結節影を指摘され，精査・加療目的で紹介された。身長154cm，体重58kg。脈拍73/分，整。体温35.6℃。口渇を自覚するも眼乾燥感，関節痛，Raynaud症状はない。舌腫大を認めず，リンパ節を触知しない。喫煙歴はない。

胸部X線写真，胸部CT（肺野条件，造影CT縦隔条件，いずれも水平断像）および ^{18}F-FDG PET MIP像（胸部）と ^{18}F-FDG PET/CT（水平断像）を示す。

Q 診断は何か。

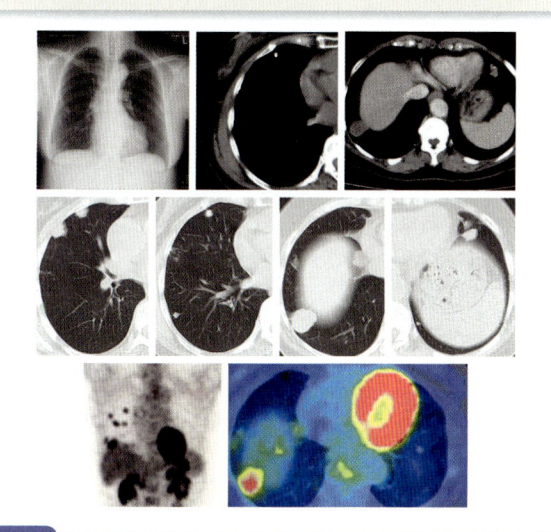

所見

胸部X線写真：右下肺野に多発結節影を認める。最も大きな結節は右横隔膜に接している。左室辺縁に結節が存在するようにみえるが明らかでない。

胸部CT：右肺中葉・下葉，左肺舌区の胸膜下に多発結節が散在している。辺縁はやや不整である。内部に粗大石灰化を含む結節を認める。

^{18}F-FDG PET，PET/CT：CTで認められた肺結節に一致して異常集積増加を認める。リンパ節への取り込みを認めない。

症例 71_ 咳嗽

鑑別診断

肺癌肺内転移，カルチノイド，アミロイドーシス，活動性肺結核，肺真菌感染症，リウマチ結節，Granulomatosis with polyangitis (Wegener 肉芽腫症)，肺過誤腫，上皮様血管内皮腫

診断

肺アミロイドーシス

討論

多発肺結節の鑑別診断では多くの疾患を列挙することができるが，臨床的には感染の症状がないこと，肺転移にしては腫瘍マーカーがそれほど高値でないこと，肺結節が石灰化を有していること，空洞性病巣ではないこと，リンパ節腫大が明らかでないこと，^{18}F-FDG の集積増加を認めること，などが疾患を絞り込む所見と思われる。リウマチ結節は胸膜に接した半球状結節として認められることが多いが上葉に多く，半数に空洞形成がみられ，石灰化はまれである。口渇があり，Saxon テスト陽性，IgG, IgA 高値であることからシェーグレン症候群の合併が疑われた。以上の所見から，肺アミロイドーシスを考えた。

VATS 肺生検にて得られた組織から，Congo-red 染色は陽性，過マンガン酸処理で染色性は消失せず，AA AL (κ) AL (λ) の免疫染色では，AL (λ) のみが陽性であった（図1）。

アミロイドーシスに関与するアミロイド蛋白には，原発性，骨髄腫などに続発した AL 型，血清アミロイド関連蛋白 (SAA) を前駆物質とし，膠原病（シェーグレン症候群，関節リウマチ），結核，梅毒，Crohn 病に続発する AA 型，長期透析患者にみられる A$β_2$M 型，などがある。アミロイド沈着分布から，全身性アミロイドーシスと限局性アミロイドーシスに分類される。アミロイドーシスのほとんどは二次性のアミロイドーシスである。

肺・気管支アミロイドーシスは，気管・気管支型，結節型，びまん性肺胞隔壁型に分類される。結節型アミロイドーシスは末梢，胸膜下に分布する結節で 30 〜 50%に石灰化を認め，空洞形成はまれである[1,2]。

結節型アミロイドーシスに ^{18}F-FDG の集積増加を認めるとの報告が多い[3-7]。^{18}F-FDG の高集積は AL 型アミロイドーシスでみられるとの報告[8]がある一方，SUVmax 3 以上は MALToma, 形質細胞腫を合併しているとの報告がある[9]。

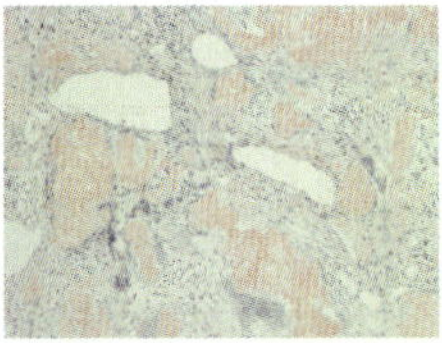

図1 Congo-red 染色
陽性であった。リンパ球，形質細胞，組織球，異物型巨細胞の浸潤・集簇が認められた。

【文 献】

1) Urban BA, Fishman EK, Goldman SM, et al. CT evaluation of amyloidosis: spectrum of disease. RadioGraphics 1993; 13: 1295-1308.
2) Pickford HA, Swensen SJ, Utz JP. Thoracic cross-sectional imaging of amyloidosis. AJR 1997; 168: 351-355.
3) 梅田幸寛, 出村芳樹, 竹田菜穂子, 他. FDG-PETにより病勢評価し, 長期経過観察し得た肺アミロイドーシスの1例. 日呼吸会誌 2007; 45: 424-428.
4) Serizawa I, Inubushi M, Kanegae K, et al. Lymphadenopathy due to amyloidosis secondary to Sjogren syndrome and systemic lupus erythematosus detected by F-18 FDG PET. Clin Nucl Med 2007; 32: 881-882.
5) Grubstein A, Shitrit D, Sapir EE, et al. Pulmonary amyloidosis: detection with PET-CT. Clin Nucl Med 2005; 30: 420-421.
6) Kung J, Zhuang H, Yu JQ, et al. Intense fluorodeoxyglucose activity in pulmonary amyloid lesions on positron emission tomography. Clin Nucl Med 2003; 28: 975-976.
7) Pusztaszeri M, Kamel EM, Artemisia S, et al. Nodular pseudotumoral pulmonary amyloidosis mimicking pulmonary carcinoma. Thorax 2005; 60: 440.
8) Mekinian A, Jaccard A, Soussan M, et al. ^{18}F-FDG PET/CT in patients with amyloid light chain amyloidosis: case-series andliterature review. Amyloid 2012; 19: 94-98.
9) Baqir M, Lowe V, Yi ES, Ryu JH. ^{18}F-FDG PET scanning in pulmonary amyloidosis. J Nucl Med 2014; 55: 565-568.

ちょっと試してみよう 39

放射線を利用する場合の放射線防護の原則にあてはまらないのはどれか。1つ選べ。

a. 行為の正当化
b. 防護の最適化
c. 被曝のある検査の制限
d. ALARA
e. 個人の線量限度

腕だめし

39

正解 c

解説

放射線を利用する場合の防護体系としてICRPは以下の3点を勧告している。1. 行為の正当化，2. 防護の最適化（ALARA，線量拘束値），3. 線量限度，である。

核医学検査，CTなどの被曝を伴う医療行為によって患者，社会集団が受ける放射線被曝は発癌のリスクを高める，もしくは放射線障害発生の可能性があると考えられる。しかし，その行為によってもたらされる利益（疾病の診断，広がり，など）はリスクよりも勝っている場合，その医療行為を行うことが正当化されるが，保証の程度を定量化することは困難である。もし，被曝量が多く，利益がきわめて小さいと仮定した場合，すなわち，リスクが利益に勝っていると考えられる場合，その医療行為は推奨されない。

ALARAとは，as low as reasonably achievableの頭文字で，個人線量の大きさ，被曝する人数，被曝の起こる可能性について，経済的，社会的要因を考慮した上で，合理的に達成できるかぎり低く保つことである。医療現場では適切なRI投与量，水分摂取での排尿促進を図る。

線量限度は，医療被曝には適用されない。

症例 72_ 下顎腫脹

症例・主訴

20 歳代の男性。右下顎腫脹。
3 年前から右下顎腫脹に気付いていたが，疼痛はなく放置していた。1 か月前から腫脹が増大しているように感じたため，精査目的で来院した。血液生化学所見に異常を認めない。なお，消化器症状はなかったが，疾患を疑い注腸造影検査が行われた。
Caldwell 撮影，頭蓋単純 X 線撮影側面像，^{99m}Tc-MDP 骨 SPECT（下顎〜頸椎 C7 の水平断像）および注腸造影検査（直腸，S 状結腸，上行結腸）を示す。

Q 診断は何か。

所見

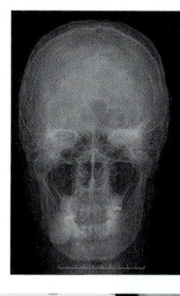

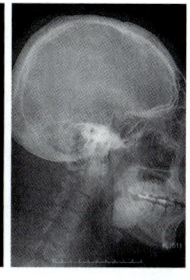

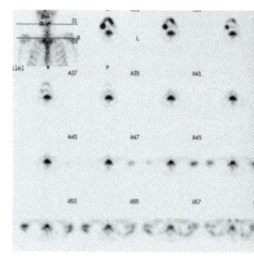

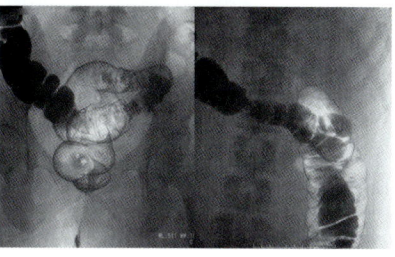

Caldwell 撮影，頭蓋単純 X 線撮影側面像：下顎骨の右側下顎角に直径 3.5cm の類円形の骨硬化像を認める。

^{99m}Tc-MDP 骨 SPECT：右下顎角に，頭部単純 X 線像で認められた骨硬化病巣に一致して異常集積増加を認める。

注腸造影検査：直腸，S 状結腸，上行結腸に多発するポリープを認める。

症例 72_ 下顎腫脹

鑑別診断: Gardner 症候群, Peutz-Jeghers 症候群, Familial adenomatous polyposis

診断: Gardner 症候群

討論

　Gardner 症候群とは, 1951 年, Gardner により報告された常染色体優性遺伝の症候群で, 骨腫, 消化管ポリポージス, 多発性軟部組織腫瘍 (線維腫症, 表皮嚢腫, 脂腺嚢腫, 平滑筋腫) を三徴とする[1,2]。Familial adenomatous polyposis の亜型と考えられ, 大腸ポリープは癌化傾向が強い。通常, 骨腫 (osteoma) が先行し, 10 代になると大腸ポリープが出現し, 加齢とともに増加する。本症例では, 骨腫, 大腸ポリープ, 表皮嚢腫を認めた。骨腫は頭蓋骨外板に発生することが多いが, 前頭洞, 篩骨洞は好発部位として知られる。均一な骨硬化像を呈し, 辺縁整で小類円形である。骨腫は良性腫瘍であるが, まれに頭蓋内に穿破し, 気脳症, 脳膿瘍を発生する。粘液嚢胞を合併することもある。

　下顎骨に骨腫が発生することはまれであるが, Gardner 症候群は下顎骨骨腫を合併する頻度が高い。複数の骨腫, 顔面の変形, 埋没歯, 過剰歯を伴うことも多い。この場合, Gardner 症候群を疑い大腸ポリープを検索する[3]。骨シンチグラフィは骨腫の局在, 浸潤範囲, 骨代謝評価に用いられるほか, 大腸癌骨転移の把握に用いられる[4,5]。腹腔内デスモイドに ^{99m}Tc-MDP が集積したという報告もある。Peutz-Jeghers 症候群は, 皮膚・粘膜の色素斑, 消化管ポリポージス, 優性遺伝を三徴とする。骨腫の合併はない。

【文献】

1) Gardner EJ. A genetc and clinical study of intestinal polyposis, a predisposing factor for carcinoma of the colon and rectum. Am J Hum Genet 1951; 3: 167-176.
2) Gardner EJ, Richards RC. Multiple cutaneus and subcutaneous lesions occurring simultaneously with hereditary polyposis and osteomatosis. Am J Hum Genet 1953; 5: 139-147.
3) Woldenberg Y, Nash M, Bodner L. Peripheral osteoma of the maxillofacial region. Diagnosis and management: a study of 14 cases. Med Oral Patol Oral Cir Bucal 2005; 10 Suppl 2: E139-142.
4) Williams SC, Peller PJ. Gardner's syndrome. Case report and discussion of the manifestations of the disorder. Clin Nucl Med 1994; 19: 668-670.
5) Alexander AA, Patel AA, Odland R. Paranasal sinus osteomas and Gardner's syndrome. Ann Otol Rhinol Laryngol 2007; 116: 658-662.

症例73_ALP高値

症例・主訴

70歳代の男性。
前立腺癌にて経過観察中の患者である。無症状であるが、血清ALP高値を指摘された。骨転移検索のため、骨シンチグラフィが依頼された。^{99m}Tc-MDPによる全身骨シンチグラム（前面、後面像）および骨盤部単純X線写真を示す。

Q | 診断は何か。

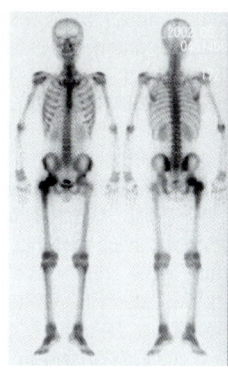

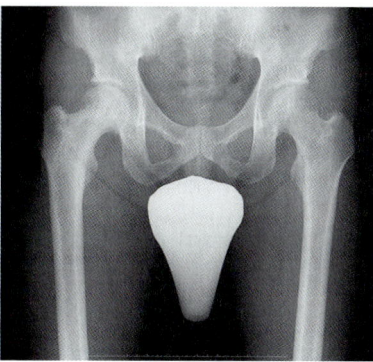

所見

^{99m}Tc-MDPによる全身骨シンチグラム：右大腿骨の骨頭、頸部、骨幹端、骨幹部近位側にかけて強い異常集積増加を認める。その他の部位には異常集積を認めない。

骨盤部単純X線写真：健側に比較して、軽度の骨硬化像を認めるが、骨梁は保たれているようにみえる。骨梁の粗糙化は明らかではない。右大腿骨近位側の骨皮質は健側に比べて肥厚している。とくに、小転子近傍の皮質肥厚が目立つ。

(小須田茂：骨シンチグラフィによる骨転移の診断. 画像診断 2014；34：1603より引用)

症例73_ALP高値

鑑別診断: Paget病，前立腺癌骨転移

診断: Paget病

討論

骨Paget病は，1877年，Sir James Pagetによって変形性骨炎 (osteitis deformans) として初めて報告された。反復する骨吸収とリモデリングによってモザイク構造を示す。原因はparamyxovirusによるslow virus感染とされ，中年以降の男性に好発する。英国では55歳以上の人口の約2%を占めるとされる[1]。日本ではまれな疾患とされてきたが，最近では日常診療でよく見かけるようになった。

単純写真では最初に骨吸収期がみられ，次第に骨硬化期に移行する。このため，骨芽細胞の活動度を反映して血清ALPが高値を示す。所見としては，斑状骨硬化像，骨皮質肥厚像，骨梁肥厚像，などである。好発部位は，頭蓋骨，椎体，骨盤骨，近位長管骨である。椎体では，骨皮質の肥厚がみられ，骨梁は粗糙で"picture frame appearance"を呈することで知られる。Paget病の合併症としては，骨折，骨弯曲のほか，悪性転化（骨肉腫，線維肉腫，軟骨肉腫，など）が知られている。悪性転化の頻度は0.1%とされるが，これは正常人の骨肉腫の発生頻度の数千倍に相当する[1]。溶骨病変，破骨性病変が存在しないか，注意して読影すべきである。

Paget病の病巣部には骨シンチグラフィ製剤が強く取り込まれる[2,3]。前立腺癌患者にPaget病を合併すると，骨転移との鑑別が問題となる[4,5]。単純X線写真，CT所見を参照する。Paget病のMRIではT2WIで斑点状（speckled pattern），骨髄信号の保持，などが鑑別となる。

^{18}F-FDG PET/CTにてPaget病の病巣部に集積がみられるので，骨転移と紛らわしい。

【文献】

1) 高田信二郎．骨Paget病．日本臨床 2006; 64: 1724-1730.
2) Assi Z, Bohnen N, Shulkin B. Paget disease of the thumb. Clin Nucl Med 1999; 24: 613-614.
3) Duch J, Fuster D, Ortin J, et al. Bilateral Paget didease of the calcaneus diagnosed by conventional bone scintigraphy. Clin Nucl Med 2006; 31: 808-809.
4) Fukushi K, Koike T, Yamamoto H, et al. Paget's disease mimicking metastatic prostate cancer on bone scan image: a case report. Hinyokika Kiyo 2013; 59: 247-250.
5) Sonoda LI, Balan KK. Co-existent Paget's disease of the bone, prostate carcinoma skeletal metastases and fracture on skeletal scintigraphy – lessons to be learned. Mol Imaging Radionucl Ther 2013; 22: 63-65.

症例74_ 腹部集積

症例・主訴

70歳代の女性。
結腸癌術後2年での経過観察目的で，^{18}F-FDG PET/CTが依頼された。^{18}F-FDG PET MIP像（早期像），^{18}F-FDG PET/CT早期像（腹部水平断像）を示す。

Q 診断は何か。
上腹部の集積は何か。

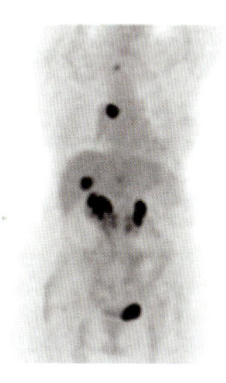

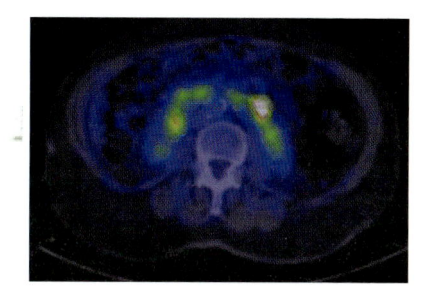

所見

^{18}F-FDG PET MIP像で，右肺門部，肝右葉に異常集積増加を認める。上縦隔にもhot spotがみられる。上腹部の集積は腎への非特異的集積と思われるが，集積形態が通常と異なっている。

^{18}F-FDG PET/CTでは，両腎の下極が融合しているようにみえる。^{18}F-FDGの腎内集積分布が通常と異なっている。

【文献】

1) Zhang Y, Feng B, Zhang GL, et al. Value of ^{18}F-FDG PET-CT in surveillance of postoperative colorectal cancer patients with various carcinoembryonic antigen concentrations. World J Gastroenterol 2014; 20: 6608-6614.
2) Choi EK, Yoo IeR, Park HL, et al. Value of surveillance ^{18}F-FDG PET/CT in colorectal cancer: comparison with conventional imaging studies. Nucl med. mol. imaging. 2012; 46: 189-195.
3) Yoon HJ, Lee JJ, Kim YK, et al. FDG-PET/CT is superior to enhanced CT in detecting recurrent subcentimeter lesions in the abdominopelvic cavity in colorectal cancer. Nucl med mol imaging 2011; 45: 132-138.

症例74_腹部集積

鑑別診断　大腸癌肝・肺転移，腎転移，馬蹄腎，horseshoe kidney

診断　大腸癌肝・肺転移，馬蹄腎（馬蹄鉄腎，horseshoe kidney）

討論

　大腸癌の肝右葉転移と右肺転移の症例である。上縦隔の hot spot については転移の可能性が高いが確定診断は得られていない。

　大腸癌の病期が高いほど再発率は増加し，早期に再発をきたす傾向である。再発は術後3年以内にその80％が出現する。術後5年を超えて再発する症例は全症例の1％以下である。大腸癌の再発部位の第一位は肝で再発全体の約50％を占め，肝再発は肺再発に比べて早期に出現する傾向がある。一方，直腸癌では，再発部位の第1位は局所（吻合部，その周囲）で，肺再発が大腸癌に比べ有意に多い。全体の再発率では，直腸癌23.5％，大腸癌14.0％である。

　^{18}F-FDG PET/CT は，結腸直腸癌術後の再発評価に有用である。従来の造影 CT と比較して，診断精度が優れている[1-4)]。局所再発，遠隔再発（転移）の診断において，従来の造影 CT の感度，特異度，精度は85.1％，97.0％，95.8％であったのに対して，^{18}F-FDG PET/CT のそれは100％，97.0％，97.3％であった[2)]。馬蹄鉄腎の発生頻度は全人口の0.25％である。その形態，位置などによって転移巣との鑑別が紛らわしいことがあるので読影には注意が必要である[5-7)]。Low-dose CT と対比して読影すれば診断は容易であろう。本症例の Low-dose CT を図1に示す。

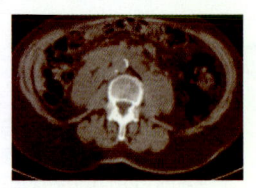

図1 Low-dose CT
馬蹄鉄腎の診断は容易である。

【文献】

4) Panagiotidis E, Datseris IE, Rondogigianni P, et al. Does CEA and CA 19-9 combined increase of ^{18}F-FDG in detecting recurrence in colorectal patients with negative CeCT? Nucl Med Commun 2014; 35: 598-605.

5) Zhuang H, Yeh DM, Mozley PD, et al. Horseshoe kidney on FDG positron emission tomographic imaging is easily confused with malignancy. Clin Nucl Med 2001; 26: 351-352.

6) Zhuang H, Cheng E, Yu J, et al. Pelvic horseshoe kidney mimics sacral metastases on bone scan. Clin Nucl Med 2005; 37: 506-509.

7) Anthony MP, Mak H, Khong PL. An unusual case of synchronous renal cell carcinoma in a horseshoe kidney and intrahepatic cholangiocarcinoma. Clin Nucl Med 2009; 34: 922-923.

症例 75_腫瘍イメージング

症例・主訴

腫瘍イメージング
放射性同位元素標識モノクロナール抗体イメージングを行う際，抗体と標識するのに，不適切な核種（放射性同位元素）はどれか。
（　）内は物理学的半減期を示す。
a. ^{89}Zr (78.9 hours)
b. ^{111}In (67.3 hours)
c. ^{64}Cu (12.7 hours)
d. ^{18}F (110 minutes)

所見

^{89}Zr，^{111}In，^{64}Cu，^{18}F はいずれも基礎実験に用いられている。^{111}In，^{18}F は保険適用となっている放射性医薬品である。^{18}F の物理学的半減期は 110 分（1.8 時間）であり，4 者の中で最も短い。

（問いは国立がんセンター東病院　藤井博史先生のご厚意による）

症例 75_ 腫瘍イメージング

診断 d. ^{18}F（110 minutes）

討論

抗体製剤を用いたがんに対する分子標的薬剤，関節リウマチに対する生物学的製剤が多数開発されている。それらの臨床研究の前段階として，抗体イメージングが再び脚光を浴びてきている。4者の中で，^{18}F は物理学的半減期が110分で，経時的に画像を得るには短すぎる。

放射性同位元素標識モノクローナル抗体イメージングは，radioimmunodetection, radioimmunoscintigraphy ともいわれ，腫瘍の in vivo 診断として臨床の場に使用され始めている。その代表例が ^{111}In-ゼヴァリンシンチグラムである[1]。放射性同位元素を抗体と標識する際，問題となるのは免疫活性の安定性，光子のエネルギー，標識簡便性，物理学的半減期である。光子のエネルギーは 100～200 KeV が適している。これまでに，物理学的半減期6時間の ^{99m}Tc が比較的多く用いられてきたが，良好な腫瘍対バックグランド比（target-to-background ratio）を得るには，静注後48～72時間が必要である[2]。

また，抗体との標識の容易性，抗体標識後の化学的安定性からも ^{18}F は，^{89}Zr, ^{111}In, ^{64}Cu, ^{131}I, ^{123}I よりも劣っている[3,4]。^{64}Cu（物理学的半減期 12.7 時間）はポジトロン核種であるが，γ線とβ線も放出するため内用療法の可能性を有している。^{67}Cu（物理学的半減期 62 時間）で，放射性同位元素標識モノクローナル抗体イメージングに用いられる。^{62}Cu（物理学的半減期 9.7 分）はポジトロン核種で，^{62}Zn/^{62}Cu のジェネレータから得られる。

^{111}In は安定な標識法が開発されて以来，^{131}I に代わって使用されるようになってきた。^{111}In とほぼ同様の方法で抗体標識可能な ^{90}Y はゼバリン，などの内用療法に用いられているがβ線のみ放出するためイメージングには適していない[5]。

【文献】

1) 絹谷清剛．核医学治療．楢林勇，杉村和朗監修，小須田茂編．放射線医学 核医学・PET・SPECT. 金芳堂，京都，2012, pp129-147.
2) Halpern SE, Dillman RO, Hagan PL. Problems and promise of monoclonal anti-tumor antibodies. Diagn Imaging 1983; 5: 40-47.
3) Epenetos AA, Britton KE, Mather S, et al. Targeting of iodine-123-labeled tumor associated monoclonal antibodies to ovarian, breast, and gastrointestinal tumors. Lancet 1985; 11: 999-1005.
4) Friedman S, Sullivan K, Salk D, et al. Staging non-small cell carcinoma of the lung using technetium-99m labeled monoclonal antibodies. Hematol Oncol Clin North Am 1990; 4: 1069-1078.
5) Fairweather DS, Bradwell AR, Dyker PW, et al. Improved tumor localization using indium-111 labeled antibody. Br Med J 1983; 287: 170-176.

症例 76_頭部腫瘍

症例・主訴

70 歳代の男性。
食道癌のため加療目的で入院した。1 か月前に頭部のしこりを自覚するようになり、次第に増大するようになった。2 週前から右肩関節痛を訴えている。骨転移検索のため、骨シンチグラフィが依頼された。^{99m}Tc-MDP による全身骨シンチグラム（前面、後面像）、頭部骨 SPECT、および頭部 MRI T2 強調像（矢状断像）を示す。

Q | 診断は何か。

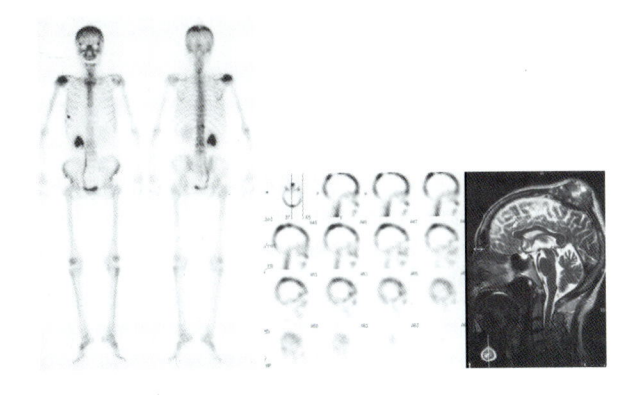

所見

^{99m}Tc-MDP による骨シンチグラム：右肩関節部および右下部肋骨に異常集積増加を認める。解剖学的位置関係は明らかでないが、右肩甲骨、右第Ⅶ肋骨と思われる。腰椎椎体にも不均一な集積増加を認めるが、椎体の辺縁部であり、集積も軽度である。後面像で頭頂骨に円形の欠損像を認める。右腎盂、右尿管にトレーサのうっ滞、貯留がみられ、右水腎症、水尿管症が示唆される。

頭部骨 SPECT、頭部 MRI：頭部 SPECT で、頭頂骨の欠損像が明らかである。辺縁部は集積増加を示している。

T2 強調像で同部に頭頂部皮下に突出する腫瘤形成を認める。腫瘤内は低、等、高信号が混在し、頭頂骨から皮下、髄膜に連続した腫瘤である。前頭葉、頭頂葉は腫瘤によって圧排され陥凹している。前頭葉には浮腫と思われる高信号域が認められる。

症例 76_ 頭部腫瘍

鑑別診断: 食道癌多発骨転移, 多発性骨髄腫, 髄膜腫

診断: 頭頂骨転移を含む食道癌多発骨転移

討論

　食道癌術前の骨転移は約5％である[1]。術前に全例, 骨シンチグラフィを行うことは議論のあるところであるが[2,3], 現在では骨シンチグラフィに代わって ^{18}F-FDG PET/CT が用いられるようになった[4]。骨シンチグラフィの適応は, 造骨性骨転移が疑われる場合と ^{18}F-FDG PET/CT で適切な診断に至らない場合である。

　本症例は, 骨シンチグラム, SPECT, MRI 所見から, 頭皮転移から頭蓋骨へ進展したのではなく, 頭蓋骨転移から頭皮下に進展したと思われる。

　中心部は欠損を示し, 周辺部にリング状の集積増加所見はドーナツサイン (doughnut sign) といわれ, 広範囲骨転移を示唆することが多い。大きな骨転移巣の中心部は骨破壊, 壊死により骨組織ががん組織に置換され, 骨シンチグラム上, 中央部が欠損像となる。転移巣の辺縁部は骨代謝が亢進し, 集積増加となるためリング状～ドーナツ状として描出される。ドーナツサインをきたしやすい原発巣は, 肝細胞癌, 甲状腺癌, 腎細胞癌である[5]。鑑別診断として, 多発性骨髄腫, 粘液腫 (mucocele), 開頭術後, 小児, 青壮年では巨細胞腫, ランゲルハンス細胞組織球症 (好酸球性肉芽腫), 血管内皮腫, などが挙げられる[6-8]。

　表1には, 骨転移における骨シンチグラムでの主な所見を示す。

表1　骨転移における骨シンチグラムでの主な所見

1. 肋骨・大腿骨など：骨の長軸に沿った集積増加
2. 骨転移は赤色骨髄・海綿骨転移から始まり, 骨皮質へ進展：転移巣検出には MRI, FDG-PET が優れる。
3. 通常は多発病巣
4. 左右非対称分布（特殊型：スーパースキャン）
5. ドーナツサイン

【文 献】

1) Natsugoe S, Okumura H, Matsumoto M, et al. Randomized controlled study on preoperative chemotherapy followed by surgery versus surgery alone for esophageal squamous cell cancer in a single institution. Dis Esophagus 2006; 19: 468-472.
2) Nakahara T, Suzuki T, Kitamura N, et al. Bone scintigraphy is really unnecessary for evaluation of bone metastasis? Eur Radiol 2008; 18: 2676-2677.
3) Li SH, Huang YC, Huang WT, et al. Is there a role of whole-body bone scan in patients with esophageal squamous cell carcinoma. BMC Cancer 2012; 12: 328.
4) Kato H, Miyazaki T, Nakajima M, et al. Comparison between whole-body positron emission tomography and bone scintigraphy in evaluation bony metastases of esophageal carcinomas. Anticancer Res 2005; 25: 4439-4444.
5) Hirano T, Otake H, Kanuma M, et al. Scintigraphic"doughnut sign"on bone scintigraphy secondary to metastatic hepatocellular carcinoma. Clin Nucl Med 1995; 20: 1020-1021.
6) Clarke DP, Meancock C, McCready VR. The doughnut sign in patients with multiple myeloma. Nucl Med Commun 1986; 7: 239-243.
7) Veluvolu P, Collier BD, Isitman AT, et al. Scintigraphic skeletal"doughnut sign"due to giant cell tumor of the fibula. Clin Nucl Med 1984; 9: 631-634.
8) McNamara D, Beauregard GC, Lemieux RJ. Scintigraphic"doughnut sign"on skeletal imaging due to a hemangioendothelioma of bone. J Nucl Med 1993; 34: 297-300.

ちょっと試してみよう 40

^{18}F に対する鉛の半価層（mm）で正しいのはどれか。1つ選べ。

a. 0.4
b. 4
c. 40
d. 400
e. 4000

腕だめし

40

正解 b

解説

光子束密度が半分になる距離を半価層という。半価層 $L_{1/2}$ は
$$L_{1/2} = \ln 2/\mu = 0.693/\mu$$
μ：線減衰係数

^{18}F（511keV）の鉛の半価層は 4.1mm，^{99m}Tc（140keV）の鉛の半価層は 0.26mm である。高額ではあるが，遮蔽能力はタングステンのほうが優れている。^{18}F（511keV）のタングステンの半価層は 2.61mm，^{99m}Tc（140keV）のそれは 0.23mm である。PET 用シリンジシールドの厚さ 6mm で ^{18}F の 52%，8.6mm で 90%の放射能低減が得られる。

症例77_ 頭皮肥厚

症例・主訴 5歳の男児。
母親が頭皮の一部が肥厚しているのに気づき来院した。外傷の既往はない。^{99m}Tc-MDPによる骨シンチグラム（planar像，頭頂方向から撮影）および頭部単純X線写真（側面像）を示す。

Q | 診断は何か。

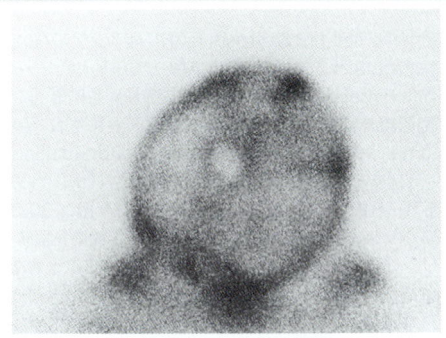

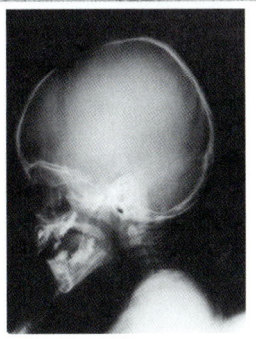

所見

^{99m}Tc-MDPによる骨シンチグラム
前頭骨正中部に類円形の集積欠損を認め，辺縁部は軽度の集積増加を呈している。

頭部単純X線写真
骨シンチグラムの病巣部に一致して，骨皮質欠損を認める。辺縁部に骨硬化像（sclerotic rim）を認めない。

症例 77_ 頭皮肥厚

鑑別診断

Langerhans 細胞組織球症，骨転移，悪性リンパ腫，巨細胞性修復性肉芽腫，類表皮嚢胞

診断

Langerhans 細胞組織球症

討論

Langerhans cell histiocytosis（LCH）はランゲルハンス細胞のクローン性増殖によって生じるまれな疾患（100 万人に 2～10 人）で，細胞質内に Birbeck 顆粒を有する組織球の増殖も伴う[1]。ランゲルハンス細胞組織球症はかつて histiocytosis X と称され，eosinophilic granuloma, Letterer-Siwe disease, Hand-Schuller-Christian disease，びまん性細網内皮症の 4 疾患を含む。ランゲルハンス細胞組織球症は 15 歳以下に発症し，診断時の平均年齢は 30 か月である。ランゲルハンス細胞組織球症は皮膚，骨に単発病巣を呈することもあるが，リンパ節，骨髄を含む多臓器疾患に進展することもある[2]。

ランゲルハンス細胞組織球症の骨病変は頭蓋骨が好発部位で，次いで骨盤，脊椎骨，下顎骨，肋骨，大腿骨などが侵される[3]。長管骨病変では骨幹部が侵される。骨単純 X 線写真と骨シンチグラフィは相補的であり，両者を対比しながら読影する。骨病変のみの場合は，70% が単発性である。典型的所見は円形，類円形の骨溶解像で硬化縁を有さない。CT で内部に骨片（bony sequestration）を認める。

骨シンチグラムでは中心部が集積低下し，辺縁部が集積増加を示す doughnut sign を示す[4,5]。まれに，辺縁部の集積増加がみられないこともあり，完全な cold lesion となる。骨病巣を planar 像のみで評価よりも SPECT/CT で評価すると検出精度を高めることができる。

CT は骨皮質の破壊像の検出に優れており，MRI は骨髄病巣，軟部組織病巣の検出に優れている。さらに，^{18}F-FDG PET は全身病巣の検出において，骨シンチグラフィ，CT，MRI よりも優れていると報告されている[6,7]。

巨細胞修復性肉芽腫は外傷後に発生する異物巨細胞肉芽腫で良性の経過をとるが，内板・外板ともに不整に破壊される。悪性リンパ腫は頭蓋軟部組織に浸潤し，骨皮質が比較的保たれており，内部構造が均一である。T2 強調像で信号が比較的低い。^{18}F-FDG PET/CT で高集積を示す。類表皮嚢胞は拡散強調像で高信号を示す[8]。

【文　献】

1) Arceci RJ, Longley BL, Emanuel PD. Atypical cellular disorders. Hematology 2002; 1: 297-314.
2) Jubran RF, marachelian A, Dorey F, et al. Predictors of outcome in children with Langerhans cell histiocytosis. Pediatr Blood Cancer 2005; 45: 37-42.
3) Azouz EM, Saigal G, Rodriguez MM, et al. Langerhans' cell histiocytosis: pathology, imaging, and treatment of skeletal involvement. Pediatr Radiol 2005; 35: 103-115.
4) McCarville MB. The child with bone pain: malignancies and mimickers. Cancer Imaging 2009; 9(Spec No A): S115-S121.
5) Dogan AS, Conway JJ, Miller JH, et al. Detection of bone lesions in Langerhans cell histiocytosis: complementary roles of scintigraphy and conventional radiography. J Pediatr Hematol Oncol 1996; 18: 51-58.
6) Kaste SC, Rodriguez-Galindo C, McCarville ME, et al. PET-CT in pediatric Langerhans cell histiocytosis. Pediatr Radiol 2007; 37: 615-622.
7) Phillips M, Allen C, Gerson P, et al. Comparison of FDG-PET scans in management of Langerhans cell histiocytosis. Pediatr Blood Cancer 2009; 52: 97-101.
8) 内野晃. 臨床症状・画像所見からせまる頭部疾患の鑑別診断. 頭蓋冠に腫瘤を形成する疾患のCTおよびMRI所見. 臨床放射線 2007; 52: 579-586.

ちょっと試してみよう 41

妊娠を申告した時点から出産まで，実効線量限度（mSv）で正しいのはどれか。1つ選べ。

a. 0.1
b. 0.2
c. 1.0
d. 2.0
e. 10

腕だめし

41

正解 c

解説

　妊娠を申告した時点から出産まで，実効線量限度（内部被曝）で1 mSvである。等価線量限度（外部被曝）では，2 mSvである。女子の実効線量限度は3か月で5 mSv/3か月である。ただし，妊娠可能年齢ではない女子，妊娠の可能性がない旨，妊娠をする意思がない旨を書面で提出した者は除かれる。
　通常の臨床現場では，妊娠女性は核医学の部署から職業被曝のない，もしくは少ない他の部署へ配置換えが行われる。

【参考文献】

＊鈴木滋．IVRにおける被曝．楢林勇，杉村和朗監修，富山憲幸，中川恵一編．放射線医学 放射線医学総論．金芳堂，京都，2012，pp120-129．

症例 78_ 腎移植

症例・主訴
40 歳代の男性。
2 年前に腎不全のため腎移植を受けている。近医にて経過観察のため腹部 CT を受け，上腹部に腫瘤を指摘された。1 週間前から，38℃前後の発熱がある。^{18}F-FDG PET MIP 像および上腹部 low-dose CT，^{18}F-FDG PET の各水平断像，肝右葉，腰椎 L1，大動脈弓レベルの ^{18}F-FDG PET/CT（水平断像）を示す。

Q 診断は何か。

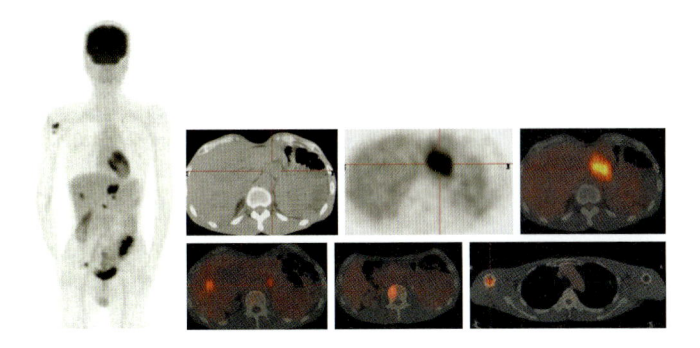

所見

^{18}F-FDG PET MIP 像：上腹部に 2 病巣，右鼠径部，肝右葉と思われる部位と右上腕骨近位に異常集積増加を認める。左側骨盤腔に移植された腎への非特異的集積がみられる。その他，非特異的集積増加として，膀胱，腸管，心筋，脳への取り込みを認める。

Low-dose CT，^{18}F-FDG PET，^{18}F-FDG PET/CT：Low-dose CT では，腹部大動脈に接して腹側に腫瘤形成が認められる。解剖学的同定は困難であるが，膵の萎縮，主膵管拡張の所見を認めない。^{18}F-FDG PET，^{18}F-FDG PET/CT では，リンパ節と思われる部位に強い異常集積増加を認める。さらに，肝右葉，腰椎 L1，右上腕骨近位に異常集積増加を認める。

（写真は大阪回生病院　太田仁八先生のご厚意による）

症例78_ 腎移植

鑑別診断

悪性リンパ腫 Stage Ⅳ期，膵頭部癌多発転移，移植後リンパ増殖性疾患

診断

Post-transplant lymphoproliferative disorders（移植後リンパ増殖性疾患），肝，骨転移を伴う。

討論

腎移植を受けた患者で，^{18}F-FDG の強い取り込みを示すリンパ節腫大と多臓器病変から移植後リンパ増殖性疾患（post-transplant lymphoproliferative disease：PTLD）を考えた。

PTLD は 1990 年代，小児腎移植患者に発生する合併症として報告されるようになった。PTLD は，小児腎移植患者の 1.2％に発生する[1]。頻度は病理学的に Epstein-Barr ウイルス（EBV）感染が強く示唆されており，PTLD は感染症と腫瘍との境界領域にある B 細胞増殖症という概念が確立された。本症例のように，骨（骨髄），肝に転移病巣と思われる所見がみられ，臨床的には腫瘍化した病態と考えられる。

PTLD は，immunodeficiency associated lymphoproliferative disorder の範疇に分類されている。WHO 分類では，4 群に分類されている（**表1**）。また，EBV はバーキットリンパ腫をはじめ，多くの悪性リンパ腫と関連している（**表2**）[2]。

^{18}F-FDG PET/CT は，PTLD の局在診断，病期診断に有用であるとする報告がみられる。造影 CT よりも診断精度が高く，潜在病巣を検出できる。SUVmax が高値例では予後不良である[3-5]。また，PTLD の治療効果判定にも ^{18}F-FDG PET/CT は有用である[1,6,7]。

表1 PTLD の WHO 分類

1. Early lesion
   Reactive plasmacytic hyperplasia
2. Polymorphic PTLD
3. Monomorphic PTLD
   B-cell neoplasms
     Diffuse large B-cell lymphoma (immunoblastic, centroblastic, anaplastic)
     Burkitt/Burkitt-like lymphoma
     Plasma cell myeloma
     Plasma cell-like lesions
   T-cell neoplasms
     Peripheral T-cell lymphoma
4. Hodgkin lymphoma and Hodgkin lymphoma-like PTLD

表2 Epstein-Barr ウイルス関連悪性リンパ腫

1. Burkitt lymphoma
2. Peripheral T-cell lymphoma
   T/NK-cell lymphoma
   NK-granular lymphocytic proliferative disorder
   Hodgkin lymphoma
3. Immotalized B cell
   Post-transplant lymphoproliferative disorders
   Pyothorax-associated lymphoma
   Pleural effusion lymphoma
   AIDS-associated CNS lymphoma

【文 献】

1) Makis W, Lisbona R, Derbekyan V. Hodgkin lymphoma post-transplant lymphproliferative disorder following pediatric renal transplant: serial imaging with F-18 FDG PET／CT. Clin Nucl Med 2010; 35: 704-705.
2) 竹内賢吾. 移植後リンパ増殖性疾患. 血液・腫瘍 2004; 48: 401-404.
3) O'Conner AR, Franc BL. FDG PET imaging in the evaluation of post-transplant lymphoproliferative disorder following renal transplantation. Nucl Med Commun 2005; 26: 1107-1111.
4) Takehana CS, Twist CJ, Mosci C, et al. (18) F-FDG PET／CT in the management of patients with post-transplant lymphoproliferative disorder. Nucl med Commun 2014; 35: 276-281.
5) Panagiotidis E, Quigley AM, Pencharz D, et al. Leuk Lymphoma 2014; 55: 515-519.
6) Bakker NA, van Imhoff GW, Verschuuren EA, van Son WJ. Presentation and early detection of post-transplant lymphoproliferative disorder after solid organ transplantation. Transpl Int 2007; 20: 207-218.
7) Kataoka K, Seo S, Ota S, et al. Positron emission tomography in the diagnosis and therapeutic monitoring of post-transplant lymphoproliferative disorder after cord blood transplantation. Bone Marrow Transplant 2010; 45: 610-612.

ちょっと試してみよう 42

PET がん検診で適切でないのはどれか。1つ選べ。

a．総合がん検診を勧めた。
b．数ミリのがんがわかると広告を出した。
c．偽陽性，偽陰性について説明した。
d．紹介先からデータを取り寄せた。
e．PET/CT の所見について追跡調査した。

42

正解 b

解説

過剰宣伝がマスコミで取り上げられ，非難されたことは鮮明に記憶に残っていることと思われる。PETがん検診受検者が激減して大きなショックとなった。受検者には，PETがん検診の特徴と限界を説明せねばならない。誤解がもとで訴えられることもある。既得権の侵害にあたる可能性がある。

前立腺癌，腎細胞癌，肝細胞癌，脳腫瘍，小さな癌など，^{18}F-FDG PET/CTがん検診の限界がある。US，MRI，腫瘍マーカーを含む血液生化学検査などを含めた総合がん検診が望ましい。

偽陽性の問題は大きい。不要な検査，生検，手術に至る可能性がある。

【参考文献】

* 村上康二．任意型検診における PET．楢林勇，杉村和朗監修，小須田茂編．放射線医学 核医学・PET・SPECT．金芳堂，京都，2012，pp124-128．
* 日本核医学会・日本核医学会 PET 核医学分科会編．FDG-PET がん検診ガイドライン（2011）．

症例 79_ ソマトスタチン

症例・主訴 50歳代の男性。再発・転移巣精査希望。
2年前に回盲部カルチノイド切除後，経過観察の目的で腹部超音波検査を施行したところ，肝転移が疑われた。
^{18}F-FDG PET/CTの1時間像（上腹部水平断）および^{68}Ga-DOTA-TATE PET/CTの1時間像（上腹部水平断像）を示す。

Q | 診断は何か。

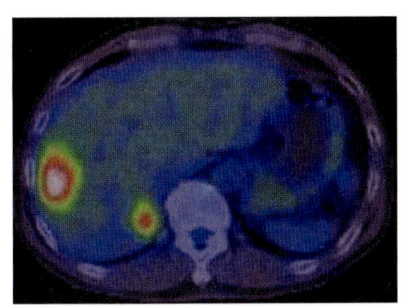

^{18}F-FDG PET/CT

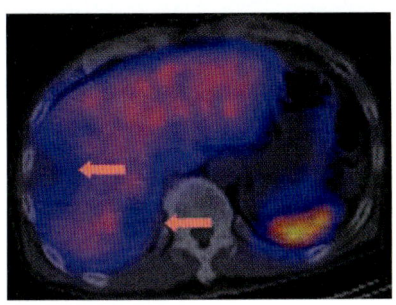

^{68}Ga-DOTA-TATE PET/CT

所見

^{18}F-FDG PET/CTの1時間像（上腹部水平断）では，肝右葉に異常集積増加を示す2病巣を認める。一方，^{68}Ga-DOTA-TATE PET/CTでは，^{18}F-FDG PET/CTで認められた異常集積増加2病巣は集積低下部位として描出されている（矢印）。^{68}Ga-DOTA-TATE PETでは脾への集積が高いが非特異的集積増加である。

症例 79_ ソマトスタチン

鑑別診断

カルチノイドの肝転移，肝細胞癌

診断

High-grade carcinoid（低分化型カルチノイド）の多発肝転移

討論

　カルチノイドの肝転移巣に，^{18}F-FDG が高集積を示し，ソマトスタチン類似物質である ^{68}Ga-DOTA-TATE が取り込まれていないことから，high-grade carcinoid を示唆している（mean SUV: 11.7 vs. 4.4）。逆に，^{68}Ga-DOTA-TATE が高集積を示し，^{18}F-FDG の集積を認めない場合は，low-grade carcinoid を示唆する（mean SUV: 29 vs. 2.9）。この ^{18}F-FDG と ^{68}Ga-DOTA-peptide の集積不一致を flip-flop phenomenon という[1]。

　一般に，神経内分泌腫瘍の検出率において，^{111}In-pentetreotide, ^{99m}Tc-HYNIC-TOC, ^{111}In-DOTA-TOC による SPECT よりも ^{68}Ga-DOTA-peptide PET のほうが優れている（accuracy: CT63 %, SPECT 58%, ^{68}Ga-DOTA-peptide PET 96%）[2]。

　^{68}Ga-DOTA-peptide のうち，^{68}Ga-DOTA-TATE は SSTR2（somatostatin receptor2）に特異的に集積するのに対し，^{68}Ga-DOTA-TOC は SSTR2, 5 へ，^{68}Ga-DOTA-NOC は SSTR2, 3, 5 へ集積する。SSTR2 への受容体結合親和力は ^{68}Ga-DOTA-TATE が最も強いが，より広い受容体結合親和性を有する ^{68}Ga-DOTA-NOC が最も有望な NET 画像診断薬とされている[3, 4]。

　^{68}Ga-DOTA-peptide が強い集積増加，軽度の集積増加を示す NET を**表 1** に列挙する[3, 4]。

表 1　^{68}Ga-DOTA-peptide の集積増加を示す NET

強い集積増加	軽度の集積増加
カルチノイド，ガストリノーマ，インスリノーマなどの消化管・膵発生 NET，褐色細胞腫，神経節腫（パラガングリオーマ），神経芽腫，神経節神経腫（ganglioneuroma），甲状腺髄様癌，下垂体腺腫，髄芽腫，メルケル細胞癌（Merkel cell carcinoma），小細胞肺癌，髄膜腫	乳癌，黒色腫，リンパ腫，前立腺癌，非小細胞肺癌，肉腫，腎細胞癌，分化型甲状腺癌，星細胞腫，上衣腫

（写真は David Chee-Eng Ng 教授のご厚意による）

【文献】

1) Kayani I, Bomanji JB, Groves A, et al. Functional imaging of neuroendocrine tumors withcombined PET/CT using ⁶⁸Ga-DOTATATE (DOTA-Dphe1, Tyr3-octreotate) and ¹⁸F-FDG. Cancer 2008; 112: 2447-2455.
2) Gabriel M, Decristoforo C, Kendler D, et al. ⁶⁸Ga-DOTA-Tyr3-octreotyde PET in neuroendocrine tumors: comparison with somatostatin receptor scintigraphy and CT. J Nucl Med 2007; 48: 508-518.
3) Wild D, Bomanji JB, Benkert P, et al. Comparison of ⁶⁸Ga-DOTANOC and ⁶⁸Ga-DOTATATE PET/CT within patients with gastroenteropancreatic neuroendocrine tumors. J Nucl Med 2013; 54: 364-372.
4) Reubi JC, Waser B. Concomitant expression of several peptide receptors in neuroendocrine tumours: molecular basis for in vivo multireceptor tumour targeting. Eur J Nucl Med Mol Imaging 2003; 30: 781-793.

ちょっと試してみよう 43

肺血流シンチグラフィを施行するのが<u>適切でない</u>のはどれか。1つ選べ。

a. 高安動脈炎
b. 肺切除予定の肺癌患者
c. Rendu-Osler-Weber 病
d. 高度呼吸困難の膠原病肺患者
e. 急性肺血栓塞栓症が疑われる妊娠患者

43

正解 d

解説

　右心側から左心側への血流シャントのあるチアノーゼ患者，肺血流に高度の抵抗性がある患者（肺高血圧症，膠原病等）は慎重投与が必要であるが，絶対禁忌とはなり得ない。

　肺高血圧症の患者には死亡例が報告されているが，肺高血圧症自体，突然死を起こす疾患であり因果関係は不明瞭である。死亡例の報告は，1960〜1970年代に集中している。50年前のMAAキットは現在のわが国のキットと同一製剤ではない。

　しかし，肺血流に高度の抵抗性がある患者（肺高血圧症，膠原病等），右左シャントのあるチアノーゼ患者では肺血流シンチグラフィは慎重投与が必要である。軽症の肺高血圧症患者では肺血流シンチグラフィは禁忌ではないが，MAAの投与数を減じて投与する。肺高血圧症と診断された成人患者では，MAA，1キット，2mlのうち，0.2〜0.3mlを分注し，MAAの投与数を1検査あたり15万個以下とする。原因不明の肺高血圧症が疑われる成人例では1検査あたり35万個以下とする。

　妊娠患者には造影CTを行うことは推奨されない。

【参考文献】

* Karesh SM. Mechanism of localization of radiopharmaceuticals. Henkin RE (ed), Nuclear Medicine 2nd edition. Mosby Elsevier 2006, pp343-346.
* Allen DR, Ferens JM, Cheney FE, et al. Critical evaluation of acute cardiopulmonary toxicity of microspheres. J Nucl Med 1978; 19: 1204-1208.

症例80_膝関節痛

症例・主訴
60歳代の女性。
3週前から右膝関節痛を自覚するようになった。近医受診し，精査目的で紹介された。^{99m}Tc-MDPによる全身骨シンチグラム（表示条件を変えた2種類の前面，後面像）および右膝・大腿骨遠位の単純X線写真を示す。

Q | 診断は何か。

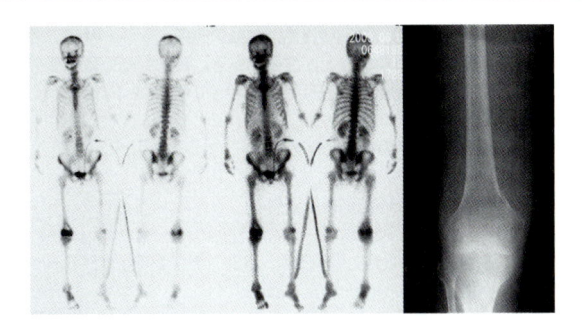

所見

全身骨シンチグラム：膀胱内にカテーテルが挿入されている。右大腿骨遠位に強い異常集積増加を認める。右脛骨近位にも軽度の集積増加がみられる。さらに，左大腿骨骨幹部にも異常集積が認められ，後面像で右腎下極の腫大，変形，集積低下を捉えることができる。

単純X線写真：右大腿骨遠位に骨破壊を認め，内側骨皮質に骨折線がみられる。軟部組織も腫脹しており，脛骨近位にも骨梁が粗であり，関節裂隙が狭小化ないし消失している。右大腿骨遠位外側，脛骨近位内側に骨膜反応を認め，前者はsun burst様にみえる。

（写真は小須田茂：骨シンチグラフィによる骨転移の診断.
画像診断 2014；34：1600より引用）

【文 献】

1) Koga S, Tsuda S, Nishikida M, et al. The diagnostic value of bone scan in patients with renal cell carcinoma. J Urol 2001; 166: 2126-2128.
2) Staudenherz A, Steiner B, Puig S, et al. Is there a diagnostic role for bone scanning of patients with a high pretest probability for metastatic renal cell carcinoma? Cancer 1999; 85: 153-155.
3) Campbell RJ, Btoaddus SB, Leadbetter GW Jr. Staging of renal cell carcinoma: cost-effectiveness of routine preoperative bone scans. Urology 1985; 25: 326-329.
4) Blacher E, Hohnson DE, Haynie TP. Value of routine radionuclide bone scans in renal cell carcinoma. Urology 1985; 26: 432-434.

症例80_ 膝関節痛

鑑別診断　多発骨転移，多発性骨髄腫

診断　腎細胞癌多発骨転移

討論　本症例は右腎細胞癌の多発骨転移例である。骨シンチグラム読影の際，腎の描出の有無，腎形態異常，欠損の有無，トレーサのうっ滞などの所見を見落とさないことが重要である。腎細胞癌の骨転移の頻度は，病理学的に腎細胞癌が証明された症例の報告で17％（34/205）である[1]。

腎細胞癌の骨転移の特徴としては，
1. 5年以内に90％発生。
2. 腎細胞癌の15％前後に発生。
3. 単発性の頻度が高い。
4. 膨隆性転移をきたしやすく，骨シンチグラフィ上，ドーナツ型（doughnut sign）を呈する。

骨転移巣が関節を越えて浸潤することはまれであるが，腎細胞癌転移では拡大，伸展に伴い周囲軟部組織，関節内に浸潤する。

腎細胞癌患者の骨転移検索における骨シンチグラフィに関するこれまでの報告では，その有用性は高くないとしている[2-5]。しかし，これらの報告はplanar像に基づいた評価であり，最近普及しつつあるハイブリッド型SPECT/CT装置を用いた評価ではない。SPECTあるいはSPECT/CTは骨転移の診断精度を向上させる[6-8]。腎細胞癌患者の骨転移検索に関する^{18}F-FDG PET/CTとSPECT/CTの大規模な比較検討の報告はみられない。

【文献続き】

5) Rosen PR, Murphy KG. Bone scintigraphy in the initial staging of patients with renal-cell carcinoma: concise communication. J Nucl Med 1984; 25: 289-291.
6) Kosuda S, Kaji T, Yokoyama H, et al. Does bone SPECT actually have lower sensitivity for detecting vertebral metastasis than MRI? J Nucl Med 1996; 37: 975-978.
7) Zhang Y, Shi H, Gu Y, et al. Differential diagnostic value of single-photon emission computed tomography/spinal computed tomography with Tc-99m-methylene diphosphonate in patients with spinal lesions. Nucl Med Commun 2011; 32: 1194-1200.
8) Zhang Y, Shi H, Cheng D, et al. Added value of SPECT/spiral CT versus SPECT in diagnosing solitary spiral lesions in patients with extraskeletal malignancies. Nucl Med Commun 2013; 34: 451-458.

症例81_ 腹部違和感

症例・主訴 40歳代の男性。
1か月前から,腹部違和感を自覚するようになった。他院にて腹部CTを施行し肝腫瘍を疑われた。腹部CT(腎下極を通る水平断像)と ^{18}F-FDG PET MIP像, ^{18}F-FDG PET/CT(腎下極を通る水平断像)を示す。

Q 診断は何か。

所見

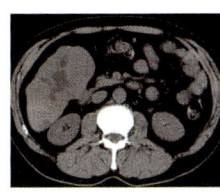

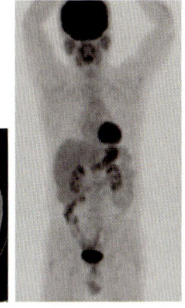

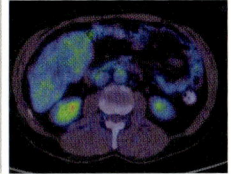

腹部単純CT

肝右葉S5, S6に腹側に突出する腫瘤を認める。腫瘤は軽度低吸収域を示し,中心部は不整形でさらに低吸収域を示している。

^{18}F-FDG PET MIP, ^{18}F-FDG PET/CT

腫瘤は肝実質とほぼ同程度の集積を示している。中心部は集積が低い。
脳,唾液腺,鼻咽腔,心臓,胃,腸管,腎・尿路系,睾丸の集積増加は非特異的集積増加と思われる。

症例 81_ 腹部違和感

鑑別診断: 肝血管腫，FNH，肝腺腫，HCC

診断: 肝海綿状血管腫

討論

後日に施行した肝ダイナミック CT を示す（図1）。動脈相，門脈相，平衡相で腫瘤辺縁部から中心に向かって徐々に濃染している（peripheral nodular enhancement, progressive central filling, prolonged enhancement）。背側にも同様な所見を示す結節を認める。長径は約 10cm であった。腫瘍の SUVmax は 3.25 で，肝実質のそれは 3.09 であった。

肝ダイナミック CT と ¹⁸F-FDG PET/CT 所見から，肝海綿状血管腫の診断は容易である。

¹⁸F-FDG PET にて，海綿状血管腫は肝実質とほぼ同程度を示す[1,2]。血管肉腫[3,4]，肝転移[2]，epithelioid hemangioendothelioma（類上皮性血管内皮腫）[5,6]では ¹⁸F-FDG の高集積を示すことが報告されている。高分化型肝細胞癌は集積増加を示さないことが報告されているが，造影 CT，EOB 造影 MRI によって肝血管腫と高分化型肝細胞癌の鑑別は容易である[7,8]。

肝腺腫はまれな良性腫瘍であるが，¹⁸F-FDG PET にて SUV で 6～7 程度の集積増加を示すとの報告がある[9,10]。FNH（focal nodular hyperplasia，限局性結節性過形成）もまれな良性腫瘍で ¹⁸F-FDG の集積は肝実質とほぼ同程度であるが，8％程度が集積増加を示す[11]。

以上から，¹⁸F-FDG 陽性所見を示す肝腫瘍は，肝転移，HCC（高分化肝細胞癌を除く），胆管細胞癌[12]，血管肉腫，肝腺腫，epithelioid hemangioendothelioma であり，¹⁸F-FDG 陰性所見を示す肝腫瘍は，肝血管腫，高分化型肝細胞癌，FNH である。しかし，例外も存在することを常に念頭において読影する。

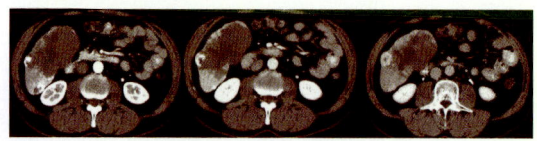

図 1 ダイナミック CT，左から動脈相，門脈相，平衡相

【文 献】

1) Shimada K, Nakamoto Y, Isoda H, et al. FDG PET for giant cavernous hemangioma: important clue do differentiate from a malignant vascular tumor in the liver. Clin Nucl Med 2010; 35: 924-926.
2) Iwata Y, Shiomi S, Sasaki N, et al. clinical usefulness of positron emission tomography with fluorine-18-fluorodeoxyglucose in the diagnosis of liver tumors. Ann Nucl Med 2000; 14: 121-126.
3) Zeng W, Styblo TM, Li S, et al. Breast angiosarcoma: FDG PET findings. Clin Nucl Med 2009; 34: 443-445.
4) Abe T, Sano M, Okumura T, et al. FDG PET/CT findings of splenic angiosarcoma. Clin Nucl Med 2009; 34: 82-83.
5) Nguyen BD. Epithelioid hemangioendothelioma of the liver with F-18 FDG PET imaging. Clin Nucl Med 2004; 29: 828-830.
6) Rest CC, Botton E, Robinet G, et al. FDG PET in epitheliod hemangioendothelioma. Clin Nucl Med 2004; 29: 789-792.
7) Hatano E, Ikai I, Higashi T, et al. Preoperative positron emission tomography with fluorine-18-fluorodeoxyglucose is predictive of prognosis in patients with hepatocellular carcinoma after resection. World J Surg 2006; 30: 1736-1741.
8) Seo S, Hatano E, Higashi T, et al. Fluorine-18 fluorodeoxyglucose positron emission tomography predicts tumor differentiation, P-glycoprotein expression, and outcome after resection in hepatocellular carcinoma. Clin Cancer res 2007; 13: 427-433.
9) Lim D, Lee SY, Lim KH, et al. Hepatic adenoma mimicking a metastatic lesion on computed tomography-positron emission tomography scan. World J Gastroenterol 2013; 19: 4432-4436.
10) Fosse P, Girault S, Hoareau J, et al. Unusual uptake of ^{18}FDG by a hepatic adenoma. Clin Nucl Med 2013; 38: 135-136.
11) Magini G, Farsad M, Frigerio M, Serra C, Colecchia A, Jovine E, et al. C-11 acetate does not enhance usefulness of F-18 FDG PET/CT in differentiating between focal nodular hyperplasia and hepatic adenoma. Clin Nucl Med 2009; 34: 659-665.
12) Shiomi S, Kawabe J. Clinical applications of positron emission tomography in hepatic tumors. Hepatol res 2011; 41: 611-617.

ちょっと試してみよう 44

^{99m}Tc-MAA 投与で腎が描出されるのはどれか。1つ選べ。

a．立位での静注
b．尺骨動脈への動注
c．注射筒への血液逆流
d．27G 注射針で強く静注
e．腹臥位で半量投与，仰臥位で半量投与

腕だめし

44

正解 d

解説

^{99m}Tc-MAA は長径 50 μm 前後の粒子であり，凝集しやすい。このため，静注直前に注射筒を静かに振盪もしくは転倒させて注射する。注射筒内に血液が逆流すると，さらに凝集が促進され，凝結塊（血栓）を形成する。そのまま静注すると，肺内に多発性の hot spots をみる。^{99m}Tc-MAA は静脈弁，静脈内カテーテル先端部にも hot spot を形成することがある。23 ゲージ以下の細い注射針で急速静注すると，粒子が粉砕，小粒子化して肺毛細血管に人工塞栓を形成せず，大循環内に移行する。腎の描出は右左シャントが存在しない場合でもみられることがある。MAA 粒子の断片化，標識不良，静注後 2 〜 3 時間以上経過した場合は腎の描出を認める。断片化を避けるため 22 ゲージ以上の注射針で静脈ルートを確保して緩徐に静注し，生理的食塩水でフラッシュすることが望ましい。

症例 82_ ゼバリン

> **症例・主訴** 30 歳代の女性。
> ^{90}Y-Zevalin® 投与前と投与後 8 週の ^{18}F-FDG PET MIP 像を示す。

Q 診断は何か。2 つの画像を比較し判定せよ。

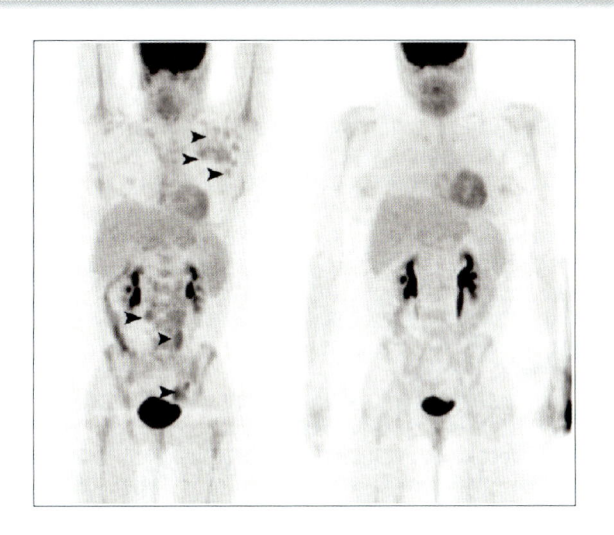

所見

治療前：左側乳房，腋窩，鎖骨窩，腹部大動脈周囲，左側鼠径部やや頭側に軽度の異常集積増加を認める（矢頭）。さらに，右側縦隔内リンパ節にも軽度の集積増加を認めることができる。軽度の脾腫が認められる。骨髄の集積が軽度亢進している。脳，鼻咽腔，心臓，乳房（乳頭），肝，腸管，腎・尿路系の集積増加がみられ，非特異的集積増加と思われる。

治療後：治療前に認められた左側乳房，腋窩，鎖骨窩，腹部大動脈周囲，左側鼠径部，右側縦隔の集積増加は消失している。骨髄，脾の集積も低下している。治療前と同様，脳，鼻咽腔，心臓，乳房（乳頭），肝，腸管，腎・尿路系の集積増加がみられ，非特異的集積増加と思われる。

（写真は Henry N. Wagner 先生のご厚意による）

症例 82_ ゼバリン

鑑別診断

CD20 陽性低悪性度 B 細胞性 non-Hodgkin リンパ腫（濾胞性リンパ腫），マントル細胞リンパ腫，MALToma

診断

CD20 陽性濾胞性リンパ腫（follicular lymphoma）の ^{90}Y- ゼバリン療法による CR

討論

^{90}Y-Zevalin® （一般名：イブリツモマブチウキセタン Ibritumomab Tiuxetan）とは，B 細胞性リンパ腫の膜抗原 CD (cluster of differentiation) 20 に対するモノクロナール抗体であるイブリツモマブに，キレート剤であるチウキセタンを介して ^{90}Y（yttrium-90）を標識した放射性医薬品である。従来から臨床使用されているリツキシマブ（リツキサン®）は，イブリツモマブの Fc 部分をヒト由来のものに置き換えた，いわゆるキメラ抗体である。ゼバリンはキメラ化する前のマウス抗体であり，ヒトに投与すると human ant-mouse antibody（HAMA：ヒト抗マウス抗体）が産生される。^{90}Y-Zevalin® は同一患者に対して複数回投与を想定していない。投与量も少なく，リツキサン® が 250mg/m$_2$ であるのに対し，^{90}Y-Zevalin® は 1mg 程度である。

^{90}Y は β 線のみ放出する核種で，物理学的半減期 64.1 時間，β 線の最大エネルギー 2.3 MeV，飛程距離は平均 5.3mm のため，cross fire effect（^{90}Y 結合細胞周囲 250 個分の細胞系の範囲を死滅させる）が期待できる[1]。類似放射性医薬品として，^{131}I 標識抗 CD20 抗体（Bexxar®）がある。なお，^{90}Y を投与された患者の退出基準は 1,200MBq（投与量または体内残留放射能量）となっている。

濾胞性リンパ腫，mantle cell lymphoma[2]，MALToma[3] に対して，地固め療法（consolidation）としての ^{90}Y-Zevalin® の有用についての報告がある。^{90}Y-Zevalin® 投与により濾胞性リンパ腫の進行を 13.5 か月から 37.0 か月に延長させる[4]。2 年間の progression-free survival (PFS) は，BEAM 単独，^{90}Y-Zevalin® － BEAM で，それぞれ 37%，59%であった[5]。5 年間の PFS は，化学療法単独，化学療法＋ ^{90}Y-Zevalin® で，それぞれ 47%，67.3%であった[6]。

わが国の保険適用は CD20 陽性の再発または難治性の低悪性度 B 細胞性非ホジキンリンパ腫，マントル細胞リンパ腫となっている。再発，難治例に関しても ^{90}Y-Zevalin® は有用で，奏効率 89%（CR 55%，PR 34%）[7]，71.2%（CR 45.5，PR 25.4%）である[8]。

^{90}Y-Zevalin® 療法前後の ^{18}F-FDG PET/CT は治療効果判定に有用で，予後も予測することができる[7-9]。治療前の病巣部 SUV が治療後 31%以上低下した場合を奏効例としている報告がみられる[10]。

【文 献】

1) Wiseman GA, White CA, Stabin M, et al. Phase Ⅰ/Ⅱ ^{90}Y-Zavalin (yttrium-90 ibritumomab tiuxetan, IDEC-Y2B8) radioimmunotherapy dosimetry results in relapsed or refractory non-Hodgkin's lymphoma. Eur J Nucl Med 200; 27: 766-777.
2) Smith MR, Li H, Gordon L, et al. Phase II study of rituximab plus cyclophosphamide, doxorubicin, vincristine, and predonisone immunochemotherapy followed by yttrium-90-ibritumomab tiuxetan in untreated mantle-cell lymphoma: Eastern Cooperative Oncology Group Study e1499. J Clin Oncol 2012; 30: 3119-3126.
3) Hoffmann M, Troch M, Eidherr H, et al. ^{90}Y-ibritumomab tiuxetan (Zevalin) in heavy pretreated patients with mucosa associated lymphoid tissue lymphoma. Keuk Lymphoma 2011; 52: 42-45.
4) Emmanouilides C. Review of Y-ibritumomab tiuxetan as first-line consolidation radio-immunotherapy for B-cell follicular non-Hodhkin's lymphoma. Cancer Manag Res 2009; 1: 131-136.
5) Shimoni A, Avivi I, Rowe JM, et al. A randomized study comparing yttrium-90 ibritumomab tiuxetan (Zevalin) and high-dose BEAM chemotherapy versus BEAM alone as the conditioning regimen before autologous stem cell transplantation in patients with aggressive lymphoma. Cancer 2012; 118: 4706-4714.
6) Rose AC, Shenoy PJ, Garrett G, et al. A systemic literature review and meta-analysis of radioimmunotherapy consolidation for patients with untreated follicular lymphoma. Clin Lymphoma Myeloma Leuk 2012; 12: 393-399.
7) Lopci E, Santi I, Mani M, et al. FDG PET and ^{90}Y ibritumomab tiuxetan in patients with follicular lymphoma. Q J Nucl Med 2010; 54: 436-441.
8) Lopci E, Santi I, Derenzine E, et al. FDG PET in the assessment of patients with follicular lymphoma treated by ibritumomab tiuxetan Y-90: multicentric study. Ann Oncol 2010; 21: 1877-1883.
9) Cazaentre T, Morschhauser F, Vermandel M, et al. Pre-therapy 18F-FDG PET quantitative parameters help in predicting the response to radioimmunotherapy in non-Hodgkin lymphoma. Eur J Nucl Med Mol Imaging 2010; 37: 494-504.
10) Wahl R, Jacene H, Kasamon Y, et al. From RECIST to PERCIST: Evolving considerations for PET response criteria in solid tumors. J Nucl Med 2009; 50 Suppl 1: 122S-150S.

ちょっと試してみよう 45

肺胞上皮透過性亢進を評価するのに用いられる放射性医薬品はどれか。1つ選べ。

a. ^{99m}Tc-MAA
b. ^{99m}Tc-MAG$_3$
c. ^{99m}Tc-DTPA
d. ^{18}F-FDG
e. ^{11}C-methionine

腕だめし

45

正解 c

解説

　肺胞上皮透過性亢進評価は保険未収載であるが重要な検査である。

　呼吸細気管支，肺胞まで到達した分子は肺上皮，組織間隙，血管内皮を通り血中に移行する。上皮細胞は比較的強い結合をしているため肺上皮の透過性は内皮細胞の 1/10 と小さい。肺胞上皮が肺胞毛細管系への物質移動の limiting factor となっている。液体，固体の微粒子が気体中に浮遊しているものをエロソールといい，液体の放射性医薬品を超音波ネブライザーやジェットネブライザーに入れ 2 μm 程度の粒子径のエロソールを生成する。分子量 492 と小さく親水性の ^{99m}Tc-DTPA（ジエチレントリアミンペンタ酢酸）をエロソールとし吸入する。気道狭窄や分泌物により気道が狭くなっていると，乱流となりエロソールは慣性衝突により気道に過剰沈着する。肺胞に到達したエロソール洗い出しは，移行表面積，肺容積，肺胞内圧，肺胞を覆う溶液の組成や量，サーファクタント，血液からの逆拡散などに依存する。洗い出し率は 1 %/min くらいで，半減時間は 50 〜 80 分程度である。

　肺胞上皮透過性は喫煙や大気汚染により亢進する。慢性閉塞性肺疾患では気道病変の程度評価が経時的に行える。

【参考文献】

* 日本核医学会分科会　呼吸器核医学研究会．科学的根拠に基づく呼吸器核医学診断（診療）ガイドライン．海川企画，2008，pp70-71．

症例83_肛門腫瘍

症例・主訴

80歳の女性。
3か月前から下血を自覚するようになった。3週間前から肛門部に腫瘤を触知するようになり,徐々に増大してきたため来院した。^{18}F-FDG PET MIP 1時間像と2時間像,^{18}F-FDG PET/CT(肛門と鼠径部を通る水平断像)を示す。

Q 診断は何か。

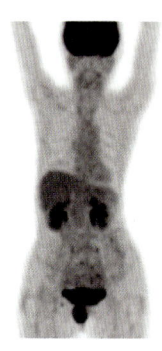

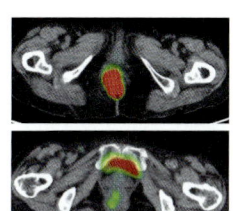

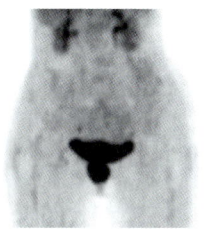

所見

肛門部に著明な異常集積増加を認める。1時間後の早期像で右鼠径リンパ節に集積増加を認めるが,2時間後の遅延像では集積が低下している。
非特異的集積増加として,膀胱,腸管,腎,肝,心筋,鼻咽腔,唾液腺,脳への取り込みを認める。

【文献】

1) Bartelink H, Roelofsen F, Eschwege F, et al. Concomitant radiotherapy and chemotherapy is superior to radiotherapy alone in the treatment of locally advanced anal cancer: results of a phase III randomized trial of the European Organization for Research and Treatment of Cancer Radiotherapy and Gastrointestinal Cooperative Groups. J Clin oncol 1997; 15: 2040-2049.
2) Engledow AH, Skipworth JR, Blackman G, et al. The role of ^{18}fluoro-deoxy glucose combined positron emission and computed tomography in the clinical management of anal squamous cell carcinoma. Colorectal Dis 2011; 13: 532-537.
3) Mistrangelo M, Pelosi E, Bello M, et al. Role of positron emission tomography-computed tomography in the management of anal cancer. Int J Radiat Oncol Biol Phys 2012; 84: 66-72.
4) Winton Ed, Heriot AG, Ng M, et al. The impact of 18-fluorodeoxyglucose positron emission tomography 0n the staging, management and outcome of anal cancer. Br J Cancer 2009; 100: 693-700.

症例83_ 肛門腫瘍

鑑別診断: 直腸癌，肛門管癌

診断: 肛門管癌，右鼠径部リンパ節転移

討論

　肛門管癌の内訳は，欧米では80〜85％が扁平上皮癌で10〜15％が腺癌である。一方，わが国では，腺癌が67％，扁平上皮癌が15％である。この相違は，国際的には肛門管直腸粘膜部から発生する腺癌は直腸癌として分類されているためである。その他，悪性黒色腫，乳房外Paget病などがある。

　肛門管癌の組織型の中で，腺癌は直腸癌と同様，手術が標準治療であるが，扁平上皮癌では化学放射線治療を第一選択とし，再発例には救済手術を行うことが標準治療となっている[1]。

　本症例は肛門管癌（扁平上皮癌）で原発巣のSUVmaxは，10.83（1時間値），11.88（2時間値）であった。右鼠径部リンパ節は，1時間像で1.98，2時間像で1.61へ低下したが，病理組織診断ではリンパ節転移を認めた。術前の肛門管癌（扁平上皮癌）患者における^{18}F-FDG PET/CTは有用である。12.5％にupstaging（遠隔転移，リンパ節転移）を認めたという報告があり[2]，他の53例の報告では，upstaging 37.5％，downstaging 25％で，12.6％にGTVの変更があった[3]。^{18}F-FDG PETは，通常のCTよりも診断精度が高く，正確な5年生存率を予測することができる[4]。肛門管癌治療後の評価，再発診断にも，^{18}F-FDG PET/CTは有用である[5-7]。

【文献続き】

5) Vercellino L, Montravers F, de Parades V, et al. Impact of FDG PET/CT in the staging and follow-up of anal carcinoma. Int J Colorectal Dis 2011; 26: 201-210.
6) Saboo SS, Zukotynski K, Shinagare AB, et al. Anal carcinoma: FDG PET/CT in staging, response evaluation, and follow-up. Abdom Imaging 2013; 38: 728-735.
7) Day FL, Link E, Ngan S, et al. FDG-PET metabolic response predicts outcomes in anal cancer managed with chemoradiotherapy. Br J Cancer 2011; 105: 498-504.

症例84_咳嗽

症例・主訴 　60歳代の男性。激しい咳そうと胸痛，左側肺癌の病期診断希望。
　1か月前からの激しい咳を主訴に来院した。左肺下葉の大きな扁平上皮癌があり，病期診断を目的に紹介された。胸部X線写真と ^{18}F-FDG PET MIP 像と ^{18}F-FDG PET/CT（水平断像）を示す。

Q 病期診断は何か。
腹部の対称性集積は何か。

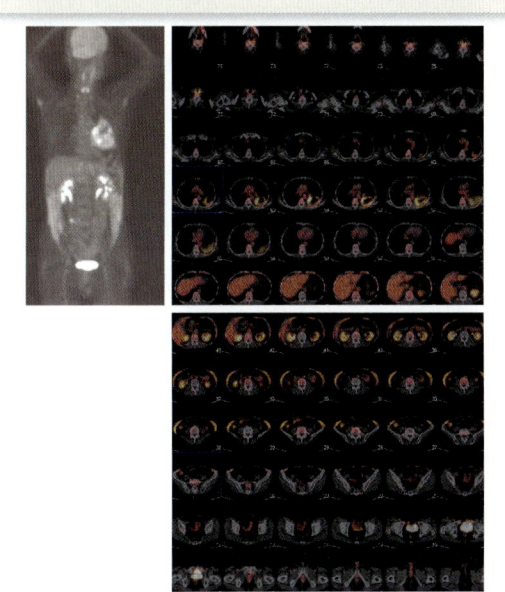

所見

^{18}**F-FDG PET** と ^{18}**F-FDG PET/CT**：左肺下葉に大きな腫瘤を認め，^{18}F-FDG のリング状集積増加を認める。集積増加部位は左背側胸壁に及んでいる。左肺門リンパ節（#10）と傍食道リンパ節（#8）に集積増加を認める。
　両側腹壁の筋肉（腹横筋，内腹斜筋，外腹斜筋）に対称性の集積増加を認める。両側型関節近傍に対称性の集積増加（小円筋）を認める。頸部の筋肉，声帯に対称性の集積増加を認める。

症例 84_ 咳嗽

鑑別診断
原発性肺癌 cT3N2M0 Stage ⅢA, T3N2M1 Stage Ⅳ

診断
原発性肺癌 cT3N2M0 Stage ⅢA
咳嗽による骨格筋への集積

討論

　左肺下葉に大きな肺癌があり，背側胸壁に高集積が認められることから胸壁浸潤陽性として T3 とした。左肺門リンパ節（#10）と傍食道リンパ節（#8）に集積増加を認めることからリンパ節転移と診断し，N2 となる。対称性の筋肉集積が認められるが，遠隔転移なしと判断し M0 としたが，脳転移の診断に関しては ^{18}F-FDG PET/CT の限界がある。このため，脳転移の診断には頭部造影 MRI が推奨される[1]。

　^{18}F-FDG PET による肺癌リンパ節転移の精度は CT のそれよりも高い。感度，特異度ではそれぞれ 91% vs. 75%，86% vs. 66% である[2]。最近では，^{18}F-FDG PET/CT での成績が報告されており，感度，特異度，陽性反応適中率，陰性反応適中率は ^{18}F-FDG PET/CT で 78%，92%，64%，96%，胸部造影 CT で 56%，73%，28%，90% であった[3]。また，SUVmax に加えて，原発巣 SUVmax との比，N2 の大きさと SUVmax との比を評価することで診断精度が向上するとの報告がある[4]。

　腹部の対称性集積増加は腹横筋，内腹斜筋，外腹斜筋の集積であることが ^{18}F-FDG PET/CT からわかる。遅延像では腹直筋，横隔膜脚（crura）にも明らかに集積増加を認める（図1）。また，声帯，声帯周囲筋肉，頸部筋肉にも対称性に集積増加を認める。これらの所見は激しい咳嗽による骨格筋への ^{18}F-FDG 集積増加である[5, 6]。なお，肺癌からの骨格筋転移は従来考えられていたほどまれではない。好発部位は臀筋である。^{18}F-FDG PET/CT での偶然発見，初発症状が骨格筋転移の報告もあり，注意すべきである[7-9]。なお，小円筋の集積増加は咳が原因ではない。

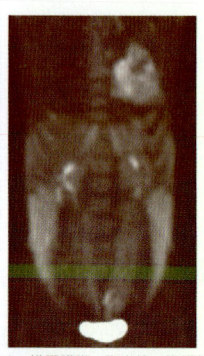

図1 横隔膜脚，腹直筋，腹横筋，内腹斜筋，外腹斜筋に，^{18}F-FDG の対称性集積増加を認める。

腕だめし

【文 献】

1) 日本医学放射線学会 日本放射線科専門医会・医会. 転移性脳腫瘍の検出においてどのような画像検査を推奨するか？ 画像診断ガイドライン 2013 年版. 金原出版, 東京, 2013, pp84-85.
2) Pieterman RM, van Putten JW, Meuzelaar JJ, et al. Preoperative staging of non-small-cell lung cancer with positron-emission tomography. N Eng J Med 200; 343: 254-261.
3) Ceylan N, Dogas S, Kocacelebi K, et al. Contrast enhanced CT versus integrated PET-CT in pre-operative nodal staging of non-small cell lung cancer. Diag Interv Radiol 2012; 18: 435-440.
4) Moloney F, Ryan D, McCarthy L, et al. Increasing the accuracy of 18F-FDG PET/CT interpretation of "mildly positive" mediastinal nodes in the staging of non-small cell lung cancer. Eur J Radiol 2014; 83: 843-847.
5) Park YH, Baik JH, Ahn MI, et al. FDG uptake in the diaphragm and crura, vocal cords, and base of tongue in a crying child. Clin Nucl Med 2005; 30: 752-753.
6) Yeung HW, Grewal RK, Gonen M, et al. Patterns of (18) F-FDG uptake in adipose tissue and muscle: a potential source of false-positives for PET. J Nucl Med 2003; 44: 1789-1796.
7) Agrawal K, Bhattacharya A, Singh N, et al. Skeletal muscle metastases as the initial manifestation of an unknown primary lung cancer detected on F-18 fluorodeoxyglucose positron emission tomography/computed tomography. Indian J Nucl Med 2013; 28: 34-35.
8) Yilmaz M, Elboga U, Celen Z, et al. Multiple muscle metastases from lung cancer detected by FDG PET/CT. Clin Nucl Med 2011; 36: 245-247.
9) Arpaci T, Ugurluer G, Akbas T, et al. Imaging of the skeletal muscle metastases. Eur Rev Med Pharmacol Sci 2012; 16: 2057-2063.

ちょっと試してみよう 46

^{18}F-FDG の生理的（非特異的）集積として認められないのはどれか。1 つ選べ。

a. 精巣
b. 卵巣
c. 子宮
d. 乳頭
e. 網膜

46

正解 e

解説

若年男性では精巣に非特異的集積増加がしばしば認められる。閉経前の女性では,排卵期に一方の卵巣に集積増加が,月経期には子宮内膜に集積増加を認める。また,乳頭にもしばしば集積増加を認める。

網膜には生理的集積を認めない。網膜集積は網膜転移,等の悪性腫瘍を疑う。外眼筋には生理的集積を認める。

【参考文献】

* 奥山智緒. FDG-PET/CT のピットフォール. 楢林勇,杉村和朗監修,小須田茂編. 放射線医学 核医学・PET・SPECT. 金芳堂,京都,2012,pp119-123.
* 石原圭一,汲田伸一郎. 診療に役立つ核医学の基本—専門医試験も見すえ—「PET (1)」. 臨床核医学 2011;44:51-53.

症例85_振戦

症例・主訴

70歳代の女性。
1年ほど前から手足の震え、動作緩慢を自覚するようになった。家人に付き添われ来院した。仮面様顔貌を認める。Parkinson病が疑われたため、^{123}I-MIBG心筋シンチグラフィが施行された。MMSE 28/30。
^{123}I-MIBG 111 MBq投与後15分、3時間のplanar像、SPECT像（水平断像）を示す。心筋縦隔摂取比（H/M ratio）は、15分の早期像で2.80、3時間の後期像で2.78、洗い出し率（washout rate, WR）は30％である。

Q | 診断は何か。

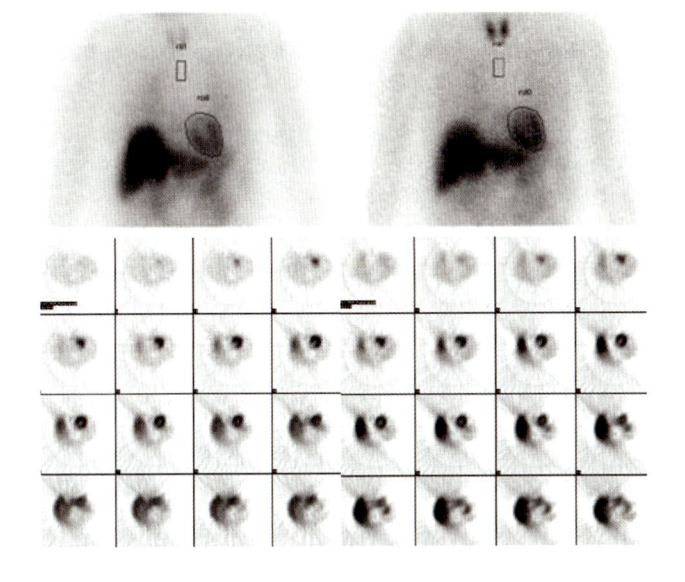

所見

早期像、後期像とも心筋の描出は良好である。心筋内に明らかな欠損像を認めない。
H/M比も高値を示している。WRは30％で、洗い出しの亢進はみられない。

症例 85_ 振戦

鑑別診断

本態性振戦，Parkinson 病，脳血管性パーキンソニズム，多系統萎縮症（MSA-P 型），進行性核上性麻痺（progressive supranuclear palsy：PSP）

診断

本態性振戦

討論

Parkinson 病と鑑別すべき疾患に，本態性振戦 essential tremor がある．本態性振戦とは，頭頸部を左右に振る振戦，姿勢保持，動作時にみられる手指の振戦が特徴とされ，ほとんど進行しない．常染色体優性遺伝を示すものが多い．Parkinson 病と異なり，通常，振戦以外の症状はみられない．老人性振戦ともいう．本態性振戦では，^{123}I-MIBG 心筋シンチグラフィが正常所見を示す．本症例は，臨床症状，MRI 等の他の画像診断を含め，本態性振戦と診断された．

^{123}I-MIBG 心筋シンチグラフィは末梢交感神経終末の機能を反映している．Parkinson 病，レビー小体型認知症（DLB）では心筋の交感神経終末の機能低下のため，^{123}I-MIBG 心筋シンチグラフィの早期像，後期像とも集積が低下する[1-3]．

H/M ratio の基準値は報告によりバラツキがあるが，中エネルギーコリメータ使用で 2.6 ～ 4.4，低エネルギーコリメータ使用で 2.0 ～ 2.6 である．WR 値は，WR ＝（早期像心臓カウント数－後期心臓カウント数）／（早期像心臓カウント数）である．Parkinson 病，DLB では洗い出しが亢進するため，WR 値は低値となる[4]．

後期像の H/M ratio のカットオフ値を 1.68，WR 値のそれを 23.6％ として，DLB と Alzheimer 病の鑑別が可能との報告がある[4]．しかし，MSA, PSP でも ^{123}I-MIBG 心筋シンチグラフィにて心臓への取り込みが低下する症例があるとの報告があり，注意を要する[1, 5]．

【文献】

1) Yoshita M. Differentiation of idiopathic Parkinson's disease from striatonigral degeneration and progressive supranuclear palsy using iodine-123 metaiodobenzylguanidine myocardial scintigraphy. J Neurol Sci 1998; 155: 60-67.
2) Taki J, Nakajima K, Hwang EH, et al. Peripheral sympathetic dysfunction in patients with Parkinson's disease without autonomic failure is heart is heart selective and disease specific. Eur J Nucl Med 2000; 27: 566-573.
3) 織茂智之．MIBG 心筋シンチグラフィの有用性．Cognition Dementia 2008; 7: 337-344.
4) Yoshita M, Taki J, Yokoyama K, et al. Value of 123I-MIBG radioactivity in the differential diagnosis of DLB from AD. Neurology 2006; 66: 1850-1854.
5) 織茂智之．急速に心臓交感神経障害が進行した多系統萎縮症の 1 剖検例．脳神経 1999; 51: 263-267.

症例 86_ 振戦

症例・主訴

70歳代の男性。
1年ほど前から振戦，上肢の固縮，歩行障害を自覚するようになった。症状が徐々に進行したため来院した。Parkinson病が疑われたため，^{123}I-MIBG心筋シンチグラフィが施行された。MMSE 27/30。
^{123}I-MIBG 111 MBq投与後15分，3時間のplanar像，SPECT像（水平断像）を示す。心筋縦隔摂取比（H/M ratio）は，15分の早期像で1.41，3時間の後期像で1.29，洗い出し率（washout rate：WR）は54.8%である。

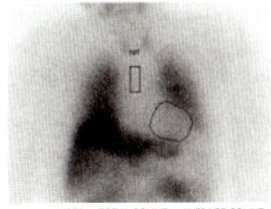

Q | 診断は何か。

	AREA	TOTAL COUNT	AVERAGE COUNT
ROI 0:	890	53149	69.6
ROI 1:	210	5552	42.1

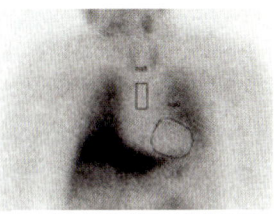

	AREA	TOTAL COUNT	AVERAGE COUNT
ROI 0:	890	30737	34.5
ROI 1:	210	5593	26.6

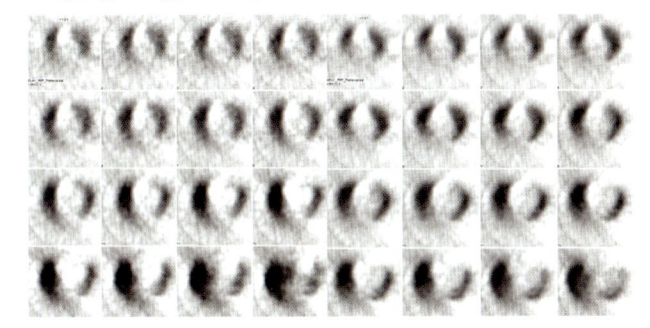

所見

早期像，後期像とも心筋の描出がほとんど認められない。
H/M ratioも低値を示している。WRは54.8%で，洗い出しの亢進がみられる。

症例86_ 振戦

鑑別診断

Parkinson病，脳血管性パーキンソニズム，多系統萎縮症（MSA-P型），進行性核上性麻痺（progressive supranuclear palsy：PSP），本態性振戦

診断

Parkinson病

討論

Parkinson病とは，黒質緻密部のほか，橋の青斑核，迷走神経背側核，Meynert基底核の神経細胞の変性，脱落である。この結果，ドーパミンが枯渇することにより症状が出現する。三徴といわれる振戦，固縮，無動のほか，姿勢保持障害，歩行障害，自律神経障害があらわれる。

鑑別すべき疾患に，症候性（二次性）パーキンソニズム（脳血管性，薬剤性，中毒性，脳炎性，腫瘍性，iNPH），MSA-P型，PSP，皮質基底核変性症（corticobasal degeneration：CBD），本態性振戦，などがある。

^{123}I-MIBG（meta-iodobenzylguanidine）はノルアドレナリンの生理的アナログで，交感神経終末で摂取，貯蔵，放出が行われる。心筋の節後性交感神経障害の診断に，^{123}I-MIBGシンチグラフィが使用されている（**表1**）。

^{123}I-MIBGによる心筋planar像とSPECT像における心筋集積はParkinson病と二次性パーキンソニズム，MSAとの鑑別に有用であるとする報告がある[1-4]。また，Parkinson病患者では，planar像におけるH/M ratioと後頭葉の血流低下は正の相関があり，このことは相関を示さない二次性パーキンソニズムとの鑑別に有用である[5]。

しかし，^{123}I-MIBG心筋シンチグラフィのみではParkinson病の診断は不十分で，ドーパミンD2受容体（^{123}I-IBZM）シンチグラフィとドーパミントランスポータ（^{123}I-FP-CIT）シンチグラフィの3者の併用がさらに診断を確実にする[6]。

H/M ratioの基準値は報告によりバラツキがある。使用するコリメータ，シンチカメラの種類，画像処理方法などで影響を受ける。各施設で基準値を設定しておく必要がある。H/M ratioは症例の治療効果判定，経過観察として有用性が高い。

表1 ¹²³I-MIBG心筋シンチグラフィ

心筋集積低下あり	心筋集積低下なし
Parkinson病 レビー小体型認知症（DLB）	二次性パーキンソニズム Alzheimer病（AD） 前頭側頭葉変性症（FTLD） 多系統萎縮症（MSA） 進行性核上性麻痺（PSP） 皮質基底核変性症（CBA） 本態性振戦（ET）

【文 献】

1) Jost WH, Del Tredici K, Landvogt C, et al. Importance of 123I-metaiodobenzylguanidine scintigraphy/single photon emission computed tomography for diagnosis and differential diagnostics of Parkinson syndromes. Neurodegener dis 2010; 7: 341-347.
2) Berardelli A, Wenning GK, Antonini A, et al. EFNS/MDS-ES/ENS recommendations for the diagnosis of Parkinson's disease. Eur J Neurol 2013; 20: 16-34.
3) Druschky A, Hilz MJ, Platsch G, et al. Differentiation of Parkinson's disease and multiple system atrophy in early disease stages by means of I-123-MIBG-SPECT. J Neurol Sci 2000; 175: 3-12.
4) Braune S, Reinhardt M, Schnitzer R, et al. Cardiac uptake of [123I]MIBG separates Parkinson's disease from multiple system atrophy. Neurology 1999; 22: 1020-1025.
5) Nagamachi S, Wakamatsu H, Kiyohara S, et al. Usefulness of rCBF analysis in diagnosing Parkinson's disease: supplemental role with MIBG myocardial scintigraphy. Ann Nucl Med 2008; 22: 557-564.
6) Sudmeyer M, Antke C, Zizek T, et al. Diagnostic accuracy of combined FP-CIT, IBZM, and BIMG scintigraphy in the differential diagnosis of degenerative parkinsonism: a multidimensional statistical approach. J Nucl Med 2011; 52: 733-740.

ちょっと試してみよう 47

SUVに影響を与えないのはどれか。1つ選べ。

a. 体格
b. 室温
c. 撮影時間
d. 血糖値
e. 呼吸運動

47

正解 b

解説

室温は通常，SUV に影響を与えない。特殊な場合として，痩せ型の若年女性では室温が低下していると，褐色脂肪の集積に影響を与える。

体格，体重は SUV に影響を与える。比重を 1 と仮定しているため体脂肪の多い肥満者では過補正となり，SUV は高値となってしまう。このため，体表面積，除脂肪体重での補正が必要である。米国では lean body mass で補正した SUVlean あるいは SUL が用いられる。

悪性腫瘍では 2 時間以降で集積がプラトーに達するため，静注後の撮影時間により SUV は変化する。血糖値，インスリン値が高値では SUV は低下する。

小さな腫瘍では部分容積効果で過小評価される。

横隔膜周囲の病巣は呼吸運動で大きく影響を受ける。息止め撮影，呼吸同期装置によって SUV は 30％前後増加する。

【参考文献】

* 石原圭一，汲田伸一郎．診療に役立つ核医学の基本―専門医試験も見すえ―「PET (1)」．臨床核医学 2011；44：51-53.
* Zasadny KR, Wahl RL. Standardized uptake values of normal tissues at PET with 2-[fluorine-18]-fluoro-2-deoxy-D-glucose: variations with body weight and a method for correction. Radiology 1993;189:847-850.

症例 87_ リンパ筋腫脹

症例・主訴 20歳代の女性。頸部リンパ節腫脹。
1か月前から頸部リンパ節の腫脹に気付くも放置した。徐々に増大してきたため，近医受診し紹介される。疼痛，発熱はない。sIL-2R 3,275U/ml（基準 145〜519）。NSE 6.0ng/ml（基準 10 以下）。喫煙歴なし。胸部・腹部造影 CT（冠状断像）および ^{67}Ga 全身シンチグラム（前面・後面像）を示す。

Q 診断は何か。

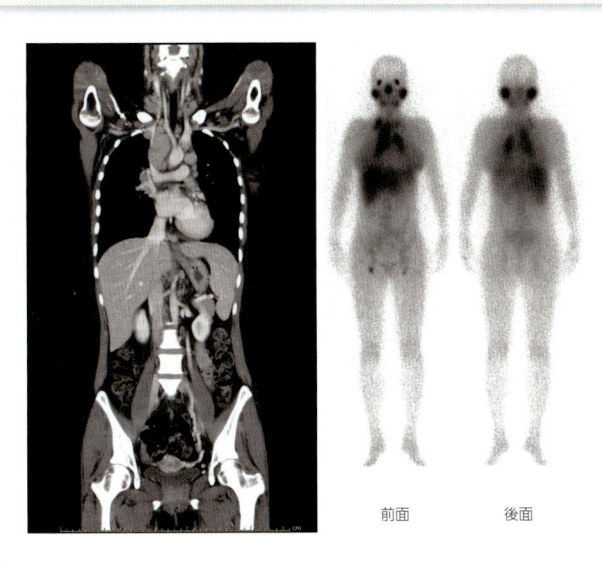

前面　　後面

所見

胸部・腹部造影 CT（冠状断像）では，肺門，上縦隔，鎖骨上窩のリンパ節が腫大している。軽度の脾腫を認める。^{67}Ga 全身シンチグラムでは，両側涙腺，耳下腺，肺門，上縦隔，鎖骨上窩に強い集積増加を示す。両側鼠径部にも集積増加が認められる。20歳代の女性であるため，両側乳房にも軽度の集積増加が認められる。心筋への集積を認めない。

症例87_ リンパ筋腫脹

鑑別診断

悪性リンパ腫，サルコイドーシス，活動性結核，HIV/AIDS，菊池病（組織球性壊死性リンパ節炎），木村病（軟部好酸球肉芽腫），小細胞肺癌

診断

サルコイドーシス

討論

　両側対称性の涙腺，耳下腺の高集積はパンダサインである。両側肺門部，右側の上縦隔の高集積はラムダ（λ）サインである。2つのサインを同時に認めることはサルコイドーシスに特徴的所見とされる[1,2]。^{18}F-FDG PET/CTで，パンダサイン，ラムダサインを認めることがある[3]。実際，パンダは眼球周囲と耳介部分に黒毛が生えており，耳下腺付近には黒毛は生えていない（図1, 2）。耳下腺病変はサルコイドーシスの10～30%に認められる。耳下腺病変，ぶどう膜炎，顔面神経麻痺を認めると，Heerford's syndromeという。

　可溶性IL-2受容体は，悪性リンパ腫，成人T細胞白血病のほか，サルコイドーシス，膠原病，慢性活動性ウイルス肝炎，AIDS，肺結核などでも高値を示すので，注意すべきである[4]。活動性結核は臨床所見から考えにくい。小細胞肺癌も臨床症状とCT所見から鑑別診断から除外できる。菊池病は若年女性に発症し，扁桃腫大を伴う上気道症状に引き続いて有痛性頸部リンパ節腫大を伴う[5]。木村病は耳下腺周囲の皮膚組織が侵され，IgEが高値となる[6]。HIV感染者では，通常，両側性耳下腺内嚢胞性腫瘤とリンパ節腫大に加えて扁桃腫大（HIV陽性患者の3徴）が認められる[7]。

　サルコイドーシスの予後を左右する所見の1つに，心筋集積がある。心サルコイドーシスが疑わしい場合は心筋^{67}Ga SPECTを施行する[8,9]。最近では，感度の高い^{18}F-FDG PET/CTを使用する場合が多い。しかし，特異度は^{67}Ga SPECTのほうが高い。

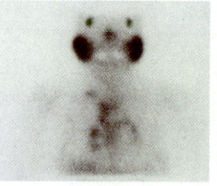

図1 50歳代の男性の^{67}Ga全身シンチグラム。Heerford's syndromeをきたしたサルコイドーシス症例。

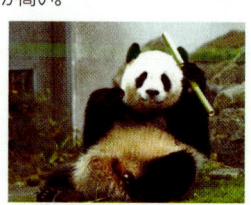

図2 Giant panda

【文 献】

1) Sulavik SB, Spencer RP, Weed DA, et al. Recognition of distinctive patterns of gallium-67 distribution in sarcoidosis. J Nucl Med 1990; 31: 1909-1914.
2) Sulavik SB, Spencer RP, Palestro CJ, et al. Specificity and sensitivity of distinctive chest radiographic and/or 67Ga images in the noninvasive diagnosis of sarcoidosis. Chest 1993; 103: 403-409.
3) Oksuz MO, Werner MK, Aschoff P, et al. ^{18}F-FDG PET/CT for the diagnosis of sarcoidosis in a patient with bilateral inflammatory involvement of the parotid and lacrimal glands (panda sign) and bilateral hilar and mediastinal lymphadenopathy (lambda sign). Eur J Nucl Med Mol Imaging 2011; 38: 603.
4) Kita T, Watanabe S, Yano F, et al. Clinical significance of the serum IL-2R level and Ga-67 scan findings in making a differential diagnosis between sarcoidosis and non-Hodgkin's lymphoma. Ann Nucl Med 2007; 21: 499-503.
5) Qadri F, Atkin GK, Thomas D, et al. Kikuchi's disease: an important cause of cervical lymphadenopathy. Clin Med 2007; 7: 82-84.
6) Iwai H, Nakae K, Ikeda K, et al. Kimura disease, diagnosis and prognosis factor. Otolaryngol Head Neck Surg 2007; 137: 306-311.
7) Shugar JM, Som PM, Jacobson AL, et al. Multicentric parotid cysts and cervical adenopathy in AIDS patients. A newly recognized entity: CT and MR manifestations. Laryngoscope 1988; 88: 772-775.
8) Nakazawa A, Ikeda K, Ito Y, et al. Usefulness of dual ^{67}Ga and ^{99m}Tc-sestamibi single-photon-emission CT scanning in the diagnosis of cardiac sarcoidosis. Chest 2004; 126: 1372-1376.
9) Futamatsu H, Suzuki J, Adachi S, et al. Utility of gallium-67 scintigraphy for evaluation of cardiac sarcoidosis with ventricular tachycardia. Int J Cardiovasc Imaging. 2006; 22: 443-448.

ちょっと試してみよう 48

^{18}F-FDG PET/CT で偽陰性となるのはどれか。1つ選べ。

a. 大腸癌肝転移
b. 胃癌肝転移
c. 肝内胆管癌
d. 高分化型肝細胞癌
e. 低分化型肝細胞癌

48

正解 d

解説

進行が穏やかで糖代謝の低い悪性腫瘍は偽陰性となる。高分化型肝細胞癌,高分化型肺癌,BAC,腎細胞癌,前立腺癌が偽陰性となる傾向がある。高分化型肝細胞癌,腎細胞癌では細胞内にグルコース 6- ホスファターゼを有することが偽陰性の原因でもある。

その他,細胞密度の低い粘液産生腺癌,スキルス胃癌,乳癌(浸潤性小葉癌)が偽陰性となる。

【参考文献】

* 奥山智緒. FDG-PET/CT のピットフォール. 楢林勇, 杉村和朗監修, 小須田茂編. 放射線医学 核医学・PET・SPECT. 金芳堂, 京都, 2012, pp119-123.
* 石原圭一, 汲田伸一郎. 診療に役立つ核医学の基本―専門医試験も見すえー「PET (1)」. 臨床核医学 2011;44:51-53.

症例 88_ 頸部腫瘤

症例・主訴

50 歳代の男性。

2 か月前からの左頸部のしこりを自覚していたが放置していた。徐々に増大し，1 週間前から疼痛を認めるようになったため，近医を受診した。左頸部に 2.8cm の腫瘤があり，頸部超音波検査を施行し細胞診（FNAC）の結果，Class Ⅳ（扁平上皮癌疑い）であった。頭頸部 CT にて左扁桃腫大を指摘されたが，原発巣が不明であるとして，FDG PET/CT のよる原発巣検索目的で紹介された。

既往歴として，40 歳から糖尿病と診断され，現在インスリンにて加療中である。喫煙は現在まで 20 本 / 日。^{18}F-FDG PET MIP 像，FDG PET/CT（顎下腺を通る横断像と口蓋扁桃を通る横断面）示す。

Q | 診断は何か。

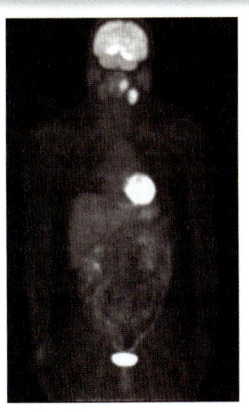

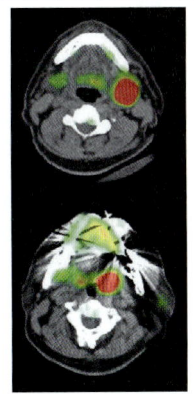

所見

^{18}F-FDG PET MIP 像，^{18}F-FDG PET/CT

左頸部レベル Ⅱ に，^{18}F-FDG の異常集積増加を認める（SUVmax: 9.74）。その他，左中咽頭（口蓋扁桃）と思われる部位に異常集積増加を指摘することができる（SUVmax: 8.61）[1]。

耳下腺が軽度腫大しているようにみえるが集積程度は正常範囲内である。その他，異常集積増加を認めない。心臓，膀胱，腎，腸管の集積増加は非特異的集積と思われる。脳の集積が軽度低下しているが，糖尿病があり，高血糖を反映していると思われる。

症例 88_ 頸部腫瘤

鑑別診断　中咽頭癌，左頸部リンパ節転移，中咽頭癌と鰓性癌，悪性リンパ腫と原発不明左頸部リンパ節転

診断　中咽頭癌（左口蓋扁桃癌），左頸部リンパ節転移

討論

　原発不明癌（carcinoma of unknown primary：CUP）とは，既往歴，理学的，生化学的検査，FDG PET を除く画像診断で原発巣が明らかでない，病理学的診断の得られた転移性癌をいう。全がん患者の3〜5%を占め，米国では悪性腫瘍死亡例の第4位である。予後は不良で生存期間中央値は3〜11か月である[2-4]。初診時の転移部位は，頻度の高い順にリンパ節，肝，肺，骨である。レベルⅡ，Ⅲの頸部リンパ節転移で，扁平上皮癌の場合，原発巣は頭頸部領域に存在する可能性がきわめて高い。レベルⅣのみの転移では鎖骨下に原発巣が存在する可能性が高い。頸部リンパ節転移例での原発巣は頻度の高い順に，口蓋扁桃，舌根部，上咽頭，梨状窩である[5, 6]。

　原発不明癌の原発巣検索の目的で，^{18}F-FDG PET/CT を依頼されることはまれではない。その目的は，原発巣の検索のほか，他の転移巣の発見，治療方針の決定である。病理診断が明らかでない場合，^{18}F-FDG PET/CT は生検部位の決定に役立つ。^{18}F-FDG PET/CT によって原発巣が発見される頻度は報告によってバラツキがみられるが，おおむね40%である[7-12]。剖検にても原発巣が検出されない症例は20%を占める。最近では，内視鏡検査は必須であるとされる。

　本症例の場合，全身 ^{18}F-FDG PET/CT にて左口蓋扁桃癌が原発で，左頸部リンパ節転移と診断することは容易である。内視鏡も施行しているが，紹介状には扁桃表面の不整，腫大は目立たなかったと記載されており，左口蓋扁桃からは生検はなされてなかった。なお，臨床的に下肢皮膚には皮膚扁平上皮癌を示唆する所見を認めていない。鰓性癌はきわめてまれな扁平上皮癌で，第2鰓裂嚢胞（側頸嚢胞）から発生し，胸鎖乳突筋前縁に位置する[13]。中咽頭癌と同時発生することはさらにまれである。悪性リンパ腫と原発不明左頸部リンパ節転の可能性は否定できないが，一般に，悪性リンパ腫の方が扁平上皮癌よりも集積程度が高い。^{18}F-FDG PET/CT にて，中咽頭以外に病巣部位を指摘できない。

【文 献】

1) 京藤幸重:原発不明癌:原発巣はどこですか? 臨床画像 2013; 29: 216-217.
2) Pavlidis N, Briasoulis E, Hainsworth J, et al. Diagnostic and therapeutic management of cancer of unknown primary. Eur J Cancer 2003; 39: 1990-2005.
3) Abbruzzese JL, Abbruzzese MC, Lenzi R, et al. Analysis of a diagnostic strategy for patients with suspected tumors of unknown origin. 1995; 13: 2094-2110.
4) Chorost M, Lee MC, Yeoh CB, et al. Unknown primary. J Surg Oncol 2004; 87: 191-203.
5) Cianchetti M, Mancuso AA, Amdur RJ, et al. Diagnostic evaluation of squamous cell carcinoma metastatic to cervical lymph nodes from an unknown head and neck primary site. Laryngoscope 2009; 119: 2348-2354.
6) Miller FR, Karnad AB, Eng T, et al. Management of the unknown primary carcinoma: long-term follow-up on a negative PET scan and negative panendoscopy. Head Neck 2008; 30: 28-34.
7) Rades D, Kuhnel G, Wildfang I, et al. Localized disease in cancer of unknown primary (CUP): the value of positron emission tomography (PET) for individual therapeutic management. Ann Oncol 2001; 12: 1605-1609.
8) Gutzeit A, Antoch G, Kuhl H, et al. Unknown primary tumors; detection with dual-modality PET/CT: initial experience. Radiology 2005; 234: 227-234.
9) Nanni C, Rubello D, Castellucci P, et al. ^{18}F-FDG PET-CT imaging for the detection of an unknown primary tumours: preliminary results in 21 patients. Eur J Nucl Med Mol Imaging 2005; 32: 589-592.
10) Pelosi E, Pennone M, Deandreis D, et al. Role of whole body positron emission tomography/computed tomography scan with ^{18}F-fluorodeoxyglucose in patients with biopsy proven tumor metastases from unknown primary site. Q J Nucl Med Mol Imaging 2006; 50: 15-22.
11) Paul SA, Stoeckli SJ, von Schulthess GK, et al. FDG PET/CT for the detection of the primary tumours in patients with cervical non-squamous cell carcinoma metastasis of an unknown primary. Eur Arch Otorhinolaryngol 2007; 264: 189-195.
12) Seve P, Billotey C, Broussolle C, et al. The role of 2-deoxy-2-[F-18]fluoro-D-glucose positron emission tomography in disseminated carcinoma of unknown primary site. Cancer 2007; 109: 292-299.
13) 尾尻博也. 頸部嚢胞性腫瘍. 頭頸部の臨床画像診断学 改訂第2版. 南江堂, 東京, 2012, pp309-391.

ちょっと試してみよう 49

^{123}I-FP-CIT([123]I-イオフルパン)SPECTで異常所見を示さないのはどれか。2つ選べ。

a. PSP
b. MSA-P
c. CBD
d. SWEDDs
e. 薬剤性パーキンソン症候群

腕だめし

49

正解 d, e

解説

^{123}I-FP-CIT SPECT で線条体へのトレーサ低下を示す疾患は，PD (Parkinson disease；パーキンソン病)，DLB (dementia of Lewy bodies；レビー小体型認知症)，PSP (progressive supranuclear palsy；進行性核上性麻痺)，MSA-P (multiple systemic atrophy-Parkinson type；パーキンソニズムのある多系統萎縮症)，CBD (corticobasal degeneration；皮質基底核変性症) などである。

薬剤性パーキンソン症候群では正常範囲を示す。

初期 PD と診断された患者のうち，ある一定の割合は SWEDDS (scan without evidence of dopaminergic deficits) といい，正常所見を呈することが知られている。

【参考文献】
＊岡沢秀彦，伊藤浩，尾内康臣，他．イオフルパン診療ガイドライン［日本核医学会，日本脳神経核医学研究会編］．核医学 2014；51：1-15.

症例 89_ 肝硬変症

症例・主訴

50 歳代の男性。
1 か月前からの嚥下困難を自覚していた。昨日から吐血を繰り返し，全身状態が悪化したため緊急搬送された。上部内視鏡にて食道静脈瘤と噴門部胃静脈瘤を認め，胃静脈瘤から出血がみられた。また，下部食道に腫瘤を認め，生検を行った。
既往歴：29 歳時に急性膵炎で入院加療を受けた。40 歳代半ば，アルコール性肝炎と診断され，51 歳時に腹水を伴う肝硬変症で入院加療を受けた。
生活歴：喫煙は 10 本 / 日，30 年以上。飲酒は焼酎 2 合 / 日を 30 年以上。
^{18}F-FDG PET MIP 像，^{18}F-FDG PET/CT（水平断像）を示す。

Q 診断は何か。

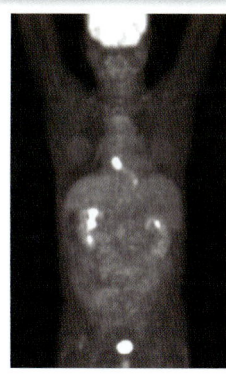

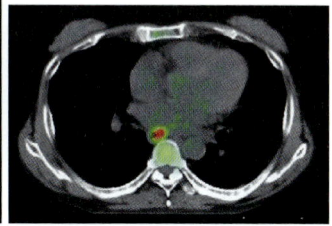

所見

縦隔下部に異常集積増加を認める。水平断像から下部食道への異常集積増加と思われる。さらに，食道・胃接合部にも小さな hot spot を認め，主病巣と連続した帯状の軽度の集積増加を認める。上縦隔にも軽度集積増加がみられる。その他，前胸部にほぼ対称性で円形の軽度集積増加を認める。CT で，男性であるが両側乳房がびまん性に肥大している。
脳，鼻咽腔に非特異的集積増加がみられる。鎖骨窩のわずかな集積増加は病的集積増加とは思われない。
腹部では腎，膀胱の他，腸管に軽度の集積増加を認める。右鼠径部の帯状集積は MIP 像のみからは疾患の特定はできない。肝が萎縮しており，脾腫を認める。

症例 89_ 肝硬変症

> **鑑別診断**
> 食道癌と上腹部リンパ節転移，悪性リンパ腫，縦隔悪性腫瘍とリンパ節転移
> びまん性乳房転移，乳腺炎，女性化乳房

> **診断**
> 食道癌と上腹部リンパ節転移（#1，2），肝硬変症による女性化乳房

> **討論**
> ^{18}F-FDG PET/CT は食道癌の第一選択となる検査ではないが，T1 食道癌を除き病期診断に良好な成績が報告されている[1-3]。症例は主訴である嚥下困難と生活歴から，食道癌と診断することは困難ではない。病理診断は高分化型扁平上皮癌であった。放射線治療のみで手術が施行されていないが，腹部 CT で，噴門部のリンパ節腫大が認められたことから食道癌リンパ節転移と思われる（図1）。下部食道の帯状の集積増加は食道炎による可能性が高いが腫瘍による壁内浸潤も否定できない。良性食道疾患への ^{18}F-FDG のびまん性集積増加はしばしば経験し，食道に一致して円弧状の細長い集積を認める[4-6]。
>
> 肝硬変症の既往があり，^{18}F-FDG PET/CT にて，肝の萎縮と脾腫，乳腺肥大を認めることから，肝硬変症に合併した女性化乳房（gynecomastia）への集積と診断できる。女性化乳房は前立腺癌患者で女性ホルモンの投与を受けている患者にしばしば合併し，^{18}F-FDG，^{67}Ga，^{131}I，などが集積増加を示すことで知られている[7-9]（図2）。

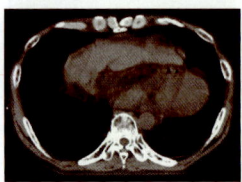

図1 腹部単純 CT
噴門部のリンパ節が軽度腫大している。

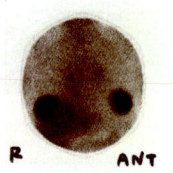

図2 前立腺癌に対し女性ホルモン静注療法中に発症した女性化乳房への ^{67}Ga 集積例（70歳代の男性）

【文 献】

1) Bar-Shalom R, Guralnik L, Tsalic M, et al. The additional value of PET/CT over PET in FDG imaging of oesophageal cancer. Eur J Nucl Med Mol Imaging 2005; 32: 918-924.
2) Yuan S, Yu Y, Chao KS, et al. Additional value of PET/CT over PET in assessment of locoregional lymph nodes in thoracic esophageal squamous cell cancer. J Nucl Med 2006; 47: 1255-1259.
3) Jadvar H, Henderson RW, Conti PS. 2-deoxy-2-[F-18]fluoro-D-glucose-positron emission tomography/computed tomography imaging evaluation of esophageal cancer. Mol Imaging Biol 2006; 8: 193-200.

4) Shrikanthan S, Aydin A, Dhurairaj T, et al. Intense esophageal FDG activity caused by candida infection obscured the concurrent primary esophageal cancer on PET imaging. Clin Nucl Med 2005; 30: 695-697.
5) Bural G, Kumar R, Mavi A, et al. Reflux esophagitis secondary to chemotherapy detected by serial FDG-PET. Clin Nucl Med 2005; 30: 182-183.
6) Bakheet SM, Amin T, Alia AG, et al. F-18 FDG uptake in benign esophageal disease. Clin Nucl Med 1999; 24: 995-997.
7) Wang HY, Jeng LB, Lin MC, et al. ^{18}F-FDG PET/CT in detection of gynecomastia in patients with hepatocellular carcinoma. Clin Imaging 2013; 37: 942-946.
8) Ramtahalsing R, Arens AI, Vliegen RF, et al. False positive ^{18}F-FDG PET/CT due to gynecomastia. Eur J Nucl Med Mol Imaging 2007; 34: 614.
9) Kosuda S, Kawahara S, Tamura K, et al. Ga-67 uptake in diethylstilbestrol-induced gynecomastia. Experience with six patients. Clin Nucl Med 1990; 15: 879-882.

ちょっと試してみよう 50

骨シンチグラフィにて superscan（スーパースキャン）を呈する可能性があるのはどれか。2つ選べ。

a. 腎細胞癌
b. 前立腺癌
c. 甲状腺癌
d. 多発性骨髄腫
e. 副甲状腺機能亢進症

腕だめし

50

正解 b, e

解説

びまん性の骨転移（saturation metastasis）はスーパースキャンを呈する。Super bone scan, Beautiful bone scan ともいわれる。前立腺癌のほか，乳癌，胃癌で認められることがある。

腎細胞癌，甲状腺癌，肝細胞癌はドーナツサイン（リング状の集積増加）を呈することで知られる。多発性骨髄腫病巣の約50％は異常集積増加をきたさない。

スーパースキャンは一見正常所見にみえるため注意深い読影が必要である。Reduced kidney sign（腎への集積が低下），abrupt cutoff sign（長管骨で，集積増加部位と正常集積部位の境界が明瞭）を見逃さない。

原発性，続発性副甲状腺機能亢進症のいずれもスーパースキャンを呈するが，後者のほうがより顕著とされる。続発性副甲状腺機能亢進症は二次性副甲状腺機能亢進症，腎性骨異栄養症，線維性骨炎と呼ばれていたが，現在では mineral and bone disorder（MBD）といわれる。

【参考文献】

* 小森剛. 骨・関節核医学. 楢林勇, 杉村和朗監修, 小須田茂編. 放射線医学 核医学・PET・SPECT. 金芳堂, 京都, 2012, pp74-79.
* 戸川貴史. 診療に役立つ核医学の基本—専門医試験も見すえ—「骨シンチグラフィ」. 臨床核医学 2011；44：74-77.

症例 90_ 下血

症例・主訴

3 歳の男児。
無痛性の下血を訴え来院した。
$^{99m}TcO_4^-$ (^{99m}Tc-pertechnetate) による経時的腹部シンチグラフィ（5, 10, 20 分 planar 前面像, 30 分 planar 右前斜位像）を示す。

Q │ 診断は何か。

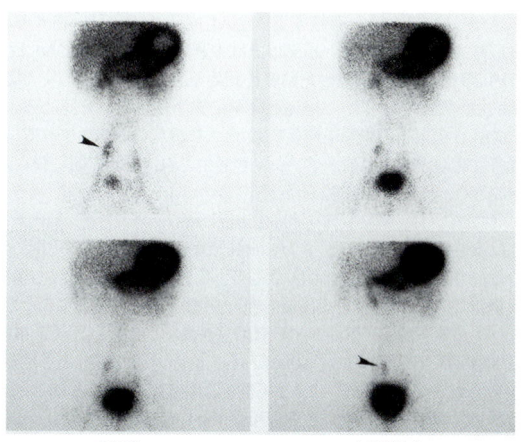

前面像　　　　　　　　　　右前斜位像

所見

　右下腹部に、静注後 5 分から異常集積増加が認められる（矢頭）。右腸骨動脈との重なり合いがみられるが、30 分後の斜位像で血管との分離が明瞭である。その他、胃、膀胱に強い集積増加がみられる。30 分後の像で、胃内のトレーサの一部が十二指腸へ移動しているのがわかる。腎、肝にも集積がみられるが、徐々に集積は低下している。

症例 90_ 下血

鑑別診断

Meckel 憩室，血管腫，胃腸・尿路系の非特異的集積，消化管重複症

診断

Meckel 憩室

討論

Meckel（メッケル）憩室は卵黄腸管の遺残による回腸憩室で，回腸末端から約 100cm に存在する。全人口の 2 ～ 3％に存在するとされ決してまれではないが，95％以上は生涯無症状である。Meckel 憩室の約 20 ～ 50％に異所性胃粘膜を認める。下血を主訴とする場合は，Meckel 憩室内に 95 ～ 98％と高率に異所性胃粘膜を認める。通常，下血は 5 歳以下の男児に発症するが，10 歳代の報告もまれではない。異所性胃粘膜から塩酸，ペプシンが産生され，周囲の腸粘膜に潰瘍が形成され，出血を呈する。

$^{99m}TcO_4^-$ は，胃粘膜の粘液産生上皮に取り込まれた後，胃内腔に分泌される性質をもっている[1]。Meckel 憩室は通常，小さな円形，類円形の限局性陽性像（hot spot）として，5 分像から臍部よりも尾側，右下腹部に描出される。他の画像診断，内視鏡で診断が困難なことが多く，メッケル憩室シンチグラフィの有用性が高い[2]。SPECT/CT は解剖学的位置関係が明瞭となり，sensitivity，specificity を向上させる[3,4]。

ダイナミック MDCT によって診断が可能との報告もあるが，問題点は specificity が低く，放射線被曝が多いことである[5]。

消化管出血の診断で，出血シンチグラフィとメッケル憩室シンチグラフィのどちらを優先するかは議論のあるところである。メッケル憩室が疑われた場合は，specificity の高いメッケル憩室シンチグラフィを優先する。偽陰性の可能性が高い場合は次の検査として速やかに出血シンチグラフィを行う[6]。

海綿状血管腫，動静脈奇形，静脈奇形，capillary telangiectasis といった血管病変は鑑別が困難となる。ダイナミック CT，MRI が鑑別に有用である。胃腸・尿路系の非特異的集積は SPECT/CT を施行することで鑑別が可能である。消化管重複症はまれな疾患で，通常 2 歳以下で発症する。前処置として，cimetidine，pentagastrin を投与すると検出率が向上するとの報告がある。前者は胃粘膜粘液産生上皮に取り込まれた $^{99m}TcO_4^-$ の分泌を抑制する目的で，後者は逆に，胃粘膜粘液産生上皮細胞からの $^{99m}TcO_4^-$ の分泌を促進する目的である。Glucagon も蠕動を抑えるために使用されることがある。投与量に関しては，文献から引用する[7]。

症例 90_ 下血

> 絶食：4～6時間
> Cimetidine：小児 20mg/kg ／ day，2 日間，成人 300mg を 1 日，経口 4 回，2 日間
> Glucagon：50μg/kg，10 分前静注
> Pentagastrin：6μg/kg，10 分前静注，5～15 分前皮下注

【文 献】

1) 日本核医学会核医学イメージングガイドライン作成委員会編．核医学診断ガイドライン：核医学診断に関する核医学専門医による提言・勧告．日本核医学会，東京，2008．
2) Dolezal J, Vizda J. Experience with detection of the ectopic gastric mucosa by means of Tc-99m pertechnetate disodium scintigraphy in children with lower gastrointestinal bleeding. Eur J Pediatr Surg 2008; 18: 258-260.
3) Papathanassiou D, Liehn JC, Meneroux B, et al. SPECT-CT of Meckel diverticulum. Clin Nucl Med 2007; 32: 218-220.
4) Connolly LP, Treves ST, Bozorgi F, et al. Meckel's diverticulum: demonstration of heterotopic gastric mucosa with technetium-99m-pertechnetate SPECT. J Nucl Med 1998; 39: 1458-1460.
5) Shih SL, Liu YP, Tsai YS, et al. Evaluation of arterial phase MDCT for the characterization of lower gastrointestinal bleeding in infants and children: Preliminary results. AJR Am J Roentgenol 2010; 194: 496-499.
6) Ohta H, Fukunaga Y. A case of massive bloody stool caused by Meckel diverticulum in which ^{99m}Tc-HAS-DTPA SPECT was useful. Kaku Igaku 1999; 36: 835-838.
7) Kostamo KL. Evaluation of gastrointestinal bleeding by nuclear medicine techniques. Henken RE, et al, eds., Nuclear Medicine 2nd edition. MOSBY Philadelphia, 2006, pp988-993.

ちょっと試してみよう 51

骨シンチグラフィについて誤っているのはどれか．1 つ選べ．

a．^{99m}Tc 標識リン酸化合物を使用する．
b．撮影は静注後 5～10 分で行う．
c．骨形成を反映して集積を示す．
d．児童虐待では肋骨に異常集積を示すことが多い．
e．放射線治療後の照射野の骨では集積低下を示す．

腕だめし

51

正解 b

解説

^{99m}Tc 標識リン酸化合物である ^{99m}Tc-MDP もしくは ^{99m}Tc-HMDP を 555 から 740 MBq 静注し,通常 3 時間後に撮影する。低エネルギー高分解能コリメータを装着したガンマカメラで全身を撮影する。Na^{18}F を用いた場合は静注後 30 分で撮影開始可能である。

^{99m}Tc-MDP,^{99m}Tc-HMDP はビスフォスフォネート製剤で主に骨芽細胞の代謝を反映している。骨破壊像を反映していないとされる。

児童虐待,被虐待児症候群では肋骨集積が最も高頻度に認められる。一般に,放射線治療後の照射野の骨では照射野に一致して集積低下を示す。

【参考文献】

* 小森剛.骨・関節核医学.楢林勇,杉村和朗監修,小須田茂編.放射線医学 核医学・PET・SPECT.金芳堂,京都,2012,pp74-79.
* Kleinman PK. Diagnostic imaging in infant abuse. AJR Am J Roentgenol 1990; 155: 703-712.

症例 91_ 前胸部痛

症例・主訴

50 歳代の男性。
数年前からの前胸部痛と手掌の発赤を主訴に来院した。
^{99m}Tc-MDP による骨シンチグラム（前面像）と planar 像（胸部前面像）および胸部 X 線写真を示す。

Q | 診断は何か。

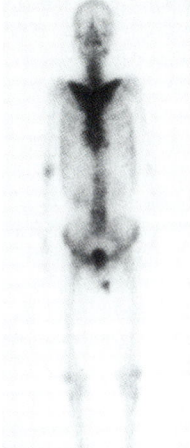

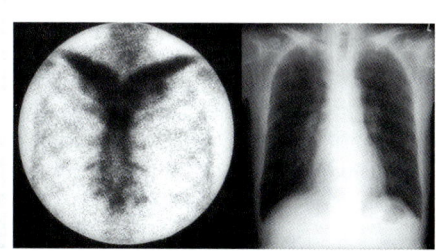

所見

骨シンチグラムと planar 像：両側胸鎖関節，肋鎖関節および胸骨上部に著明な異常集積を認めるほか，対称性に両側鎖骨，第一肋骨にも強い集積増加を認める。その他の部位には異常集積を認めない。

胸部 X 線写真：両側鎖骨，胸鎖関節部に，骨性肥厚と下方への腫脹が対称性に認められる。

症例 91_ 前胸部痛

鑑別診断　骨転移，骨髄腫，骨髄炎，Tietze 症候群，硬化性骨炎，胸肋鎖骨肥厚症

診断　胸肋鎖骨肥厚症，SAPHO（Synovitis, Acne, Pustulosis, Hyperostosis, Osteitis）症候群

討論

SAPHO 症候群は 1987 年，前胸壁を主に侵す疾患として Chamot らにより最初に報告された[1]。脊椎，四肢骨にも病変がみられ，皮膚病変を伴うなど多彩な所見を有する包括的疾患概念である。Resnick は SAPHO 症候群を 3 群に分類している。すなわち，胸肋鎖骨肥厚症 Sternocostoclavicular hyperostosis（SCCH），掌蹠膿疱症性骨関節症 Pustulotic arthro-osteitis（PAO），慢性再発性多発性骨髄炎 Chronic recurrent multifocal osteomyelitis（CRMO）で，前 2 者は成人発症，後者は小児，思春期（通常，7 〜 14 歳）に発症する[2]。

胸肋鎖骨肥厚症は 30 〜 50 歳代に好発し，前胸壁の肥厚，疼痛を主症状とする。掌蹠膿疱症は 30 〜 50％に合併する。リウマトイド因子は陰性で，HLA-B 27 も陰性のことが多い。対称性の胸鎖関節，肋鎖関節の過剰骨形成が特徴所見である。その他，胸骨柄結合の過剰骨形成，肋鎖靱帯の骨化を認める。胸部 X 線写真で，このような所見がみられれば診断が比較的容易である。MRI STIR 冠状断像は骨髄浮腫の広がり，軟部組織腫脹を把握するのに有用である[2,3]。椎体前縁の骨浸食像が比較的特徴とされる[4]。脆弱性のため病的骨折を認めることもある[5]。腫瘤状病変により上大静脈症候群をきたすことがある[6]。

骨シンチグラフィで本症例のように，特徴的な bull's head sign（bull's horn sign ともいう）を認めれば診断は容易である[7]。ただし，集積が非対称の場合もあり，胸部 X 線写真と対比し注意深い読影が必要である。骨シンチグラフィは病巣の活動度とその広がり，脊椎などの他病巣検出に有用である[8,9]。

SAPHO 症候群はまれな疾患ではなく，所見が多彩なため悪性骨疾患，感染症と誤診されることも多く，過小評価されている[10]。本疾患を疑った場合は骨シンチグラフィを施行し，bull's head sign を検出する。不要な生検は避けるべきである[7]。なお，病巣部に ^{18}F-FDG が集積するとの報告があるが，骨シンチグラフィの集積程度に比較して軽度である（SUVmax 2.0 前後）[11,12]。

【文 献】

1) Vhamot AM, Benhamou CL, Kahn MF, et al. Acne-pustulosis-hyperostosis-osteitis syndrome. Results of a national survey. 85 cases. Rev Rhum Mal Osteoartic 1987; 54: 187-196.
2) Resnick D, Kransdorf MJ. Chapter 82. Enostosis, hyperostosis, and periostitis. In: resnick D, Kransdorf MJ (ed) : Bone and joint imaging. Philadelphia: Elsevier Saunders, 2005, pp1424-1446.
3) Tait TJ, Chalmers AG, Bird HA. Condensing osteitis of the clavicle: differentiation from sternocostoclavicular hyperostosis by magnetic resonance imaging. Br J Rheumatol 1994; 33: 985-987.
4) Laredo JD, Vuillemin-Bodaghi V, Boutry N, et al. SAPHO syndrome: MR appearance of vertebral involvement. Radiology 2007; 242: 825-831.
5) Raja S, Goel A, Paul A. Sternoclavicular hyperostosis with pathological fracture of the clavicle - a case report. Injury 2003; 34: 464-466.
6) Kawabata T, Morita Y, Nakatsuka A, et al. Multiple venous thrombosis in SAPHO syndrome. Ann Rheum Dis 2005; 64: 505-506.
7) Freyschmidt J, Sternberg A. The bullhead sign: scintigraphic pattern of sternocostoclavicular hyperostosis and pustulotic arthroosteitis. Eur Radiol 1998; 8: 807-812.
8) Peiro V, Freile I, De Haro FJ, et al. Bone imaging in SAPHO syndrome. Clin Nucl Med 1998; 10: 698-699.
9) Robins PD, Blake MP, Robinson PS. SAPHO syndrome mimicking metastases on bone scan. Clin Nucl Med 1998; 10: 696-697.
10) Kundu BK, Naik AK, Bhargava S, et al. Diagnosis of the SAPHO syndrome: a report of three cases and review of literature. Clin Rheumatol 2013; 32: 1237-1243.
11) Kohlfuerst S, Igerc I, Lind P. FDG PET helpful for diagnosing SAPHO syndrome. Clin Nucl Med 2003; 28: 838-839.
12) Abuhid IM, Silva LC, Martins GP, et al. Diagnosing SAPHO syndrome in suspected metastatic bone tumors. Clin Nucl Med 2010; 35: 172-174.

ちょっと試してみよう 52

神経膠腫について正しいのはどれか。1つ選べ。

a．脳血流トレーサの集積程度は腫瘍の血流を反映していない。
b．^{18}F-FDG が周囲より強く集積する領域として描出される。
c．^{201}Tl chloride の後期像よりも早期像のほうが悪性度をより反映する。
d．high grade glioma とは腫瘍組織の分化度の高い神経膠腫をいう。
e．再発時には元の腫瘍と同じ grade の組織として再発する。

52

正解 a

解説

　腫瘍組織の場合，脳血流トレーサの集積程度は，トレーサと組織の親和性の影響を受け，必ずしも血流を反映していない。^{201}Tl chloride 脳SPECT では，後期像のほうが悪性度をより反映する。High grade glioma は，腫瘍組織の分化度の低い神経膠腫を指し，悪性度が高く，予後不良である。神経膠腫の再発時には，悪性転化をきたしていることが多い。初回手術時では grade Ⅱであっても，再発時の病理診断は grade Ⅲとなっていることをしばしば経験する。

【参考文献】

＊百瀬敏光．診療に役立つ核医学の基本—専門医試験も見すえ—「脳神経核医学　臨床編その2」．臨床核医学 2013；46：23-26．

症例 92_胸痛

症例・主訴

50歳代の男性。
朝の通勤時に胸痛を生じるようになり，来院した。胸痛は休むと数分で改善する。喫煙歴は20本/日，30年で現在も喫煙中である。^{99m}Tc-MIBIによる心筋血流SPECTの負荷像と安静像を示す。

Q | 診断は何か。

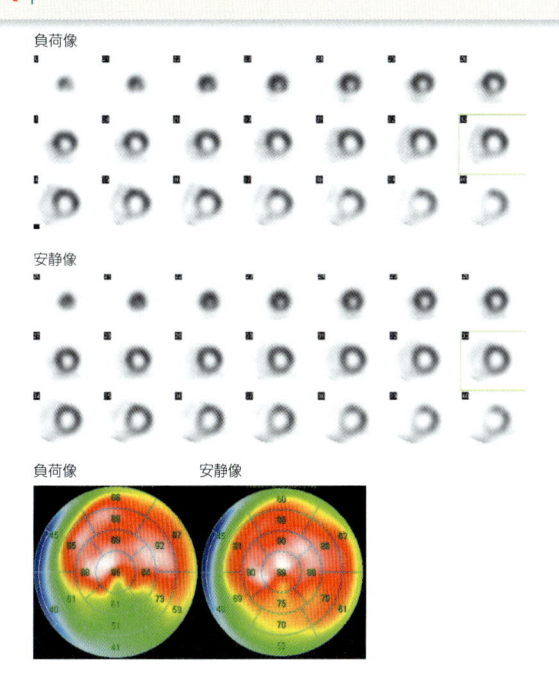

負荷像

安静像

負荷像　　　安静像

所見

　心筋血流SPECT，負荷像（短軸像）にて下壁から後壁にかけて集積低下を認める。安静像で再分布を認めるが不完全再分布である。
　下段の極座標表示（ブルズアイ表示）では，カラー表示されており，下壁，後壁の不完全再分布現象が明らかである。前壁，中隔，側壁に異常を認めない。

（日本医学放射線学会専門医認定試験問題より引用）

症例92_胸痛

鑑別診断　下壁・後壁の心筋虚血，冠動脈攣縮

診断　下壁・後壁の心筋虚血（労作狭心症）

討論

臨床症状を含め，下壁・後壁の心筋虚血（労作狭心症）と診断することは比較的容易である。極座標表示では左室心筋を1つの画像として表示されており，カラー表示されることもあり全体像を把握しやすい。

責任血管は右冠動脈で，1枝病変である。不完全再分布現象（redistribution, fill-in）を示しており，虚血の程度は重度と思われる。冠動脈の狭窄度を評価するため，入院にて冠動脈造影を行う必要がある。負荷血流SPECTは胸痛を主訴とする患者のスクリーニング検査である。

心筋血流SPECTは，安静時および運動負荷，薬剤負荷により冠血流予備能の異常を簡便かつ非侵襲的に評価できるという特徴をもっている。冠動脈造影検査，CT冠動脈造影による冠動脈の形態的情報とは異なった機能的情報を提供する。定量的評価にも適し，心電図同期SPECTを用いることで，心筋血流状態と左心機能の定量的評価に有用である。心筋血流SPECTは，心筋虚血，心筋梗塞のバイアビリティ（生存能）評価，重症度評価，血行再建の適応決定，治療効果判定，予後評価に臨床に広く用いられている[1]。

冠動脈硬化を背景とするが，必ずしも有意狭窄を有しない冠攣縮性狭心症は，一過性の心筋虚血をきたす。その虚血が解除した後も^{123}I-BMIPP，^{123}I-MIBGの心筋集積低下が高頻度に認められる。

心臓核医学検査ガイドラインのEvidence level分類と推奨グレード分類[2]，心筋血流SPECTにおける17 segment分類とスコア（0〜4）を示す（**表1，2**）。左室駆出分画45％以下かつsummed difference score（SDS）2以上の群は，左室駆出分画45％以上かつsummed difference score（SDS）2以下の群に比べて有意に心事故発生率が高い（18.7％ vs. 3.9％）。

表1 心臓核医学検査ガイドラインのEvidence level分類と推奨グレード分類

虚血性心疾患における心筋イメージング	(Class Ⅰ, Level B)
負荷心筋血流シンチグラフィによる虚血の存在診断	(Class Ⅰ, Level B)
心筋梗塞の診断	(Class Ⅰ, Level B)
心筋バイアビリティ診断治療効果判定	(Class Ⅰ, Level B)
予後評価・リスク評価	(Class Ⅱa, Level B)
胸痛症例の診断	(Class Ⅱa, Level C)

症例92_胸痛

表2 心筋血流SPECTにおける17 segment分類とスコア（0～4）

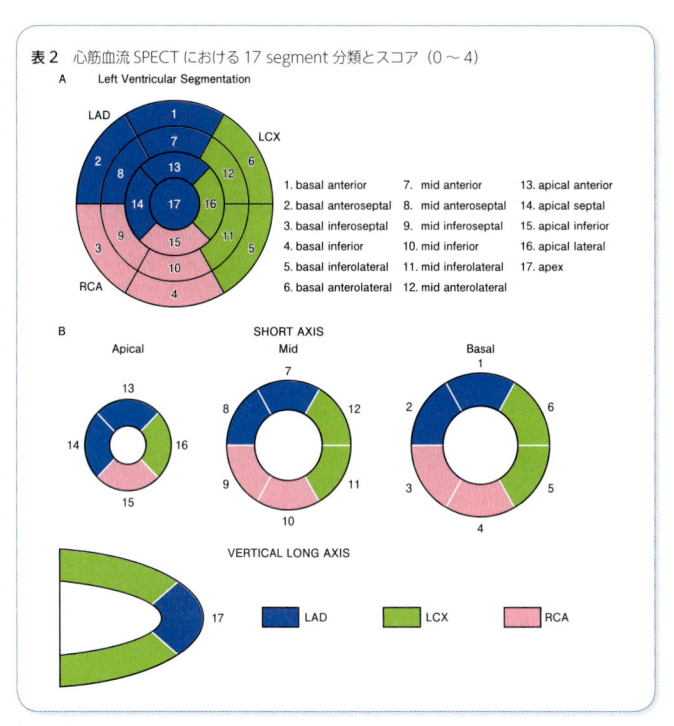

A Left Ventricular Segmentation

1. basal anterior
2. basal anteroseptal
3. basal inferoseptal
4. basal inferior
5. basal inferolateral
6. basal anterolateral
7. mid anterior
8. mid anteroseptal
9. mid inferoseptal
10. mid inferior
11. mid inferolateral
12. mid anterolateral
13. apical anterior
14. apical septal
15. apical inferior
16. apical lateral
17. apex

B SHORT AXIS / VERTICAL LONG AXIS

【文献】

1) 日本核医学会核医学イメージングガイドライン作成委員会. 核医学診断ガイドライン2008 核医学診断に関する核医学専門医による提言・勧告. 海川企画, 東京, 2008
2) 心臓核医学検査ガイドライン. Japanese Circulation Journal 2005; 69（Suppl IV）: 1125-1207.

ちょっと試してみよう 53

放射性薬剤と集積機序との組み合わせで**誤っている**のはどれか。1つ選べ。

a. ^{11}C-raclopride ――― ドーパミンD1受容体
b. ^{123}I-β-CIT ――― ドーパミントランスポーター
c. ^{11}C-PIB ――― アミロイド沈着
d. ^{123}I-iomazenil ――― 中枢性ベンゾジアゼピン受容体
e. ^{99m}Tc-annexin V ――― アポトーシス初期細胞

53

正解 a

解説

^{11}C-raclopride は，ドーパミン D1 受容体ではなく，ドーパミン D2 受容体に対し，強い親和性を有している（D2 antagonist）。ドーパミン D1 受容体への強い親和性を有している放射性薬剤は，^{11}C-SCH23390 である。

^{123}I-β-CIT（イオフルパン）はドーパミントランスポーターに高い親和性を有する。主な適応はシナプス前ドパミン障害を有する Parkinson 病の疑いのある患者である。

^{11}C-PIB（βアミロイド製剤）は Alzheimer 病の診断に注目を集めてきたが，最近では商業ベース上，^{18}F-AV-45（Florbetapir），^{18}F-AV-1（Florbetaben）がより脚光を浴びている。

^{123}I-iomazenil はてんかん焦点の検出に用いられている。^{99m}Tc-annexin V は心不全の評価，プラークイメージングとしての可能性を有している。

【参考文献】

* 百瀬敏光. 診療に役立つ核医学の基本—専門医試験も見すえー「脳神経核医学 臨床編その 2」. 臨床核医学 2013；46：23-26.
* Vallabhajosula S. Positron emission tomography radiopharmaceuticals for imaging brain beta-amyloid. Semin Nucl Med 2011; 41: 283-299.

症例93_ 頸部痛

症例・主訴

60歳代の男性。
1年前に胃癌の手術を受けている。2週前から肩から首にかけて疼痛を自覚するようになり，精査目的で入院となった。前屈位頸椎単純X線側面像，^{99m}Tc-MDP全身シンチグラム（表示条件を変えた2種類の前面・後面像），胸腰椎SPECT/CT（矢状断像）および^{18}F-FDG PET MIP像を示す。

Q 診断は何か。

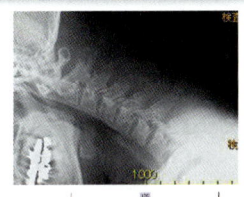

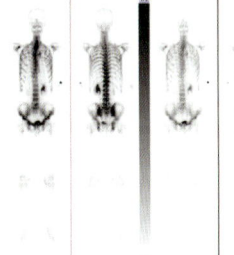

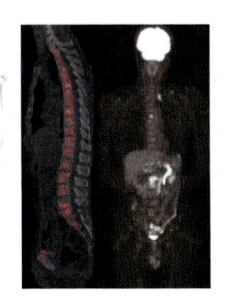

所見

前屈位頸椎単純X線側面像：明らかな異常所見を指摘できない。

^{99m}Tc-MDP全身シンチグラム：四肢を除く軸骨格（axial skeleton）にびまん性集積増加を認める。左腎盂にトレーサのうっ滞を認める。

胸腰椎SPECT/CT：胸腰椎の椎体に不均一な集積増加を認める。

^{18}F-FDG PET MIP像：左肺尖部のほか，胸椎，腰椎に不均一な集積増加を認める。Th6椎体と思われる部位にhot spotを認める。上腹部に不整形の集積増加を認める。その他，左鎖骨窩，左右肋骨，肝門部，腹部大動脈および両側腸骨動脈周囲，鼠径部に軽度の異常集積増加がみられる。脳，鼻咽腔，肝，腸管，腎・尿路系に非特異的集積増加と思われる所見を認める。左腎盂，上部尿管にトレーサのうっ滞，尿汚染と思われる会陰，陰茎部付近の集積がみられる。

症例 93_ 頸部痛

鑑別診断: 胃癌骨転移,骨髄腫,リンパ節転移

診断: 胃癌再発,びまん性骨・骨髄転移,多発リンパ節転移,左肺尖部転移

討論

　本症例は胃癌術後に再発・転移をきたした症例である。全身骨シンチグラフィでは一見,正常所見を呈しているようにみえる。しかし,通常の骨シンチグラムでみられる集積よりも高く,椎体,肋骨の集積分布が不均一である。骨SPECTで,不均一分布が明らかである。いわゆるsuper scanとは,全身骨への集積が増加した状態で,腎臓への集積が認められない(absent kidney sign)。本症例では大腿骨,上腕骨への集積増加が明瞭ではなくsuper scanではない。胃癌の骨転移の特徴としては,胃体部占拠(U, M)の進行癌に多く,幽門部癌ではみられない。胃癌骨転移例の70%は肝転移を認めない。胃癌骨転移の20%の症例がsuper scanを呈する[1]。参考までに50歳代の女性の胃癌患者のsuper scanを図1に示す。本症例も図1症例も肝転移を認めなかった。

　骨SPECTは骨芽細胞による骨代謝を反映した画像であり,FDG PETは糖代謝を反映しているため,当然,異なる情報を提供する。^{18}F-FDG PETは骨(海綿骨と皮質骨)転移巣と骨髄転移の両者を描出するが,骨SPECTは骨髄情報を提供しない。このように,骨SPECTと^{18}F-FDG PETの2つの画像所見は必ずしも一致しない。2つの画像所見が一致した場合,^{18}F-FDG PETでのスーパースキャンを"metabolic super scan",骨シンチグラフィでのそれを"super bone scan"といい,区別する[2]。

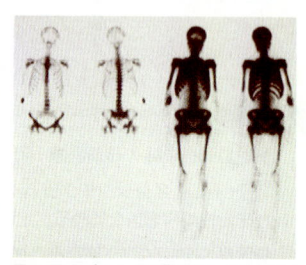

図1 胃癌びまん性骨転移によるsuper scan(表示条件を変えた2種類の全身骨シンチグラム),50歳代の女性。

【文献】
1) 瀬戸幹人,利波紀久,小泉潔,他.胃癌の骨転移―骨シンチグラフィによる臨床的検討―.核医学 1983; 20: 795-801.
2) Kim DW, Kim CG, Park SA, et al. Metabolic super scan in (18) F-FDG PET/CT imaging. J Korean Med Sci 2010; 25: 1256-1257.

症例 94_ 咳嗽

症例・主訴 50 歳代の男性。
1 か月前から咳嗽，血痰，微熱を自覚するも放置していた。3 日前から右背部痛が出現したため精査目的で入院した。生検を施行したが，悪性細胞は得られなかった。
血液所見：赤血球 360 万，Hb 11.5g/dl，Ht 35%，白血球 25,000，血小板 29 万。^{18}F-FDG PET MIP 像，low-dose CT，^{18}F-FDG PET，^{18}F-FDG PET/CT（水平断像，矢状断像）を示す。

Q 診断は何か。

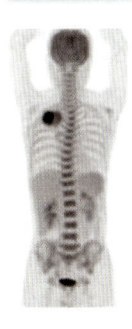

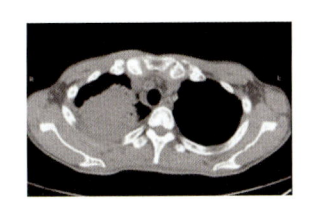

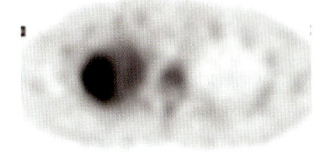

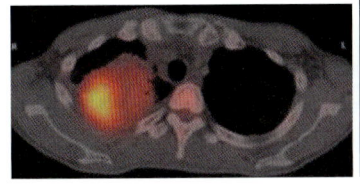

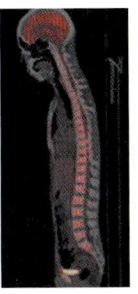

所見

^{18}F-FDG PET/CT

右上葉に腫瘤を認める。^{18}F-FDG が腫瘤に取り込まれており，右胸壁側への集積は非常に高く，縦隔側への集積は比較的低い。赤色骨髄領域にびまん性の強い集積増加を認める。脾への軽度集積増加もみられる。脳，鼻咽腔，心臓，肝，腎，膀胱への集積増加は非特的集積増加である。

症例 94_ 咳嗽

鑑別診断　肺癌骨転移，貧血を合併した肺癌，肺癌と多発性骨髄腫，G-CSF 産生肺癌

診断　G-CSF 産生肺癌（大細胞神経内分泌癌）

討論　18F-FDG PET/CT で，赤色骨髄にびまん性の強い集積増加を認めた場合，G-CSF（granulocyte-colony stimulating factor）投与後，G-CSF 産生腫瘍，サイトカイン産生腫瘍，エリスロポエチン投与を忘れてはならない。鑑別すべき疾患には，骨髄または骨へのびまん性転移，悪性リンパ腫，白血病，真性赤血球増多症，慢性感染症，貧血，骨髄異形成症候群，などが挙げられる[1-5]。本症例は，G-CSF 産生大細胞神経内分泌癌であった。腫瘍摘出術後に施行した 18F-FDG PET/CT では，びまん性骨髄集積増加，脾集積増加が改善された。白血球数も基準値に低下した。G-CSF 産生腫瘍は肺癌が最も多いが，各種悪性腫瘍での報告がある[1]。通常，骨髄への 18F-FDG びまん性集積例は脾集積も高いことが知られている[6]。上部胸椎よりも下部胸椎，腰椎の骨髄に集積程度が高い傾向がある。G-CSF 投与例では投与終了後 10 日から 14 日の期間を取ることで，その影響を低減できる[7]。

（写真は大阪回生病院　太田仁八先生のご厚意による）

【文　献】

1) 菅一能，河上康彦，松永尚文．骨髄にびまん性の 18F-FDG 高集積を呈した症例群の検討．臨床放射線 2009; 54: 874-882.

2) Doot RK, Dunnwald LK, Schubert EK, et al. Dynamic and static approaches to quantifying 18F-FDG uptake for measuring cancer response to therapy, including the effect of granulocyte CSF. J Nucl Med 2007; 48: 920-925.

3) Shreeve PD, Anzai Y, Wahl RL. Pitfall in oncologic diagnosis with FDG PET imaging: physiologic and benign variants. RadioGraphics 1999; 19: 61-77.

4) Ruiz-Hernandez G, Scaglione C, Delgado-Bolton RC, et al. Splenic and bone marrow increased 18F-FDG uptake in a PET scan performed following treatment with G-CSF. Rev Esp Med Nucl 2004; 23: 124-126.

5) Morooka M, Kubota K, Murata Y, et al. 18F-FDG-PET/CT findings of granulocyte colony stimulating factor (G-CSF) -producing lung tumors. Ann Nucl Med 2008; 22: 635-639.

6) Basu S, Baghel NS. Intense FDG uptake in the spleen due to recent granulocyte-macrophage colony-stimulating factor administration: follow-up scan clarifying the situation. J Cancer Res Ther 2011; 7: 228-229.

7) Hanaoka K, Hosono M, Usami K, et al. Fluorodeoxyglucose uptake in the bone marrow after granulocyte colony-stimulating factor administration in patients with non-Hodgkin's lymphoma. Nucl Med Commun 2011; 32: 678-683.

症例 95_ 不全麻痺

症例・主訴

70 歳代の男性。
3 か月前から,時々左片麻痺を自覚するようになった。数分で軽減するという。他院で施行した MRA で右内頸動脈高度狭窄症と診断された。精査のため脳血流 SPECT が施行された。
右内頸動脈ステント留置術が施行された。ステント留置術施行後 1 時間に施行した脳血流 SPECT を示す。さらに,脳血流 SPECT 施行後 30 分で,急に頭痛と左半身の不全麻痺を訴えた。ステント挿入終了後 2 時間での頭部 CT を示す。

Q | 診断は何か。

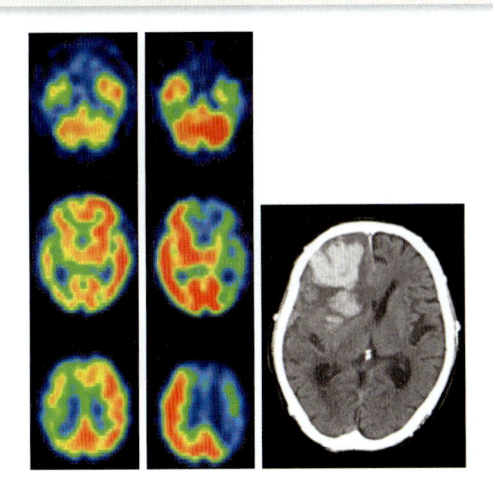

所見

^{99m}Tc-ECD 脳血流 SPECT:右内頸動脈ステント留置術施行前の脳血流 SPECT で右大脳半球に比較的高度の集積低下を認める。左小脳半球に集積低下がみられ,crossed cerebellar diaschisis を認める。右内頸動脈ステント留置術施行後には,右大脳半球には高度の集積増加を認め,著明な脳血流改善が認められる。左大脳半球は相対的に集積が低下しているようにみえる。

頭部単純 CT:右前頭葉から尾状核,前障,被殻にかけて高吸収域を認め,側脳室前角,大脳鎌は左方へ偏位している。右側脳室前角は大きく変形している。

症例 95_ 不全麻痺

鑑別診断　右内頸動脈高度狭窄もしくは閉塞，ステント留置後の脳出血。

診断　右内頸動脈ステント留置術後の過灌流症候群とそれによる脳内出血。

討論

脳過灌流症候群（cerebral hyperperfusion syndrome）とは，脳血流量（cerebral blood flow：CBF）が低下している脳血管に対して，ステント留置術（carotid artery stenting：CAS），経皮経管血管形成術（percutaneous transluminal angioplasty：PTA），などによりCBFが著明に改善したことによって発生する頭痛，顔面痛，眼痛，けいれん，等の徴候を示す症候群である。その機序はnormal perfusion pressure breakthrough theory[1]によるとされる。リスク因子としては，経過の長い高血圧症，脳血管の高度狭窄，血管反応性の低下，側副路発達不良，等である[2-5]。脳過灌流症候群の臨床上の最も重要な合併症は脳内出血，脳浮腫，くも膜下出血である。その頻度は3〜5%と高くはないが予後は不良である[2,6]。脳出血はステント留置術，PTA施行後，通常，24時間以内に発生する。内頸動脈内膜剥離術（carotid endoarterectomy：CEA）施行例では，術後5〜6日で発生している[5]。

脳過灌流症候群による脳内出血をきたした症例は，術後の脳血管内の脳血流速度が50%以上増加した例であったと報告がある。抗凝固剤使用状況も脳内出血発生に影響を与える[6]。

本症例のように，脳血流SPECTで術後のCBFが2倍以上になると過灌流症候群を起こす可能性が高い。

（写真は日本医学放射線学会専門医認定試験問題より引用）

【文献】

1) Spetzler RF, Wilson CB, Weistein P. Normal perfusion pressure breakthrough theory. Clin Neurosurg 1978; 25: 651-672.
2) Meyers PM, Higashida RT, Phatouros CC, et al. Cerebral perfusion syndrome after percutaneous transluminal stenting of the craniocervical arteries. Neurosurgery 2000; 47: 335-343.
3) Ogasawara K, Yukawa H, Kobayashi M, et al. Prediction and monitoring of cerebral hyperperfusion after carotid endarterectomy by using single-photon emission computed tomography scanning. J Neurosurg 2003; 99: 504-510.
4) Pfefferkorn T, Mayer T, von Stuckrad-Barre S, et al. Hyperperfusion-induced intracerebral hemorrhage after carotid stenting documented by TCD. Neurology 2001; 57: 1933-1934.
5) Piepgras A, Schmiedek P, Leinsinger G,et al. A simple test to assess cerebral reserve capacity using transcranial Doppler sonography and acetazolamide. Stroke 1990; 21: 1306-1311.
6) Terada T, Tsuura M, Matsumoto H, et al. Hemmorrhagic complications after endovascular therapy for atherosclerotic intracranial arterial stenosis. Neurosurgery 2006; 59: 310-318.

症例96_舌腫瘍

症例・主訴
60歳代の男性。
6か月前から,舌左縁にしこりがあるのを自覚していた。徐々に増大してきたため近医受診し,精査目的で紹介された。舌左縁に長径2.5cmの固い腫瘍を認める。頸部リンパ節は触知しない。術前の舌の写真,^{99m}Tc-フチン酸による頸部シンチグラム,術中の頸部写真を示す。

Q | 診断は何か。手術術式は何か。

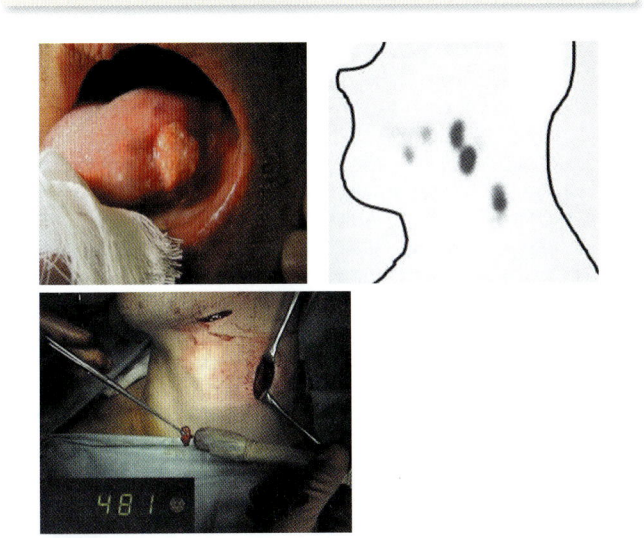

所見

術前の舌の写真:舌左縁に分葉状の比較的大きな腫瘍を認める。表面は白色調で不整である。腫瘍の辺縁部は拡張した血管を認める。

^{99m}Tc-フチン酸による頸部シンチグラム:左側頸部にリンパ節と思われる5つのhot spotsを認める。集積の低い2つのhot spotsはレベルⅠ,その他はレベルⅡ,Ⅲと思われる。

術中の頸部写真:摘出された組織は,左側頸部レベルⅡリンパ節と思われる。ガンマプローブにて計測しており,カウント数481が表示されている。

(写真は愛知県がんセンター中央病院 長谷川泰久先生のご厚意による)

症例 96_ 舌腫瘍

鑑別診断　舌癌，舌乳頭腫，舌線維腫，炎症性肉芽腫，センチネルリンパ節生検

診断　舌癌（扁平上皮癌，T2N0M0），センチネルリンパ節ナビゲーション手術（sentinel node navigation surgery：SNNS）

討論　提示されたシンチグラムはセンチネルリンパ節シンチグラムである。センチネルリンパ節とは，腫瘍原発巣から流れるリンパ流が最初に到達するリンパ節である。センチネルリンパ節が最初に転移する転移するリンパ節とは限らないが，癌のリンパ節転移はセンチネルリンパ節から始まると考えられる。これをセンチネルリンパ理論という[1]。

早期の口腔癌（T1N0，T2N0）例での潜在リンパ節転移頻度は20％程度で，欧米では頸部リンパ節の取扱は"Wait and see" policy は推奨されず，むしろ予防的に頸部廓清術を行うべきだとする報告が多い[2]。しかし，頸部廓清術の合併症として，術後出血，下位脳神経麻痺，顔面浮腫，知覚異常などが挙げられ，不必要な頸部廓清を省くことができれば，合併症を予防することができる。

センチネルリンパ節生検（sentinel lymph node biopsy：SLNB）とは，術中にセンチネルリンパ節を同定，摘出する検査法で，迅速病理結果（frozen section）で微小転移（micrometastasis：最大径 0.2〜2mm）がなければ，リンパ節廓清を省略し，Micrometastasis 陽性であれば，頸部廓清の上，pull-though method により舌切除が施行される（SNNS）。早期乳癌，悪性黒色腫に加えて，早期頭頸部癌でのSNNSの有用性が報告されている[3-5]。可能ならばSPECT/CTでセンチネルリンパ節を術前に評価する（図1）[6]。

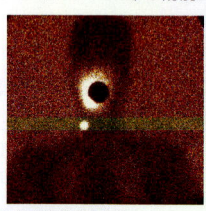

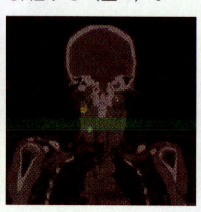

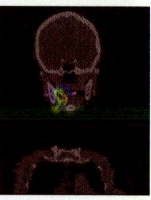

図1 50歳代の女性
舌癌 T2N0M0 planar像（左）では shine-through のためレベルⅠのセンチネルリンパ節が描出されていない。SPECT/CTでセンチネルリンパ節（レベルⅠ，Ⅲ）が明瞭に描出されている（中央，右）。

【文　献】

1) 小須田茂. センチネルリンパ節シンチグラフィ. 楢林勇, 杉村和朗監修. 小須田茂編. 放射線医学 核医学・PET・SPECT. 金芳堂, 京都, 2012: 95-100.
2) Huang SF, Kang CJ, Lin CY, et al. Neck treatment of patients with early stage oral tongue cancer: comparison between observation, supraomohyoid dissection, and extended dissection. Cancer 2008; 112: 1066-1075.
3) Stoecki SJ, Alkureishi LW, Ross GL. Sentinel node biopsy for early oral and oropharyngeal squamous cell carcinoma. Eur Arch Otorhinolaryngol 2009; 266: 787-793.
4) Paleri V, Rees G, Arullendran P, et al. Sentinel lymph node biopsy in aquamous cell cancer of the oral cavity and oral pharynx: a diagnostic meta-analysis. Head Neck 2005; 27: 739-747.
5) Terada A, Hasegawa Y, Yatabe Y, et al. Follow-up after intraoperative sentinel node biopsy of N0 neck oral cancer patients. Eur Arch Otorhinolaryngol 2011; 268: 429-435.
6) Mizokami D, Kosuda S, Tomifuji M, et al. Superparamagnetic iron oxide-enhanced interstitial magnetic resonance lymphography to detect a sentinel lymph node in tongue cancer patients. Acta Oto Laryngol 2013; 133: 418-423.

ちょっと試してみよう 54

テクネガス吸入シンチグラフィについて正しいのはどれか。1つ選べ。

a．肺内分布は吸入体位に影響されない。
b．ヘリウムガス環境下で生成される。
c．ケイ素の超微粒子が含まれる。
d．^{133}Xeガスと同じである。
e．気道に解剖学的異常があると過剰沈着する。

腕だめし

54

正解 e

解説

　肺内分布は吸入体位に影響される。テクネガスはアルゴンガス環境下，無酸素状態で生成される。ケイ素ではなく，炭素の超微粒子が含まれる。気道に狭窄があると過剰沈着する。Hot spots を形成する。

【参考文献】
* 本田憲業. 診療に役立つ核医学の基本─専門医試験も見すえ─「肺の核医学」. 臨床核医学 2012；45：40-45.
* 小須田茂. 呼吸器核医学. 楢林勇, 杉村和朗監修, 小須田茂編. 放射線医学 核医学・PET・SPECT. 金芳堂, 京都, 2012, pp31-38.

症例 97_胸痛

症例・主訴 30歳代の男性。
3か月前から胸痛と体動時呼吸苦を自覚するようになった。1週間前から微熱を認めるようになったため，近医受診した。心拡大を指摘され，精査目的で紹介された。^{18}F-FDG PET MIPとLow-dose CT，^{18}F-FDG PET，^{18}F-FDG PET/CT（心臓を通る水平断像）を示す。

Q 診断は何か。

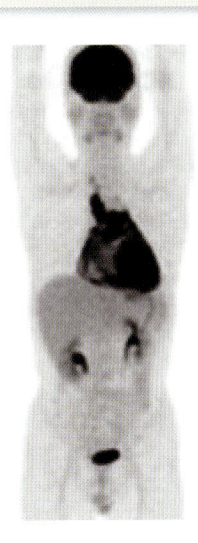

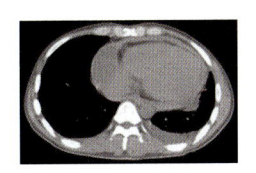

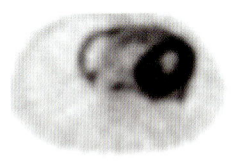

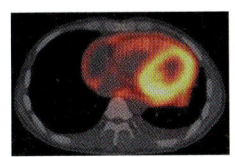

所見

^{18}F-FDG PET MIP：左室心筋への集積増加のほか，心膜にびまん性の強い集積増加を認める。さらに，右側上縦隔，軽度であるが右鎖骨窩に異常集積増加を認める。脳，唾液腺，鼻咽腔，肝，腎・尿路系への集積増加は非特異的集積増加と思われる。

Low-dose CT，^{18}F-FDG PET，^{18}F-FDG PET/CT：Low-dose CTでは，心膜液貯留，心膜肥厚を認める。左側胸膜腔に少量の胸水が貯留している。^{18}F-FDG PET，^{18}F-FDG PET/CTで，左室心筋への非特異的集積増加に加えて，肥厚した心膜への集積増加を認める。心膜液には集積増加がみられない。

症例 97_胸痛

鑑別診断：特発性心膜炎，癌性心膜炎，結核性心膜炎

診断：結核性心膜炎，結核性リンパ節炎

討論

　結核性心膜炎はまれな疾患であるが，その早期診断，早期治療は患者の予後を決定するため，臨床上重要である。結核性心膜炎患者は胸痛，動悸，呼吸苦，不明熱，体重減少，疲労感などの非特異的症状をきたすため，狭心症などの心疾患，大動脈疾患，他の心膜疾患との鑑別が重要である[1]。PET/CTはCT，MRI，USなどで形態的異常を捉える前に異常所見を呈する[1,2]。^{18}F-FDG集積分布パターンは臓側・壁側心膜へのびまん性リング状集積で，抗結核薬投与で^{18}F-FDGの集積は低下する[3]。

　^{18}F-FDG PET/CTは結核性心膜炎と特発性心膜炎との鑑別に有用であるとする報告がみられる。心膜，リンパ節への^{18}F-FDG集積は結核性心膜炎のほうが特発性心膜炎よりも高い（心膜：5.1 vs. 3.4，リンパ節：5.3 vs. 2.8）。しかし，結核性心膜炎の^{18}F-FDG集積は炎症巣の活動度に依存する。線維化，石灰化した第4期では^{18}F-FDGの集積はみられない（**表1**）。結核以外の起因菌による心膜炎，癌性心膜炎，薬剤性心膜炎などとの鑑別には，臨床所見，臨床経過，他の画像所見を参照する。また，^{18}F-FDG PET/CT読影にあたっては，心サルコイドーシス，心筋炎，心内膜炎のほか，乳頭筋，心房，心房中隔脂肪性肥厚，心基部，crista terminalis，左室心筋（anteroapical, posterolateral wall）など，非特異的集積にも熟知しておくことが肝要である。

表1 結核性心膜炎の病理学的進行度

第1期：肉芽反応を伴う線維素の広範な沈着
第2期：漿液性血性心膜液貯留
第3期：肉芽腫性乾酪化とフィブリンや膠原線維により心膜肥厚をきたす
第4期：心膜の線維化あるいは石灰化により収縮性心膜炎の病態を呈する

【文献】

1) James OG, Christensen JD, Wong TZ, et al. Utility of FDG PET/CT in inflammatory cardiovascular disease. RadioGraphics 2011; 31: 1271-1286.
2) Ha JW, Lee JD, Ko YG, et al. Assessment of pericardial inflammation in a patient with tuberculous effusive constrictive pericarditis with ^{18}F-2-deoxyglucose positron emission tomography. Circulation 2006; 113; e4-e5.
3) Ozmen O, Koksai D, Ozcan A, Tatci E, Gokcek A. Decreased metabolic uptake in tuberculous pericarditis indicating response to antituberculous therapy on FDG PET/CT. Clin Nucl Med 2014; 39: 917-919.

症例98_ 甲状腺癌

症例・主訴

60歳代の女性。
甲状腺乳頭癌術後4年で胸部X線写真上,多発肺転移,多発肋骨転移を認めている。この患者に,^{131}I内用療法を予定している。内用療法施行前に,^{18}F-FDG PET/CTと^{131}I全身シンチグラフィを施行する予定である。

Q 誤っているのはどれか。

a. ^{18}F-FDGの集積が高いほど,^{131}I内用療法の効果が期待できる。
b. ^{18}F-FDG PET/CTは^{131}I全身シンチグラフィで検出できない病巣を検出することができる。
c. ^{131}I全身シンチグラフィは^{18}F-FDG PET/CTで検出できない病巣を検出することができる。
d. 内用療法後6か月の^{131}I全身シンチグラフィは治療効果判定に有用である。

所見

画像は提示されていない。

症例98_ 甲状腺癌

診断 a

討論

分化型甲状腺癌の内用療法に関する設問で臨床上，重要である。

一般に，^{18}F-FDG PET/CT では，^{131}I が集積しない病巣を検出し，^{131}I が集積する病巣を検出できない。逆に，^{131}I 全身シンチグラフィは ^{18}F-FDG が集積しない病巣を検出し，^{18}F-FDG が集積する病巣を検出できない。これを flip-flop 現象という。したがって，^{18}F-FDG PET/CT は ^{131}I 全身シンチグラフィの代用にはならない。^{131}I 全身シンチグラフィは ^{18}F-FDG PET/CT で検出できない病巣を検出することができる[1,2]。

^{18}F-FDG PET/CT は，^{131}I が集積しない分化型甲状腺癌の転移を有する患者において94％の検出率であった。臓器別では，リンパ節転移88％，肺転移27％，縦隔転移33％，骨転移9％であった。^{18}F-FDG PET/CT は，血清サイログロブリン値が基準値内のあった症例でも76％に検出できた[3]。

^{18}F-FDG の集積が高いほど，^{131}I 内用療法の効果が期待できない。

内用療法後6か月の ^{131}I 全身シンチグラフィは治療効果判定に有用である。

【文 献】

1) Choi MY, Chung JK, Lee HY, et al. Clinical impact of ^{18}F-FDG PET in papillary thyroid carcinoma with a negative ^{131}I whole body scan: a single-center study of 108 patients. Ann Nucl Med 2006; 20: 547-555.
2) Yeo JS, Chung JK, So Y, et al. F-18 fluorodeoxyglucose positron emission tomography as a presurgical evaluation modality for I-131 scan-negative thyroid carcinoma patients with local recurrence in cervical lymph nodes. Head & Neck 2001; 23: 94-103.
3) Chung JK, So Y, Lee JS, et al. Value of FDG PET in papillary thyroid carcinoma with negative ^{131}I whole-body scan. J Nucl Med 1999; 40: 986-992.

症例 99_ がん検診

症例・主訴

60 歳代の女性。
検診施設にて，がん検診目的で ^{18}F-FDG-PET 検査を行った。
癌の既往はない。
^{18}F-FDG PET MIP 像，その水平断像（胸部）および非造影胸部 CT（水平断像）を示す。

Q 診断は何か。

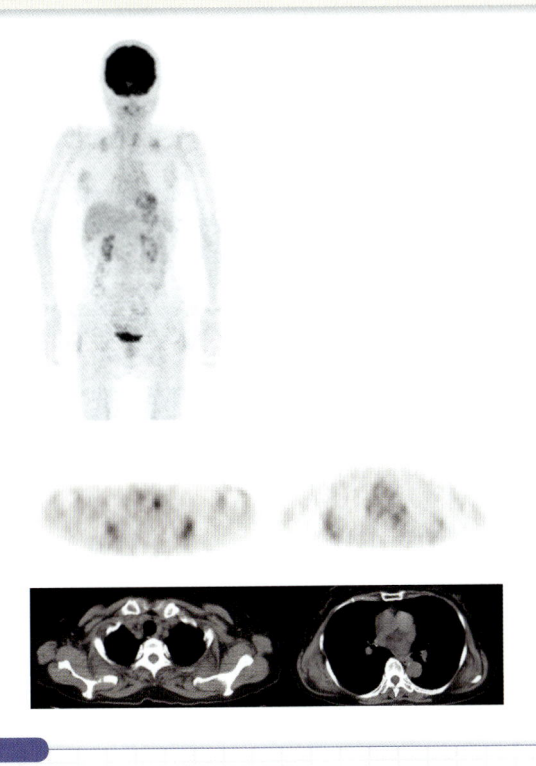

所見

^{18}F-FDG PET にて両背部外側の肩甲骨上・下部腹側に ^{18}F-FDG の軽度集積を認める。胸部 CT で，両側肩甲骨腹側に半円形の軟部組織腫瘤を認める。対称性である。石灰化を認めない。両側僧帽筋と思われる部位にも集積がみられる。甲状腺左葉にも軽度の集積増加を認める。

症例 99_ がん検診

鑑別診断　弾性線維腫，デスモイド，血管腫，神経線維腫症，悪性リンパ腫

診断　弾性線維腫（elastofibroma dorsi）

討論

弾性線維腫は中高年の女性に好発する。一般に，自覚症状を訴えず，偶然発見されることも多い。剖検例の検討では，55歳以上で女性の24.4%，男性の11.2%に認められる[1]。無症状の胸部CTの検討では，2%の頻度で認められる[2]。肩甲骨と肋骨との機械的刺激により発生する腫瘤形成であって，真の腫瘍ではない。好発部位は，本症例のように広背筋，菱形筋，前鋸筋との間隙である。

^{18}F-FDG PETでも，弾性線維腫は1.66%の頻度で軽度の集積増加として発見される[3]。肩甲骨付近に対称性の軽度集積増加を認めた場合，弾性線維腫が示唆されるが，^{18}F-FDGの集積は両側対称性が約60%で，片側性が40%である。SUVは1〜5.1で，平均2.0±0.63であった[4]。他の疾患，とくに悪性リンパ腫，腋窩リンパ節転移などの悪性腫瘍と誤診せぬよう，CT，MRIの画像を参照して読影することが重要である[5]。

なお，本症例の僧帽筋，甲状腺左葉への集積増加の原因は明らかでないが，僧帽筋への機械的刺激の関与，甲状腺腺腫の存在が疑われる。

（写真は日本医学放射線学会専門医認定試験問題より引用）

【文 献】

1) Kransdorf MJ, Meis JM, Montgomery E. Elastofibroma: MR and CT appearance with radiologic-pathologic correlation. AJR 1992; 159: 575-579.
2) Brandser EA, Goree JC, El-Khoury GY. Elastofibroma dorsi: prevalence in an elderly patient population as revealed by CT. AJR 1998; 171: 977-980.
3) Blumenkrantz Y, Bruno GL, Gonzalez CJ, et al. Characterization of elastofibroma dorsi with (18) FDG PET/CT: a retrospective study. Res Esp Med Nucl 2011; 30: 342-345.
4) Onishi Y, Kitajima K, Senda M, et al. FDG-PET/CT imaging of elastofibroma dorsi. Skeletal Radiol 2011; 40: 849-853.
5) Wasyliw CW, Caride VJ. Incidental detection of bilateral elstofibroma dorsi with F-18 FDG PET/CT. Clin Nucl Med 2005; 30: 700-701.

症例 100_ 前縦隔腫瘍

症例・主訴

60歳代の女性。
検診施設にて腫瘍マーカー高値を指摘され，胸部CTを施行したところ，前縦隔腫瘍が検出された。手術目的で呼吸器外科入院となった。血液所見に異常を認めない。血液生化学所見では，腫瘍マーカー以外に異常を認めない。
胸部X線写真，胸部非造影および造影CT（気管分岐部部水平断像），MRI T1強調像，T2強調像，造影MRI T1強調像（いずれも気管分岐部部水平断像）および ¹⁸F-FDG PET/CT（気管分岐部部水平断像）を示す。

Q | 診断は何か。

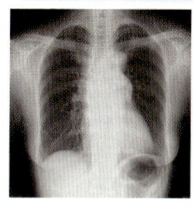

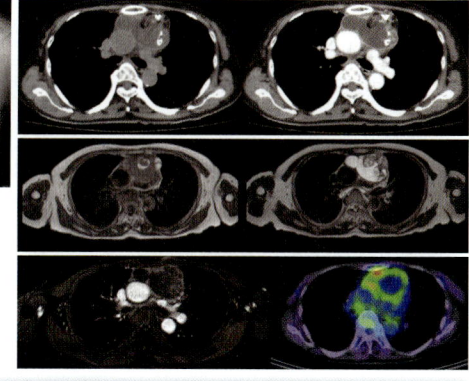

所見

胸部X線写真では，左第1，2弓とシルエットサイン陰性の腫瘤影を認める。上部縦隔が左方に偏移しているようにみえる。単純CTでは，前縦隔に75mm大の辺縁整，境界明瞭な多房性腫瘤を認める。脂肪成分が腫瘤内腹側に認められ，内部に不整形構造物がみられる。歯の形態に近似した石灰化巣が左側に認められる。造影剤投与後，腫瘤辺縁部，隔壁が均一に増強効果を示している。T1強調像で脂肪成分は高信号を示し，他の組織は低信号である。T2強調像では液体成分は高信号を，脂肪成分，軟部組織成分は中等度高信号を示す。造影MRI T1強調像では，腫瘤辺縁部，隔壁がびまん性の増強効果を示し，内部の構造物が不均一に増強効果を示す。

¹⁸F-FDG PET/CTでは，腫瘤辺縁部，隔壁が異常集積増加を示し，腹側の嚢胞壁は高い集積増加を示している。

症例 100_ 前縦隔腫瘍

鑑別診断: 奇形腫，縦隔甲状腺腫，縦隔転移，胸腺腫

診断: 成熟奇形腫

胸骨正中切開にて胸腺および前縦隔腫瘍摘出し，右肺上葉（S3），右縦隔胸膜および心嚢合併切除術を施行。病理結果は mature teratoma。

討論

胚細胞性腫瘍（germ cell tumor）は性腺を形成する原始胚細胞由来の新生物で，卵巣・精巣以外にも発生する。体の正中部に発生する特徴があり，松果体，縦隔，後腹膜，仙骨部（性腺外胚細胞性腫瘍）に認められる。縦隔原発胚細胞性腫瘍は成人の縦隔腫瘍の 15％を占める。前縦隔の好発し，10〜30 歳の男性に多い[1, 2]。

胚細胞性腫瘍は，成熟奇形腫（mature teratoma），未熟奇形腫（immature teratoma），精上皮腫（seminoma），非精上皮腫性悪性胚細胞性腫瘍群（malignant non-seminomatous GCT）に分類される。非精上皮腫性悪性胚細胞性腫瘍群は，胎児性癌（embryonal carcinoma），卵黄嚢腫瘍（yolk sac tumor），絨毛癌（choriocarcinoma），混合性胚細胞性腫瘍（mixed germ cell tumors）に分類される。発生頻度は，奇形腫，精上皮腫，卵黄嚢腫瘍の順に高い[3]。β-hCG 高値では絨毛癌，胎児性癌，精上皮腫を，AFP 高値では卵黄嚢腫瘍を疑う。

奇形腫は胚細胞性腫瘍の中で最も頻度が高く，ほとんどが成熟型である。腫瘍内部に液性成分，石灰化および脂肪成分が確認できれば奇形腫の診断は容易であるが，成熟型と未熟型との鑑別は画像上困難とされる[4]。成熟奇形腫の 60％は膵組織を含み，周囲組織への穿破，二次感染が合併症として知られている。

胚細胞性腫瘍における ^{18}F-FDG PET/CT に関しては，精上皮腫における有用性が報告されている。とくに，病期診断と治療効果判定に用いられている[5-8]。成熟奇形腫では ^{18}F-FDG 集積が認められるが一般に軽度である[9, 10]。本症例では，^{18}F-FDG の腫瘍内集積分布は不均一で，比較的集積の高い部位が認められた。これは，免疫組織学的発現形式の差によると思われる[11]。すなわち，Glut1（glucose transporter 1），HIF-1alpha（hypoxia-inducible factor-1 alpha），VEGF（vascular endothelial growth factor），EGFR（epidermal growth factor receptor），などの発現が陽性の細胞に ^{18}F-FDG が集積する。正常胸腺にも ^{18}F-FDG の軽度の集積がみられるので読影には注意を要する[12]。

【文献】

1) Rosado-de-Christensen ML, Templeton PA, Moran CA. Mediastinal germ cell tumors. Radiologic-pathologic correlation. RadioGraphics 1992; 12: 1013-1030.
2) Tomiyama N, Muller NL, Ellis SJ, Cleverler JR, Okumura M, Miyoshi S, et al. Invasive and non-invasive thymoma: distinctive CT features. J Comput Assist Tomogr 2001; 25: 388-393.
3) Takeda S, Miyoshi S, Akashi A, et al. Clinical spectrum of primary mediastinal tumors: a comparison of adult and pediatric populations at a single Japanese institution. J Surg Oncol 2003; 83: 24-30.
4) Moeller KH, Rosado-de-Christensen ML, Templeton PA. Mediastinal mature teratoma. Imaging features. AJR 1997; 16: 985-990.
5) Ambrosini V, Zucchini G, Nicolini S, et al. 18F-FDG PET/CT impact on testicular tumours clinical management. Eur J Nucl Med Mol Imaging 2014; 41: 668-673.
6) Penna D, Arena V, Pelosi E. 18F-FDG PET/CT in a patient with suspected recurrence of germ cell tumor. J Cancer Res Ther 2013; 9: 520-522.
7) Siekiera J, Malkowski B, Jozwicki W, et al. Can we rely on PET in the floow-up of advanced seminoma patients? Urol Int 2012; 88: 405-409.
8) Sakaguchi Y, Isowa N. Successful resection of mediastinal seminoma evaluated the response to induction chemotherapy with fluorodeoxyglucose-positron emission tomography. Ann Thorac Cardiovasc Surg 2012; 18: 45-47.
9) Terui K, Kohno H, Komatsu S, et al. Mediastinal teratoma with metastatic lymph node: Misleading normal thymic uptake of F-18 FDG. Clin Nucl Med 2011; 36: 950-951.
10) Sugawara Y, Zasadny KR, Grossman HB, et al. Germ cell tumor: differentiation of viable tumor, mature teratoma, and necrotic tissue with FDG PET and kinetic modeling. Radiology 1999; 211: 249-256.
11) Kaira K, Abe M, Nakagawa K, et al. 18F-FDG uptake in primary mediastinal non-thymic neoplasm: a clinicopathological study. Eur J Radiol 2012; 81: 2423-2429.
12) Ferdinand B, Gupta P, Kramer EL. Spectrum of thymic uptake at 18F-FDG PET. RadioGraphics 2004; 24: 1611-1616.

ちょっと試してみよう 55

肺癌における 18F-FDG PET/CT について正しいのはどれか。1つ選べ。

a. FDG の取り込みには Glut1, hexokinase, HIF-1alpha, VEGF が関与している。
b. ground-glass opacity の良性・悪性の鑑別が可能である。
c. 肺結核病巣には集積を示さない。
d. 高分化型腺癌では集積が高い。
e. 悪性胸水に強い集積増加を認める。

55

正解 a

解説

FDGの取り込みにはグルコーストランスポーター Glut1, hexokinase 1, 低酸素 HIF-1alpha, 血管新生 VEGF が関与している。

GGO の鑑別は困難である。GGO には ^{18}F-FDG が集積しないか，集積程度は低い。肺結核病巣には偽陽性となることが知られている。とくに，活動性肺結核病巣では強い集積増加を示す。悪性胸水には集積はほとんど示さない。ただし，悪性リンパ腫，中皮腫による悪性胸水では集積増加を示すことがある。

【参考文献】
* 本田憲業. 診療に役立つ核医学の基本―専門医試験も見すえ―「肺の核医学」. 臨床核医学 2012；45：40-45.
* 奥山智緒. FDG PET/CT のピットフォール. 楢林勇，杉村和朗監修，小須田茂編. 放射線医学 核医学・PET・SPECT. 金芳堂, 京都, 2012, pp119-123.
* Kaira K, Serizawa M, Koh Y, et al. Biological significance of ^{18}F-FDG uptake on PET in patients with non-small-cell lung cancer. Lung Cancer 2014; 83: 197-204.

症例101_腰背部痛

症例・主訴

20歳代の女性。腰背部痛。
2週前から腰背部痛があり，来院した。2年前にWilms腫瘍のため，右腎の摘出術を受けている。
骨シンチグラム胸部後面像および胸腰部MRI T1強調像（矢状断像）を示す。

Q | 診断は何か。

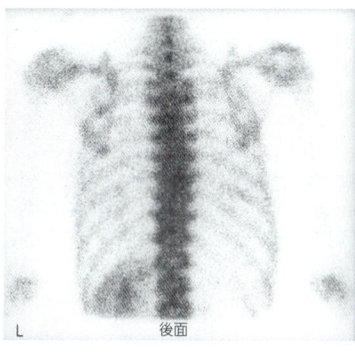

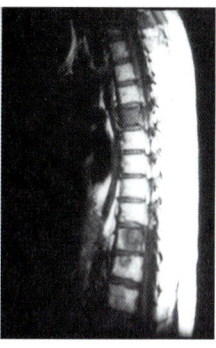

所見

骨シンチグラム胸部後面像からは異常所見を指摘できない。右腎が摘出されており，左腎のみ描出されている。
MRI T1強調像からは，胸腰椎の椎体に少なくとも3椎体に低信号が認められる。位置関係が明らかでないが上方の胸椎椎体（Th8と思われる）の全体が異常信号を呈し，さらに異常信号は後方成分に及んでいる印象を受ける。下方の椎体（おそらくL1，L2，L3）の異常信号は辺縁が不整である。椎間板に異常信号を認めない。

（小須田茂：骨シンチグラフィによる骨転移の診断. 画像診断 2014 ; 34 :1604 より引用）

症例101_ 腰背部痛

鑑別診断
Wilms腫瘍の多発骨転移，多発性骨髄腫

診断
Wilms腫瘍の多発骨転移，骨梁間型骨転移（intertrabecular metastasis）

討論
骨転移は組織像により，溶骨像が著明な溶骨型，骨形成が著明な造骨型，溶骨と造骨が同等度の混合型，骨破壊，骨形成が軽微で主に骨梁間に癌細胞が浸潤している骨転移を骨梁間型骨転移といい，4型に分類される。骨梁間型骨転移は決してまれな病理学的骨転移形式ではなく，骨単純X線写真および骨シンチグラフィで検出が困難なことが特徴である[1]。

69例の剖検例の検討では，骨梁間型骨転移は36.9％に認められた。このうち，単純X線写真で骨梁間型骨転移巣を検出できたのは5.8％，骨シンチグラフィ（planar像）では3.3％，MRIでは94.6％であった。このように，骨シンチグラフィでは一般に，骨梁間型骨転移の検出が困難であることを示唆している[2,3]。

骨梁間型骨転移と類似した病態として，骨髄内腔への転移，骨髄転移がある。骨髄転移も骨単純X線写真，骨シンチグラフィで検出が困難である。最近では，MRIのほか，^{18}F-FDG PET/CTが骨髄転移の広がりを把握するために用いられる[4,5]。

骨シンチグラフィでは多発性骨髄腫病巣の検出が困難とされるが，肋骨，肩甲骨病巣部は検出しやすい。最近では，多発性骨髄腫病巣の検出に従来の骨シンチグラフィに代わって，^{18}Fイオン（Na^{18}F）による骨シンチグラフィが有用であるとする報告がある。

なお，本症例の病理組織学的検討はなされていないため，骨梁間型骨転移と骨髄転移の厳密な鑑別は困難である。骨シンチグラフィの所見から，緻密骨（骨皮質）への浸潤はないか軽微であると考えられる。

【文献】

1) 山口岳彦，玉井和也，早乙女紘一，他．骨梁間型骨転移―その臨床診断上の問題点．日整会誌 1994; 68: S335.
2) Yamaguchi T. Intertrabecular vertebral metastases: metastases only detectable on MR imaging. Semin Musculoskelet Radiol 2001; 5: 171-175.
3) Yamaguchi T, Tamai K, Yamato M, et al. Intertrabecular pattern of tumors metastatic to bone. Cancer 1996; 78: 1388-1394.
4) Fukuchi K, Yamaguchi M, Hayashida K, et al. discrepancy between Tc-99m bone scan and F-18 FDG positron emission tomographic images in a patient with small cell lung carcinoma. Clin Nucl Med 2002; 28: 232-233.
5) Ak I, Sivrikoz MC, Entok E, et al. Discordant findings in patients with non-small-cell lung cancer: absolutely normal bone scans versus disseminated bone metastases on positron-emission tomography /computed tomography. Eur J Cardiothorac Sug 2010; 37: 792-796.

症例 102_ 胸部異常陰影

症例・主訴
10歳代の男性。胸部異常影精査希望。
胸部異常陰影を発見されている。
骨シンチグラム全身像（^{99m}Tc-MDP，前面・後面像）および胸部X線写真を示す。

Q | 診断は何か。

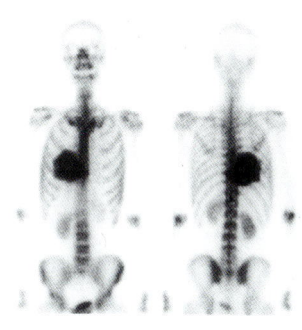

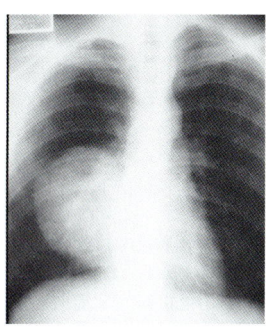

所見

　頭部から股関節までの骨シンチグラムにて，胸部X線写真の大きな腫瘤影に一致して，非常に強い異常集積増加を認める。その他の部位には異常集積増加を認めない。股関節より末梢は撮影されていないため，情報は得られない。

　胸部X線写真の大きな腫瘤影は辺縁整，境界明瞭である。腫瘤内に明らかな石灰化を指摘できないが，濃度が全体に高い。肺血管影が拡張しているようにみえる。

症例 102_ 胸部異常陰影

鑑別診断：奇形腫，肺転移，胸腺腫

診断：骨肉腫の肺転移

討論

既往歴として，5年前に大腿骨骨肉腫の診断を受け，治療を受けた。既往歴がわかれば診断が容易であるため，記載を避けた。骨シンチグラフィにおいて，時に骨以外の腫瘍，種々の病巣部に陽性像がみられる。^{99m}Tc- リン酸化合物の集積機序は石灰沈着，骨芽細胞活性，血流増加など様々で，機序不明の疾患，病態もある。表1に示す種々の骨外集積を知っておくことが重要である[1]。このことは，^{18}F- フッ化ナトリウム（^{18}F-sodium fluoride，^{18}F-NaF）による骨シンチグラフィ（ポジトロンイメージング）にも適応できる[2]。

骨肉腫肺転移病巣の骨シンチグラフィによる描出に関してはいくつかの報告がある。SPECT/CT で撮影することで，肺転移病巣の局在が明らかとなる[3, 4]。骨肉腫遠隔転移病巣に FDG が集積する[5]。

表1 ^{99m}Tc- リン酸化合物の骨外集積

1. 正常（腎・膀胱，肋軟骨，甲状軟骨などの石灰化）
2. 腫瘍（骨肉腫，神経芽腫，大腸癌・乳癌の肝転移，子宮筋腫，など）
3. 炎症性疾患（脳炎，骨化生筋炎，心筋炎，など）
4. 高カルシウム血症（原発性・続発性副甲状腺機能亢進症，PTH 関連蛋白：PTHrP，など）
5. 梗塞（脳梗塞，急性心筋梗塞，など）
6. その他の疾患（胸水，腹水，横紋筋融解症，多発性筋炎，創傷部，尿路腸管瘻，など）
7. 人為的な原因（尿汚染，注射漏れ，飲尿による腸管の描出，など）

【文 献】

1) 小森剛．骨・関節核医学．楢林勇，杉村和朗監修，小須田茂編．放射線医学 核医学・PET・SPECT. 金芳堂，京都，2013，pp74-85.
2) Ziessman HA: CASE164. Nuclear medicine case review series. 2nd edition. In: Ziessman HA, Rehm P, ed, ELSVIER MOSBY, Philadelphia, 2011: 333-334.
3) Velchik MG, Wegener W. Osteogenic sarcoma with pulmonary metastasis visualized by bone imaging. Clin Nucl Med 1989; 14: 662-665.
4) Mebarki M, Medjahedi A, Menemani A, et al. Osteosarcoma pulmonary metastasis mimicking abnormal skeletal uptake in bone scan: utility of SPECT/CT. Clin Nucl Med 2013; 38: e392-e394.
5) Basu S, Shet T, Awasare S. Bilateral adrenal metastases and metastatic subcutaneous deposit in the chest wall from osteosarcoma of the mandible: utility of ^{18}F-FDG-PET. Hellenic J Nucl Med 2009; 12: 51-54.

症例 103_ 腰痛

症例・主訴 60歳代の男性。腰痛と膝関節痛。
他院から肺癌の臨床診断で紹介された。3か月前から腰痛があり，骨転移の疑いで骨シンチグラフィが施行された。
骨シンチグラム全身像（^{99m}Tc-MDP，前面・後面像，右側のシンチグラムはウインドウレベルを変えて表示）および両側膝関節の単純X線写真を示す。

Q 診断は何か。

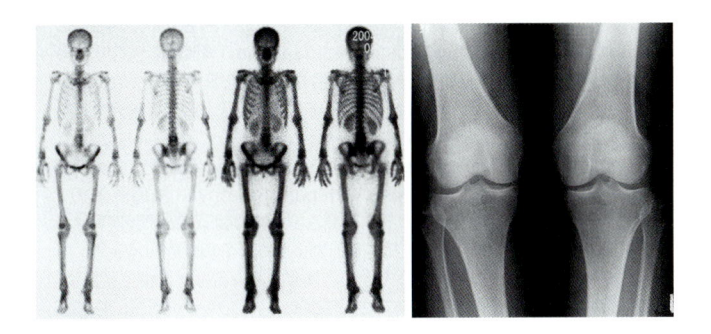

所見

　右側の全身シンチグラムをみると，上肢・下肢骨の集積が高い。左側の全身シンチグラムでは，両側の橈骨，尺骨，大腿骨，脛骨，腓骨の骨皮質に沿った線状の集積増加が認められる。腰椎下部（L4, L5椎体）には，椎体辺縁部を首座に不均一な集積増加を認める。
　両側膝関節の単純X線像からは大腿骨，腓骨，脛骨に，軽度の骨皮質肥厚像（骨膜反応）を認める。

症例 103_ 腰痛

鑑別診断
肥大性骨関節症，骨転移（super scan），thyroid acropathy，venous stasis，hypervitaminosis A

診断
肺性肥大性骨関節症

討論
　肥大性骨関節症（hypertrophic osteoarthropathy：HOA）は指趾のばち指，関節周囲の骨性肥大と関節腫張をきたす症候群である。顔面皮膚，頭皮の肥厚を伴うこともある。単純X線像では，四肢骨の骨皮質の肥厚，骨膜反応 periosteal reaction（骨膜骨新生）として捉えられる[1]。HOAの発症に血管内皮細胞増殖因子，vascular endothelial growth factor（VEGF）が関与している[2]。原発性と続発性に分類され，前者は全体の3～5％を占めるに過ぎない。肺癌は続発性肥大性骨関節症の原因疾患の80％を占める（肺性肥大性骨関節症；pulmonary hypertrophic osteoarthropathy）。肺癌患者の1～12％にHOAが認められる。続発性肥大性骨関節症の原因疾患は多彩で，肺癌のほか，気管支拡張症，肺気腫などの良性呼吸器疾患，中皮腫，チアノーゼを有する先天性心疾患，肝硬変症，潰瘍性大腸炎，Crohn病，などの腹部疾患でも報告がある。HOAが先行し，経過観察中に他疾患が合併するとの報告もある。POEMS症候群とも関連している[2]。HOAの約10％は小児例である[3]。

　病巣の好発部位は脛骨，腓骨，橈骨，尺骨の骨幹部である。大腿骨，上腕骨，中手骨，中足骨，末節骨もしばしば侵される。骨シンチグラムでは両側上肢・下肢の長軸に平行で，骨皮質に沿った線状の集積増加が両側対称性に認められることから，"double stripe" sign あるいは "parallel track" sign という。このサイン，関節痛は肺癌術後24時間で消失するとされる[1]。抗癌化学療法にて改善した肺癌症例でもサイン，関節痛が消失することが報告されている[4]。骨シンチグラムでの"double stripe" signは単純X線所見の骨膜反応所見にしばしば先行して認められるので注意する[4]。

　HOA 48例の骨シンチグラフィの検討では，下顎骨，上顎骨，頭蓋骨，肩甲骨，膝蓋骨，鎖骨も高頻度に集積増加を認める。非対称集積例が17％認められる[5]。

　なお，本症例の腰椎下部（L4，L5椎体）の不均一集積増加は椎体辺縁部に認められ，変形性脊椎症による所見である。Thyroid acropathyはばち指，眼球突出，限局性粘液水腫（pretibial myxedema）の三徴からなる。

【文 献】

1) Resnick D. Enostosis, hyperostosis, and periosteitis. In: Resnick D, ed. Bone and joint imaging, 2nd edition. W.B.Saunders Co. Philadelphia, 1996: 1211-1231.
2) Martinez-Lavin M, Vargas A, Rivera-Vinas M. Hypertrophic osteoarthropathy: a palindrome with a pathologenic connotation. Curr Opin Rheumatol 2008; 20: 88-91.
3) Garganese MC, De Sio L, Serra A, et al. Rhabdomyosarcoma associated hypertrophic osteoarthropathy in a child: detection by bone scintigraphy. Clin Nucl Med 2009; 34: 155-157.
4) Albrecht S, Keller A. Postchemotherapeutic reversibility of hypertrophic osteoarthropathy in a patient with bronchogenic adenocarcinoma. Clin Nucl Med 2003; 28: 463-466.
5) Ali A, Tetalman MR, Fordham EW, et al. Distribution of hypertrophic pulmonary osteoarthropathy. AJR Am J Roentgenol 1980; 134: 771-780.

ちょっと試してみよう 56

座位での ^{99m}Tc-MAA 静注が診断的意義を有するのはどれか。1つ選べ。

a. 肝肺症候群
b. 肺動静脈瘻
c. 結核性胸膜炎
d. 原発性肺高血圧症
e. サルコイドーシス

腕だめし

56

正解 d

解説

座位または立位での ^{99m}Tc-MAA 静注では，重力効果で下肺野に ^{99m}Tc-MAA 集積増加を示し，肺尖部には集積はほとんど示さない。原発性肺高血圧症では上下方向の集積増加傾向は消失してくる。原発性肺高血圧症の重症例では肺尖部，上葉のみ集積を示すようになる。

【参考文献】

* 本田憲業. 診療に役立つ核医学の基本—専門医試験も見すえ—「肺の核医学」. 臨床核医学 2012；45：40-45.

症例 104_ 咳嗽

症例・主訴

5歳の女児。発熱，咳嗽。
2週前から咳嗽が出現し，徐々に増悪してきた。インタール吸入にて経過観察していたが，38℃の発熱がみられるようになり，喘鳴も出現してきたため，近医受診し紹介入院となった。
 胸部X線写真，胸部CT（肺野条件，肺門部水平断像），肺換気シンチグラム（^{99m}Tc-Technegas，後面像），肺血流シンチグラム（^{99m}Tc-MAA，後面像），および^{133}Xeガスによる洗い出し検査（5秒／フレーム，後面像）を示す。

Q | 診断は何か。

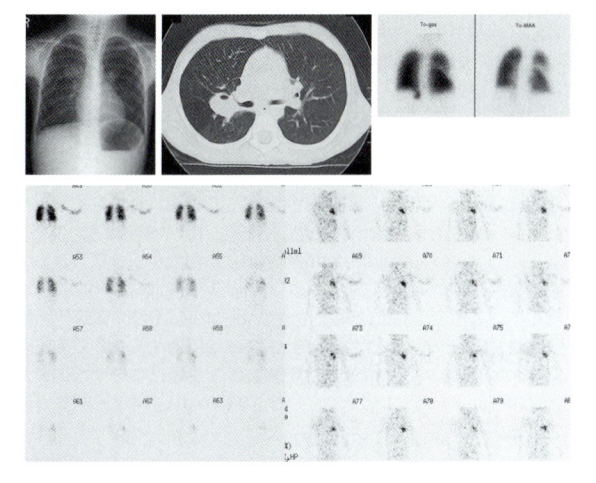

所見

 胸部X線写真では右肺門部から上葉にかけて，辺縁整，境界明瞭な腫瘤影を認める。右上葉は透過性が亢進している。胸部CTでは右上葉に，空気を含む気管支粘液瘤（粘液嚢胞；bronchial mucocele）を認める。その末梢部（右S2）は過膨張，気腫性変化を示している。
 肺換気シンチグラム，肺血流シンチグラムともに，右上葉の集積低下とS2と思われる換気欠損，血流欠損を認める。血流シンチグラムの欠損像は換気シンチグラムのそれよりも大きい。^{133}Xeガスによる洗い出し（washout）検査では，右上葉と思われる部位にトラップされた^{133}Xeガスの集積を認める。

症例 104_ 咳嗽

鑑別診断: 先天性気管支閉鎖症，先天性気管支嚢胞，先天性肺葉性肺気腫，先天性嚢胞性腺腫様奇形（CCAM）

診断: 先天性気管支閉鎖症

討論

先天性気管支閉鎖症（congenital bronchial atresia）は 1953 年，Ramsay によって最初に報告された，まれな疾患である[1]。閉鎖部より末梢の気管支，肺胞の基本構造が保たれていることから，胎生期に気管支分岐が完成した後に，循環障害などの局所的異常によって起こるといわれる[2,3]。先天性気管支閉鎖症は通常右肺に発生することが多く[4]，気管支閉鎖部の粘液貯留（bronchial mucocele），末梢の気腫性変化を特徴とする。通常，無症状で，検診などで偶然発見されることが多い。しかし，繰り返す肺炎，気胸の合併，他の先天異常を伴うことが報告されている[5,6]。

気管支壁から分泌される粘液の排泄が障害され，分枝状の粘液塞栓（mucous impaction）が形成される。このため，粘液塞栓によって closed-valve あるいは check valve 機構により末梢肺は過膨張をきたす（lobar/segmental hyperinflation）。肺血流シンチグラム上での血流欠損は肺胞低酸素によると思われる。閉鎖部より末梢は換気が断絶しているのではなく，葉間（channel of Martin），気管支肺胞間（channel of Lambert），肺胞間（pores of Kohn）を介して側副換気（collateral ventilation）が発達する[7]。換気シンチグラムの欠損像が血流シンチグラムのそれよりも小さいのは，この側副換気が原因である。

【文 献】

1) Ramsay BH. Mucocele of the lung due to congenital obstruction of a segmental bronchus; a case report, relationship to congenital cystic disease of the lung and to congenital bronchiectasis. Dis Chest 1953; 24: 96-103.
2) Reid L. The lung; its growth and remodeling in health and disease, AJR 1977; 129: 777-788.
3) Jederlinic PJ, Sicilian LS, Baigelman W, et al. Congenital bronchial atresia; a report of 4 cases and review of the literature. Medicine 1987; 66: 73-83.
4) Wang Y, Dai W, Sun Y, et al. Congenital bronchial atresia: diagnosis and treatment. Int J Med Sci 2012; 9: 207-212.
5) 新実隆男，後藤美央．気胸を合併した先天性気管支閉鎖症．胸部外科 2010; 63: 324-327.
6) 清水健一郎，益田公彦，蛇沢晶，他．右下行大動脈を伴った先天性気管支閉鎖症の 1 手術例．日呼吸会誌 2010; 48: 210-213.
7) Rappaport DC, Herman SJ, Weisbrod GL. Congenital bronchopulmonary disease in adults; CT findings. AJR 1994; 162: 1295-1299.

症例 105_ 腰痛

症例・主訴

60歳代の女性。
2年前に甲状腺濾胞癌に対し,甲状腺全摘術を受けた。1か月前から腰痛を自覚するようになった。胸部X線写真で多発肺転移,左側肋骨転移を認めている(未提示)。甲状腺濾胞癌多発転移に対して,^{131}Iを3,700 MBq(100 mCi)投与にて内用療法を施行した。さらに11か月後に,^{18}F-FDG PETを施行した。^{131}I全身シンチグラム(投与後3日目の前面・後面像)と,^{18}F-FDG PET MIP像を示す。

Q

誤っているのはどれか。
a. 多発肺転移を認める。
b. すべての多発肺転移は^{131}I内用療法によって効果が期待できる。
c. 多発骨転移を認める。
d. すべての多発骨転移は^{131}I内用療法によって効果が期待できる。

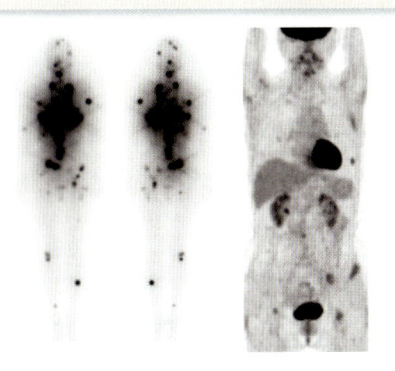

所見

^{131}I全身シンチグラム:多発肺転移巣と思われる部位に著明な異常集積増加を認める。さらに,骨転移巣と思われる腰椎,骨盤骨,両側下肢に多発性の異常集積増加を認める。中枢神経症状を訴えていないことから,頭部の多発異常集積増加は頭蓋骨転移と思われる。

^{18}F-FDG PET MIP:^{18}F-FDGの異常集積増加が左側骨盤骨(腸骨),両側大腿骨,左右肋骨に認められる。脳,鼻咽腔,声帯,肩関節,心臓,肝,腸管,腎・膀胱の集積は非特異的集積と思われる。

症例 105_ 腰痛

診断 d

討論　分化型甲状腺癌の内用療法と ^{18}F-FDG PET に関する設問で臨床上，重要である。Flip-flop 現象については，すでに述べた。この症例の多発転移巣には高分化型癌 well differentiated carcinoma と脱分化型癌 dedifferentiated carcinoma が混在している。^{131}I は前者に，^{18}F-FDG は後者に集積する。^{18}F-FDG が集積している骨転移巣，とくに左側腸骨には脱分化型癌が存在し，^{131}I が取り込まれず治療効果が期待できない[1-3)]。

^{131}I の細胞内取り込みには，癌細胞膜での sodium/iodine symporter の発現が関与している。一般に，^{18}F-FDG の取り込みを示す脱分化型癌には，sodium/iodine symporter が発現されていない[4, 5)]。

脱分化型癌を高分化型癌に転化できれば，^{131}I 内用療法が期待できる。レチノイン酸（retinoic acid）はレチノール（ビタミン A）の誘導体で，trans retinoic acid 投与は sodium/iodine symporter の発現に関与するとの報告がある[6, 7)]。

（写真は千葉がんセンター　戸川貴史先生のご厚意による）

【文 献】

1) Borde C, Basu S, Kand P, et al. Bilateral renal metastases from papillary thyroid carcinoma on post ^{131}I treatment scan: flip-flop sign, radioiodine SPET, ^{18}F-FDG PET, CECT and histopathological correlation. Hellenic J Nucl Med 2011; 14: 72-73.
2) Basu S, Nair N, Shet T. Detection of unsuspected metachronous second primary malignancy giving rise to supposed "non-iodine avid metastasis" in differentiated thyroid carcinoma. Clin Nucl Med 2007; 32: 655-658.
3) Khan N, Oriuchi N, Higuchi T, et al. PET in the follow-up of differentiated thyroid cancer. Br J Radiol 2003; 76: 690-695.
4) Min JJ, Chung JK, Lee YJ, et al. Relationship between expression of the sodium/iodine symporter and ^{131}I uptake in recurrent lesions of differentiated thyroid carcinoma. Eur J Nucl Med 2001; 28: 639-645.
5) Chung JK. Sodium iodine symporter: its role in nuclear medicine. J Nucl Med 2002; 43: 1188-1200.
6) Jeong H, Kim YR, Kim KN, et al. Effect of all-trans retinoic acid on sodium/iodine symporter expression, radioiodine uptake and gene expression profiles in a human anaplastic thyroid carcinoma cell line. Nucl Med Biol 2006; 33: 875-882.
7) Oh SW, Moon SH, Park do J, et al. Combined therapy with 131I and retinoic acid in Korean patients with radioiodine-refractory papillary thyroid cancer. Eur J Nucl Med Mol Imaging 2011; 38: 1798-1805.

症例 106_ 歯肉痛

症例・主訴

50歳代の女性。
14年前に左乳癌にて，非定型的乳房切断術を受けた。術後8年で多発骨転移をきたし，骨シンチグラフィにて定期的経過観察を受けている。さらに，4年後近所の歯科医院にて抜歯を受けたが，歯肉炎発症し創部の治癒が得られず，当院口腔外科を受診した。全身骨シンチグラム（前面・後面），顔面部の骨シンチグラム（前面 planar 像），パントモグラフ，口腔写真を示す。

Q 診断は何か。

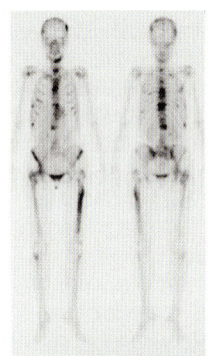

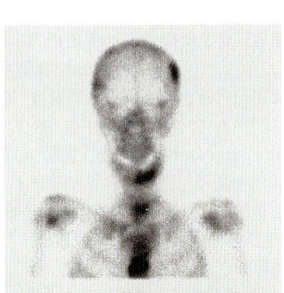

前面

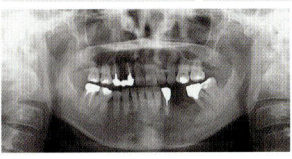

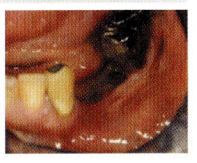

所見

全身骨シンチグラム（前面・後面），顔面部の骨シンチグラム（前面 planar 像）：骨盤骨，仙骨，両側大腿骨，両側肋骨，胸骨，右肩甲骨，頭蓋骨，左側下顎骨に多発異常集積増加を認める。胸骨剣状突起周囲の淡い集積増加がみられる。肝左葉内の肝転移巣への集積と思われる。

パントモグラフ：左側下顎骨の歯牙欠損部の骨組織は凸状を呈し，露出している。周囲の骨梁は粗で，その左下方には軽度の骨硬化がみられる。

口腔写真：左側下顎骨の露出を認める。出血，排膿はみられない。

症例106_ 歯肉痛

鑑別診断　下顎骨転移，骨髄炎，骨壊死

診断　ビスフォスフォネート関連顎骨壊死（Bisphosphonate-related osteonecrosis of the jaw：BRONJ）

討論

　本症例は zoledronic acid（ゾメタ®），5 年間使用し，抜歯後歯肉炎切開の既往から BRONJ 合併例である。骨シンチグラフィ施行時，すでに多発肺転移，肝転移があった（未提示）。胸骨剣状突起周囲の淡い集積増加は肝左葉内の肝転移巣への集積と思われる。

　Bisphosphonate 製剤は，骨粗鬆症治療薬の第一選択薬として使用されているほか，悪性腫瘍に伴う高カルシウム血症，骨転移，多発性骨髄腫，骨 Paget 病，小児骨形成不全などが適応疾患として挙げられる。とくに，bisphosphonate 製剤は，固形癌多発骨転移における疼痛緩和目的として用いられており，病的骨折，胸腰椎圧迫骨折，高カルシウム血症の発生を減少，遅延させる作用もある。Bisphosphonate 製剤の作用機序は破骨細胞の骨吸収抑制とそれに伴う骨代謝低下，血管新生抑制である[1,2]。その長期投与で BRONJ が発生することがあり，注意が必要である。

　BRONJ の診断基準は未だ統一されていないが，米国口腔外科学会診断基準と欧州骨粗鬆症ワーキンググループの診断基準を示す（表1）。

　BRONJ 合併率は 6.7％である[3]。BRONJ のまとめでは，下顎骨のみ 65％，上顎骨のみ 26％，両者 9％であった。多発発生も報告されている[4]。好発部位は下顎体後方の顎舌骨筋付着部位である。注意すべき点は 60％の症例が抜歯等の歯科外科処置の既往があることである。また，歯科外科処置はその処置なしに比べて 7 倍の発生率とされている。

　Zoledronic acid 静脈内投与開始から平均 9 〜 14 か月で BRONJ が発症している。3 年間投与で 21％との報告がある[3]。発生のリスク因子はステロイド投与，アロマターゼ阻害剤の併用，糖尿病，口腔衛生不良，喫煙，飲酒である。

　顎骨 SPECT の BRONJ 診断感度は 100％である。しかし，特異度は高くない。下顎骨転移，骨髄炎歯槽骨炎，副鼻腔炎，歯肉炎・歯周炎，う蝕，歯の根尖病巣，顎関節障害でも異常集積増加を示し，SPECT のみでは鑑別は困難である。臨床所見（外歯瘻・排膿・出血の有無），パントモグラフ，CT，MRI，などを参照して診断する[5-7]。

　乳癌術前症例の骨シンチグラフィのまとめでは，骨転移の頻度は

13.2%，頭蓋骨転移 2.5%，顔面骨転移：0.1%，下顎骨転移 0.05%であった[8]。

表1　BRONJ の診断基準

> [米国]
> 1) Bisphosphonates 薬剤による治療を現在行っているか，または過去に行っていた。
> 2) 顎顔面領域に露出壊死骨が認められ，8 週間以上持続している。
> 3) 顎骨の放射線療法の既往がない。
>
> [欧州]
> 1) 下顎，上顎あるいはこの両者にみられる骨露出
> 2) 8 週間以上持続
> 3) 顎骨への放射線療法の既往や転移がないもの

【文献】

1) Mark RE, Sawatani Y, Fortin M, et al. Bisphosphonate-induced exposed bone (osteonecrosis/osteopetrosis) of the jaws: risk factors, recognition, prevention, and treatment. J Oral Maxillofac Surg 2005; 63: 1567-1575.
2) 宗圓聡．顎骨壊死とビスフォスフォネート製剤との関連について．日本医事新報 2009; 4450: 51-53.
3) Bamias A, Kastritis E, Bamia C, et al. Osteonecrosis of the jaw in cancer after treatment with bisphosphonates: incidence and risk factors. J Clin Oncol 2005; 23: 8580-8587.
4) Woo SB, Hellstein JW, Kalmar JR. Narrative view: bisphosphonates and osteonecrosis of the jaws. Ann Intern Med 2006; 144: 753-761.
5) Joshi JK, Kushner GM, Bhatt G, et al. Role of nuclear medicine imaging in recognizing different causes of osteonecrosis of the jaw. Clin Nucl Med 2013; 38: 40-43.
6) Haworth AE, Webb J. Skeletal complications of bisphosphonate use: what the radiologist should know. Br J Radiol 2012; 85: 1333-1342.
7) Hong CM, Ahn BC, Choi SY, et al. Implications of three-phase bone scintigraphy for the diagnosis of bisphosphonate-related osteonecrosis of the jaw. Nucl med mol Imaging 2012; 46: 162-168.
8) 小野慈．骨転移の部位別特徴．骨シンチによる骨転移診断．南江堂，東京，2002, pp14-15.

ちょっと試してみよう 57

エロソール吸入シンチグラフィについて正しいのはどれか。1つ選べ。

a. SPECT が可能である。
b. 性質は ^{81m}Kr ガスと同じである。
c. 気道の乱流に影響を受けない。
d. ^{99m}Tc-DTPA エロソール吸入シンチグラフィで粘液線毛輸送機構を評価する。
e. ^{99m}Tc-HSA エロソール吸入シンチグラフィで肺胞上皮透過性を評価する。

腕だめし

57

正解 a

解説

　エロソール吸入シンチグラフィは SPECT 撮影が可能である。性質は ^{81m}Kr ガスと異なっており，気道の乱流に影響を受ける。
　^{99m}Tc-DTPA エロソール吸入シンチグラフィで肺胞上皮透過性を，^{99m}Tc-HSA エロソール吸入シンチグラフィで粘液線毛輸送機構を評価する。

【参考文献】
* 小須田茂. 呼吸器核医学. 楢林勇，杉村和朗監修，小須田茂編. 放射線医学 核医学・PET・SPECT. 金芳堂，京都，2012，pp31-38.
* 本田憲業. 診療に役立つ核医学の基本―専門医試験も見すえ―「肺の核医学」. 臨床核医学 2012；45：40-45.

症例 107_ 耳下腺腫瘤

症例・主訴　50 歳代の男性。右耳下腺部腫瘤。
4 年前から家人に右耳下腺部の腫大を指摘されていた。疼痛はなかったが，腫瘤が徐々に増大してきた。4 日前に受けた会社健診で精査を勧められたため，口腔外科外来を受診した。右耳下腺部に 11 × 8cm の弾性軟の腫瘤を認める。悪性腫瘍も疑われたため腫瘤摘出術を受けた。
顔面部写真，頸部造影 CT（水平断像），頸部 MRI 脂肪抑制 T2 強調像（水平断像），$^{99m}TcO_4^-$ による唾液腺シンチグラム（クエン酸負荷による洗い出し後前面像）を示す。

Q | 診断は何か。

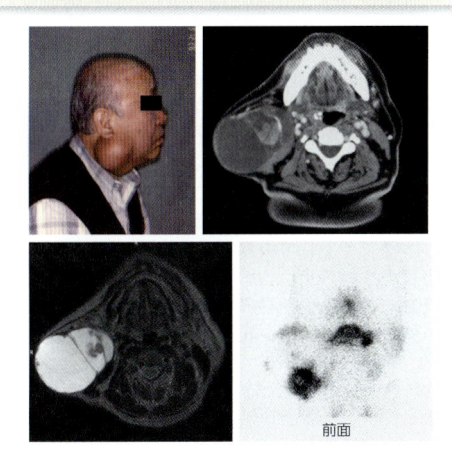

前面

所見

頸部造影 CT（水平断像）：右耳下腺下極に多房性の大きな囊胞性腫瘤を認める。一部の隔壁は厚く，軟部組織濃度の壁在結節を認め，造影剤投与によって比較的均一な濃染像を示している。

頸部 MRI 脂肪抑制 T2 強調像（水平断像）：多房性囊胞性腫瘤が明瞭に描出されている。内部の壁在結節は筋組織よりも高信号を示している。

$^{99m}TcO_4^-$ による唾液腺シンチグラム：多房性囊胞性腫瘤の下極に，$^{99m}TcO_4^-$ の強い集積増加を認める。その他の成分には集積がみられない。多房性囊胞性腫瘤の周囲にみられる集積は圧排された既存唾液腺組織と思われる。

症例107_ 耳下腺腫瘍

鑑別診断

Warthin 腫瘍，oncocytoma，多形腺腫

診断

Warthin 腫瘍（Warthin's tumor）

討論

Warthin 腫瘍（腺リンパ腫：adenolymphoma）は耳下腺腫瘍の10〜15％を占め，中高年の喫煙男性に好発する。多形腺腫に次いで多く，良性腫瘍の約20％を占める。耳下腺下極後方に発生し，10％前後が両側性ないし多中心性である。薄い線維性被膜を有する楕円形の腫瘤で境界は明瞭である。両側性耳下腺腫瘍の70％は Warthin 腫瘍である。悪性転化，耳下腺以外の発生はまれである[1]。

Warthin 腫瘍は，囊胞型（T2強調像で均一に高信号，ただし囊胞内容が高蛋白，出血で変化），リンパ間質型（T2強調像で均一に低信号），混合型（T2強調像で不均一，隔壁がみられる）の3つに分類される。特徴として，ガドリニウム製剤によるダイナミックスタディで実質成分は急増急減型のパターンを呈することが多い[2]。

ほとんどの唾液腺腫瘍，囊胞，膿瘍は $^{99m}TcO_4^-$ を摂取しないため，唾液腺シンチグラムにて欠損ないし集積低下として描出される。Warthin 腫瘍および oncocytoma（oxyphilic adenoma）は唾液腺導管上皮由来の唾液腺良性腫瘍であり，$^{99m}TcO_4^-$ を摂取する[3-5]。診断に最も有用な撮像はクエン酸，レモン果汁，などの刺激後に撮影する洗い出し像である。

Warthin 腫瘍は ^{131}I および ^{123}I も取り込むため，読影には注意が必要である[6]。また，Warthin 腫瘍，多形腺腫は ^{18}F-FDG を取り込むため，頸部リンパ節転移と紛らわしい[7]。

本症例の切除標本を図1に示す。

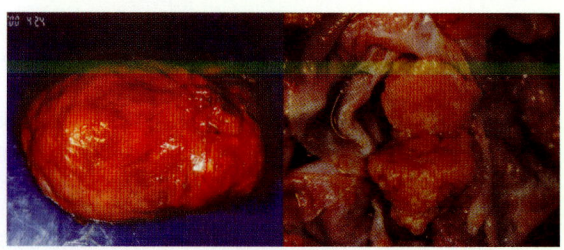

図1 好酸性の円柱上皮が乳頭上に増殖し，上皮で囲まれた囊胞腔には貯留物が充満していた。多数のリンパ球浸潤がみられた。

【文献】

1) Chulam TC, Noronha Francisco AL, Goncalves Filho J, et al. Acta Otorhinolaryngol Ital 2013; 33: 393-397.
2) 小島和行．唾液腺，頸部・軟部組織．楢林勇，杉村和朗監修，興梠征典編．放射線医学 頭頸部画像診断．金芳堂，京都，2012: 52-62.
3) 小須田茂．唾液腺 RI 診断．画像診断 1995; 11: 60-67.
4) 河相吉．消化器核医学．楢林勇，杉村和朗監修，小須田茂編．放射線医学 核医学・PET・SPECT．金芳堂，京都，2012: 55-61.
5) Peterson MK, Butler RR Jr. Warthin's tumor demonstrated with Tc-99m pertechnetate SPECT and CT. Clin Nucl Med 1998; 23: 244-247.
6) Zhang Y, Minoshima S. SPECT/CT demonstrating ^{131}I retention in Warthin tumor on thyroid cancer survey scan. Clin Nucl Med 2013; 38: e372-e373.
7) Enomoto A, Nakahara H, Uchihashi T, et al. Fluorodeoxyglucose-positive Warthin tumor in a neck mimicking metastasis in primary intraosseous left posterior mandibular cancer staging with positron emission tomography/computed tomography. J Oral Maxillofac Surg 2011; 69: 2052-2054.

ちょっと試してみよう 58

^{99m}Tc-テクネガス，^{133}Xe ガス，^{81m}Kr ガスのうちで，^{133}Xe ガスのみにあてはまるのはどれか．1 つ選べ．

a．不活性ガスである．
b．閉鎖回路が不要である．
c．washout test が可能である．
d．ジェネレータから得られる．
e．肺血流シンチグラフィと同日に施行できる．

腕だめし

58

正解 c

解説

^{133}Xe ガス，^{81m}Kr ガスともに不活性ガスである。^{133}Xe ガスは閉鎖回路が必要である。^{133}Xe ガスのみ washout test（洗い出し検査）が可能である。ジェネレータから得られるのは ^{81m}Kr ガス，肺血流シンチグラフィと同日に施行できるのは ^{99m}Tc-テクネガス，^{133}Xe ガス，^{81m}Kr ガスのすべてである。

【参考文献】

* 小須田茂．呼吸器核医学．楢林勇，杉村和朗監修，小須田茂編．放射線医学 核医学・PET・SPECT．金芳堂，京都，2012, pp31-38.
* 本田憲業．診療に役立つ核医学の基本―専門医試験も見すえ―「肺の核医学」．臨床核医学 2012；45：40-45.

症例 108_ 黄疸

症例・主訴

60 歳代の男性。
7 年前に, 肛門管癌に対し Miles 術を受け, 以後経過観察されていた。昨年, ドック検診で ^{18}F-FDG PET/CT を受け, 異常を指摘されたが放置していた。今回, 黄疸が出現したため, ^{18}F-FDG PET/CT を再び受けた。悪性リンパ腫が疑われ, 精査目的で入院となった。入院時, 眼球結膜の黄染がみられた。^{67}Ga シンチグラフィが施行された。

^{18}F-FDG PET/CT（1 年前, 今回の肝門部を通る冠状断像）, ^{67}Ga シンチグラム（前面, 後面像）および腹部造影 CT（水平断像）を示す。

Q 診断は何か。

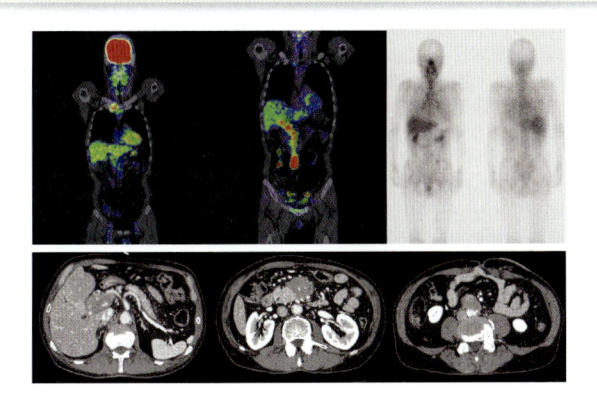

所見

^{18}**F-FDG PET/CT**：1 年前の ^{18}F-FDG PET/CT では, 右鎖骨窩に強い集積増加を認めるほか, 肝門部, 膵尾部, 腹部大動脈周囲, 両側鼠径部に軽度の集積増加を認める。一方, 1 年後の ^{18}F-FDG PET/CT では, 右鎖骨窩, 膵尾部, 両側鼠径部の集積は軽減もしくは消失し, 肝門部から腹部大動脈周囲に強い異常集積増加が出現している。

^{67}**Ga シンチグラム**：両側肺門部と上縦隔に軽度の集積増加を認める。非特異的集積増加の可能性もある。

腹部造影 CT：肝門部, 上腸間膜周囲, 腹部大動脈周囲に一塊となった腫瘤を認める。造影剤投与で均一な軽度の増強効果を示す。膵には異常を指摘できない。

症例108_黄疸

鑑別診断: 肛門管癌の肝門部転移，悪性リンパ腫，硬化性胆管炎，IgG4関連疾患，サルコイドーシス

診断: IgG4関連疾患

討論

肝門部のSUVmaxは1年前2.45，今回5.71と増加した。総胆管壁の生検の結果，壁内にリンパ球，形質細胞，好中球の浸潤がみられ，上皮に異型はみられなかった。硬化性胆管炎が疑われIgG，IgG4を測定した結果，IgG 5,700 mg/dl（基準870-1,700），IgG4 1,080 mg/dl（基準4.8-105）であり，IgG4関連疾患の診断に至った。ステロイド投与が開始され，黄疸は速やかに改善した。

IgG4関連疾患とは，血清IgG4高値を特徴とし，リンパ球とIgG4陽性形質細胞の著しい浸潤と同時性あるいは異時性に全身諸臓器の腫大，結節・肥厚性病変などを認める原因不明の疾患である[1,2]。中高年の男性に好発し，症状は病変の部位に依存する。本邦発生頻度は0.28〜1.08/10万人，新患者は336〜1,300人／年である[3]。多臓器を侵すことから，これまでに多くの炎症性疾患名が付けられてきた（**表1**）。

IgG4関連疾患の正確な病態，予後に関しては明らかでない。IgG4関連疾患と自己免疫性膵炎の合併はよく知られているが，自己免疫性膵炎を伴わないIgG4関連疾患も多いことがわかってきた。最近，IgG4関連疾患の診断基準が報告されている（**表2**）[3]。なお，血清IgG4の増加は，IgG4関連疾患のほか，アトピー性皮膚炎，天疱瘡，喘息，multi-centric Castleman diseaseでもみられる。multi-centric Castleman diseaseでは，高IL-6血症が特徴的である。

IgG4関連疾患の^{18}F-FDG PET/CT所見は集積分布パターンが特徴的であることが多い。集積分布パターンを熟知しておくことは，診断の一助となる[4-6]。集積程度は病巣の活動度を示唆し，適切な生検部位を提供すると思われる。^{18}F-FDG PET/CTは経過観察，治療効果判定に有用と思われる[7-10]。

表1 IgG4関連疾患にみられる疾患

自己免疫性下垂体炎	自己免疫性膵炎
眼窩偽腫瘍	硬化性胆管炎
Mikulicz病・Kuttner腫瘍	尿細管間質性腎炎
橋本病・Riedel甲状腺炎	後腹膜線維症
間質性肺炎	リンパ形質細胞性大動脈炎
線維性縦隔炎	炎症性動脈瘤
炎症性偽腫瘍	前立腺炎
リンパ節炎	好酸球性血管中心性線維症

表2　IgG4 関連疾患の包括的診断基準

> 1. 臨床的に単一または複数臓器に特徴的なびまん性あるいは限局性の腫大，腫瘤性病変
> 2. 血清 IgG4 濃度の高値（＞ 135mg/dl）
> 3. ①IgG4 陽性形質細胞は IgG 陽性形質細胞の 40％以上
>   ②生検標本の強拡大視野あたり 10 個を超える
>   Diagnosis of IgG4-related disease
>   Definite: all of them
>   Probable: 1 & 3
>   Possible: 1 & 2

【文 献】

1) Okazaki K. Is IgG4-associated multifocal systemic fibrosis the same disease entity as autoimmune pancreatitis? Intern Med 2007; 46: 117-118.
2) 小山貴．IgG4 関連疾患の概念と画像診断―疾患概念の変遷を含めて―．JCR2014 年度ミッドサマーセミナー抄録集，日本放射線科専門医会・医会 2014, pp337-341.
3) Umehara H, Okazaki K, Masaki Y, et al. Comprehensive diagnostic criteria for IgG4-related disease (IgG4-RD), 2011. Mod Rheumatol 2012; 22: 21-30.
4) Ozaki Y, Oguchi K, Hamano H, et al. Differentiation of autoimmune pancreatitis from suspected pancreatic cancer by fluorine-18 fluorodeoxyglucose positron emission tomography. J Gastroenterol 2008; 43: 144-151.
5) Itsuka H, Morita N, Yamashita K, et al. FDG-PET/CT findings of bautoimmune pancreatitis associated with idiopathic retroperitoneal fibrosis. Ann Nucl Med 2007; 21: 593-596.
6) Nakajo M, Jinnouchi S, Tanabe H, et al. 18F-fluorodeoxyglucose positron emission tomography features of idiopathic retroperitoneal fibrosis. J Compt Assist Tomogr 2007; 31: 539-543.
7) Rao VK, Carrasquillo A, Dale JK, et al. Fluorodeoxyglucose positron emission tomography(FDG-PET) for monitoring lymphadenopathy in the autoimmune lymphoproliferative syndrome (ALPS). Am J Hematol 2006; 81: 81-85.
8) Ozden I, Dizdaroglu F, Poyanli A, et al. Spontaneous regression of a pancreatic head mass and biliary obstruction due to autoimmune pancreatitis. Pancreatology 2005; 5: 300-303.
9) Soga S, Kita T, Hiratsuka M, et al. IgG4-associated multifocal systemic fibrosis detected by ^{18}F-FDG positron emission tomography/computed tomography cancer screening. Ann Nucl Med
10) Zhang J, Chen H, Ma Y, et al. Characterizing IgG4-related disease with ^{18}F-FDG PET/CT: a prospective cohort study. Eur J Nucl Med Mol Imaging 2014; 41: 1624-1634.

ちょっと試してみよう59

^{99m}Tc-MAA 肺血流シンチグラフィで正しいのはどれか．1 つ選べ．

a．甲状腺の描出は慢性甲状腺を示唆している．
b．MAA はマウス由来の動物タンパク質を用いている．
c．肝肺症候群では肝臓の集積が肺のそれより高い．
d．シリンジ内で血液と十分混和してから静注する．
e．半量は背臥位で，半量は腹臥位で静注する．

59

正解 e

解説

　甲状腺の描出は ^{99m}Tc から遊離した，あるいは標識不良の遊離 $^{99m}TcO_4^-$ を疑う。MAA はヒト由来の動物タンパク質を用いている。肝肺症候群では脳，腎が描出される。シリンジ内で血液と混和してはいけない。血栓が形成され，肺内に hot spots を形成する。通常は，肺内分布を均一にするために，半量は背臥位で，半量は腹臥位で静注する。

【参考文献】
* 小須田茂．呼吸器核医学．楢林勇，杉村和朗監修，小須田茂編．放射線医学 核医学・PET・SPECT．金芳堂，京都，2012，pp31-38．
* 本田憲業．診療に役立つ核医学の基本—専門医試験も見すえ—「肺の核医学」．臨床核医学 2012；45：40-45．

症例 109_ 耳下腺腫脹

症例・主訴

50 歳代の女性。両側耳下腺腫脹。

1 か月前から右耳下腺の腫脹を自覚した。1 週間前から左耳下腺の腫脹も出現し、しだいに増大するのを自覚した。2 日前から、口腔乾燥、右顔面神経麻痺、発熱、両側の眼球異物感も自覚するようになり、耳鼻科外来を受診した。

胸部 X 線写真、頭頸部造影 CT（耳下腺部）、^{67}Ga シンチグラフィ（顔面・胸部前面像）を示す。

Q | 診断は何か。

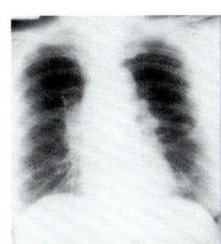

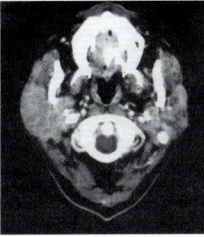

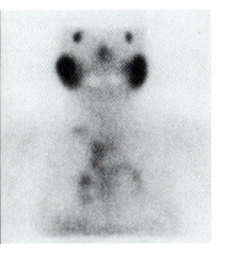

所見

胸部 X 線写真：両側肺門部が腫大している。上縦隔陰影も拡大している印象を受ける。肺内には異常陰影を認めない。

頭頸部造影 CT：両側耳下腺、とくに右側の耳下腺の腫大が目立つ。やや不均一な造影剤増強効果がみられるが、耳下腺内に腫瘤性病巣を指摘できない。リンパ節腫大を認めない。

^{67}Ga シンチグラフィ：両側耳下腺、眼窩（涙腺と思われる）、肺門部右側上縦隔、右鎖骨窩に異常集積増加を認める。とくに、両側耳下腺への集積増加が顕著である。

症例 109_ 耳下腺腫脹

鑑別診断　サルコイドーシス，悪性リンパ腫，Sjögren 症候群

診断　サルコイドーシス

討論　^{67}Ga シンチグラフィの顔面部所見は，両側涙腺，耳下腺に強い集積増加が認められ，パンダサインである。胸部の所見は，両側肺門部リンパ節，右上縦隔リンパ節に集積増加が認められ，ラムダ（λ）サインである[1,2]。胸部 X 線写真，頭頸部造影 CT も含めて，サルコイドーシスと診断することは困難ではない。本症例は，眼科外来を受診し，ブドウ膜炎と診断された。耳下腺腫脹，顔面神経麻痺，ブドウ膜炎，発熱を認めると，Heerfoldt 症候群といわれる[3,4]。パンダサイン，ラムダサインはステロイド治療によって改善，消失する。

パンダサインはパンダの顔に類似しているが，実際のパンダの顔をみると，耳下腺部付近の毛の色は黒くはない。両側耳介と眼球周囲とその下方の毛が黒い。

パンダサインはサルコイドーシスのほか，HIV/AIDS，悪性リンパ腫，放射線治療後，IgG4 関連疾患，Sjögren 症候群でもみられる。ラムダサインはサルコイドーシスのほか，悪性リンパ腫，塵肺，小細胞肺癌，肺結核，リンパ節転移でもみられる[5]。

^{18}F-FDG PET/CT でも，サルコイドーシス患者にパンダサイン，ラムダサインを呈するとの報告がある[6,7]。

【文献】

1) Sulavik SB, Spencer RP, Weed DA, et al. Recognition of distinctive patterns of gallium-67 distribution in sarcoidosis. J Nucl Med 1990; 31: 1909-1914.
2) Sulavik SB, Spencer RP, Castriotta RJ, et al. Panda sign-avid and symmetrical radiogallium accumulation in the lacrimal and parotid glands. Semin Nucl Med 1991; 21: 339-340.
3) Takahashi N, Horie T. Heerfordt syndrome. Nippon Rinsho 2002; 60: 1822-1826.
4) Schamberger R, Jonas M, Barenbrock M, et al. ^{67}Ga scintigraphy in acute sarcoidosis with Heerflod's syndrome. Nucl Med 1995; 34: 47-49.
5) 呼吸器核医学診断ガイドライン作成委員会．パンダサイン，ラムダサインはサルコイドーシスの診断に有用か．科学的根拠に基づく呼吸器核医学診断（診療）ガイドライン．日本核医学会 2008，pp100-103.
6) Cremers JP, Van Kroonenburgh MJ, Mostard RL, et al. Evtent of disease activity assessed by ^{18}F-FDG PET/CT in a Dutch sarcoidosis population. Sarcoidosis Vasc Diffuse Lung Dis 2014; 31: 37-45.
7) Oksuz MO, Werner MK, Aschoff P, et al. ^{18}F-FDG PET/CT for the diagnosis of sarcoidosis in a patient with bilateral inflammatory involvement of the parotid and lacrimal glands（panda sign）and bilateral hilar and mediastinal lymphadenopathy（lambda sign）. Eur J Nucl Med Mol Imaging 2011; 38: 603.

症例 110_下血

症例・主訴 50歳代の男性。下血。
8時間前から下血を認めている。^{99m}Tc-HSA-D 740 MBq 投与し，経時的に腹部の撮影を行った。投与直後32分間の連続像，投与後3時間像，24時間像を示す。

Q 診断は何か。

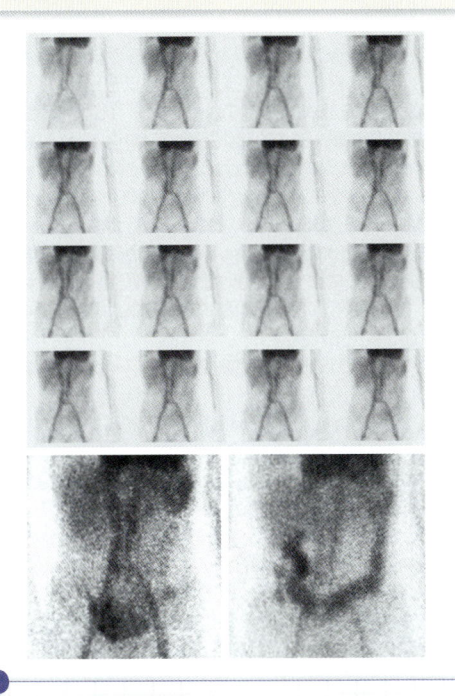

所見

静注後から撮影が開始され1フレーム，2分ごとのダイナミックスタディでは明らかな異常所見を認めない。静注後3時間像で，骨盤腔内にトレーサの異常集積増加を認める。静注後24時間像で，横行結腸の描出が明らかである。24時間像では骨盤腔内に異常集積増加を認めない。
腹部大動脈，総腸骨動脈，大腿動脈，下大静脈，総腸骨静脈，大腿静脈が描出されているが異常を認めない。心臓の一部と肝，脾が描出されている。

（写真は日本医学放射線学会専門医認定試験問題より引用）

症例 110_ 下血

鑑別診断: 消化管出血, 消化管静脈瘤

診断: 回腸出血

討論

消化管出血シンチグラフィ製剤として, 各種放射性医薬品が用いられている。血中から急速に消失する ^{99m}Tc- フチン酸, ^{99m}Tc- スズコロイド, 血液プールを反映する ^{99m}Tc-HSA-D, ^{99m}Tc 標識赤血球がある[1]。

最近では, 消化管出血の診断に造影 CT が用いられるようになった。造影剤の血管外漏出 (extravasation) とその retention (消化管内腔の出血による高吸収) の所見があれば診断される。しかし, 微量出血, 間歇性出血, 静脈性出血では, 造影 CT で捉えにくい。一方, 消化管出血シンチグラフィでは 0.05ml/min 以上の微量出血で検出されるとされ, 経時的撮影によって間歇性出血, 静脈性出血を捉えることが可能となる[1]。当然ながら, 出血量の多い症例, 発症後 24 時間以内の症例は出血源検出率が高い[2]。

本症例では, 3 時間像での骨盤腔内のトレーサの異常集積増加は回腸末端部出血により漏出したトレーサであり, そのトレーサが緩徐に横行結腸へ移動したため, 24 時間像で横行結腸集積として検出されたものと考えられる。24 時間像では骨盤腔内に異常集積増加を認めず, 出血は持続性出血ではなく, 間歇性出血と思われる。通常, 出血部位を正確に同定し, 治療として塞栓術 (IVR) が施行される[3]。

消化管出血シンチグラフィで回腸に出血をきたした原因疾患は多い (Meckel 憩室, 血管腫, 動静脈瘻, Rendu-Osler-Weber 病, カルチノイド, 神経鞘腫, Crohn 病, 腸炎, 腸結核, など)[3-10]。したがって, 造影 CT は必須である。なお, 消化管出血シンチグラフィで捉えられない消化管出血は出血量が微量であり, 自然止血されることが多い[7]。

【文献】

1) 鈴木豊. 消化管出血の診断. 久田欣一監修, 利波紀久, 久保敦司編著. 臨床核医学 第3版. 金原出版, 東京, 1999; pp452-456.
2) 小野寺大悟, 小須田茂, 草野正一. 繰り返しの血管造影で検出されず, 出血シンチグラフィにて検出されたメッケル憩室の1例. 臨床核医学 2000; 33: 41-43.
3) 磯部義憲, 戸谷和仁, 西巻博, 他. 消化管出血に対する塞栓術. 臨床放射線 2006; 51: 1539-1546.
4) Adams BK, Abudia A, Awadh S. A moving Meckel's diverticulum on Tc-99m pertechnetate imaging an a patient with lower gastrointestinal bleeding. Clin Nucfl Med 2003; 38: 908-910.
5) Pinho R, Rodrigues A, Proenca L, et al. Slitary hemangioma of the small bowel disclosed by wireless capsule endoscopy. Gastroenterol Clin Biol 2008; 32: 15-18.
6) Asano Y, Ishii K, Sagiuchi T, et al. Gastrointestinal bleeding from capillary hemangioma of the ileum

detected by 99mTc-HSAD scintigraphy. Kaku Igaku 2001; 38: 219-222.
7) Dolezal J, Vizd'a J, Bures J. Detection of acute gastrointestinal bleeding by means of technetium-99m in vivo labelled red blood cells. Nucl Med Rev Cent East Eur 2002; 5: 151-154.
8) Nagai T, Fujiyoshi K, Takahashi K, et al. Ileal schwannoma in which blood loss scintigraphy was useful for diagnosis. Intern Med 2003; 42: 1178-1182.
9) Fujisawa M, Ono S, Nakayama Y, et al. Massive melena caused by a carcinoid of the small intestine: report of a case. SURG. TODAY. 2007; 37: 1000-1003.
10) Watanabe T, Kudo M, Kayaba M, et al. Massive rectal bleeding due to ileal tuberculosis. J Gastroenterol 1999; 34: 525-529.

ちょっと試してみよう 60

肺換気・血流ミスマッチを示すのはどれか。2つ選べ。

a．心不全
b．気管支喘息
c．高安動脈炎
d．慢性気管支炎
e．急性肺血栓塞栓症

60

正解 c, e

解説

　一般に，換気は肺血流より優位な状態にある。換気が障害されると血流は低下する。しかし，肺血流が障害されても換気は正常を保つ。すなわち，肺換気・血流ミスマッチである。肺血流のみ侵される疾患が正解となる。

【参考文献】
* 小須田茂．呼吸器核医学．楢林勇，杉村和朗監修，小須田茂編．放射線医学 核医学・PET・SPECT．金芳堂，京都，2012, pp31-38.
* 本田憲業．診療に役立つ核医学の基本―専門医試験も見すえ―「肺の核医学」．臨床核医学 2012；45：40-45.

症例 111_ 腹部膨満感

症例・主訴　60 歳代の女性。腹部膨満感。
2 週間前から腹部膨満感を自覚するようになった。精査目的で入院となった。腹部造影 CT，腹部造影 MRI および ^{18}F-FDG PET/CT を示す（いずれも腎を通る冠状断像）。

Q | 診断は何か。

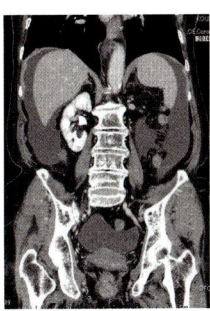

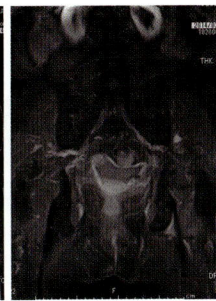

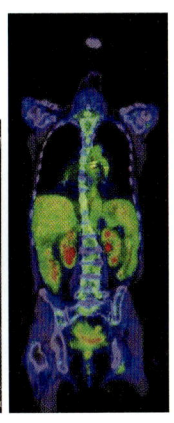

所見

腹部造影 CT

多量の腹水貯留がみられる。両側横隔膜，横隔膜脚の肥厚が認められ，横隔膜の肥厚は波状である。左側の腹膜の一部が肥厚しているようにみえる。膀胱頂部に結節様所見が認められ，軽度の増強効果を示している。腸管との鑑別である。

腹部造影 MRI

膀胱壁が軽度肥厚している。膀胱頂部に結節様所見が認められ，軽度の増強効果を示している。腸管との鑑別である。

^{18}F-FDG PET/CT

上行結腸，下行結腸とその周囲，肝，脾周囲に集積増加を認めるほか，CT，MRI で認められた膀胱頂部に接した結節に集積増加を認める。膀胱の尾側にも集積増加を認めるが，CT，MRI の所見と対比すると，直腸～S 状結腸への集積と思われる。腎，膀胱の集積増加は非特異的集積増加である。両側肺門部の集積増加も非特異的集積と思われる。

症例111_ 腹部膨満感

鑑別診断 卵巣癌，腹膜播種，結核性腹膜炎，結腸癌，腹膜中皮腫

診断 卵巣癌，腹膜播種

討論

腹水の原因の多くは，肝硬変症であり，腹水症例全体の75%を占める。悪性腫瘍は10〜12%で，その他，結核性腹膜炎，腎疾患などである[1]。初診時腹水を主訴として来院した患者のうち，原発巣では，胃・結腸癌，肝細胞癌，卵巣癌の頻度が高い。

悪性腹水患者におけるCTでの原発巣検出率は報告者でバラツキが大きく，17〜54%である[2,3]。一方，^{18}F-FDG PET/CTの原発巣検出の感度，特異度，精度は，85%，92%，89%との報告がある[4]。^{18}F-FDG PET/CTでのSUVmaxは，腫瘍マーカー（CEA，CA19-9，CA125）と比較して優れている[4,5]。

^{18}F-FDG PET/CTでの偽陰性に関しては，原発巣の大きさ，腫瘍細胞の種類，腫瘍の発育速度に依存する。一般に，2cm以下の原発巣の検出は困難である。印環細胞癌，ムチン産生腫瘍，明細胞癌，スキルス胃癌は偽陰性となりやすい。Glut1の発現が低いこと，脱リン酸化酵素の活性が高いこと，腫瘍細胞以外の成分（ムチン，線維組織，など）の占拠は陽性率を低下させる[5-7]。偽陽性例は結核性腹膜炎[8]，腸炎，付属器膿瘍[9]，肝膿瘍，などである。

SUVmaxは，良性腹水よりも悪性腹水で高値となる傾向があるものの両者を鑑別することは困難である[5]。悪性リンパ腫，腹膜中皮腫による悪性腹水では，びまん性の集積増加がみられるとする報告がある[10]。

卵巣癌における^{18}F-FDG PET/CTの有用性が報告されている。病期診断[11,12]，再発評価，治療効果判定，予後予測において^{18}F-FDG PET/CTは有用である。横隔膜より頭側の転移率は67%との報告があり，その検出に有用である[11]。一方，MRIでの拡散強調像でも^{18}F-FDG PET/CTと同等の結果が得られるとの報告もある。とくに，粘液性腺癌，ムチン産生腫瘍ではADC値が高値になり，^{18}F-FDG PET/CTよりも検出率が高い。

【文献】

1) McHutchison JG. Differential diagnosis of ascites. Semin Liver Dis 1997; 17: 191-202.
2) Boudiaf M, Bedda S, Soyer P, et al. Preoperative evaluation of gastric adenocarcinomas: comparison of CT results with surgical and pathologic results. Ann Chir 1999; 53: 115-122.
3) Low RN, Barone RM, Lacey C, et al. Peritoneal tumor: MR imaging with dilute oral barium and intravenous gadolinium-containing contrast agents compared with unenhanced MR imaging and CT.

Radiology 1997; 204: 513-520.
4) Rubini G, Altini C, Nataristefano A, et al. Role of ^{18}F-FDG PET in diagnosing peritoneal carcinomatosis in the restaging of patient with ovarian cancer as compared to contrast enhanced CT and tumor marker CA-125. Rev Esp Med Nucl Imagen Mol 2014; 33: 22-27.
5) Zhang M, Jiang X, Zhang M, Xu H, et al. The role of ^{18}F-FDG PET/CT in the evaluation of ascites of undetermined origin. J Nucl Med 2009; 50: 506-512.
6) Berger KL, Nichokson SA, Dehdashti F, et al. FDG PET evaluation of mucinous neoplasms: correlation of FDG uptake with histopathologic features. AJR 2000; 74: 1005-1008.
7) Tanizaki Y, Kobayashi A, Shiro M, et al. Daignostic value of preoperative SUVmax on the FDG-PET/CT for the detection of ovarian cancer. Int J Gynecol Cancer 2014; 24: 454-460.
8) Koc S, Beydilli G, Tulunay G, et al. Peritoneal tuberculosis mimicking advanced ovarian cancer: retrospwctive review of 22 cases. Gynecol Oncol 2006; 103: 565-569.
9) Rakheja R, Makis W, Hickeson M. Bilateral tubo-ovarian abscess mimics ovarian cancer on MRI and (18) F-FDG PET/CT. Nulc. Med. mol. imaging. 2011; 45: 223-228.
10) Puranik AD, Purandare NC, Agrawal A, et al. Imaging spectrum of peritoneal carcinomatosis on FDG PET/CT. Jpn J Radiol 2014; 32: 571-578.
11) Hynninen J, Auranen A, Carpen O, et al. FDG PET/CT in staging of advanced epithelial ovarian cancer: frequency of supradiaphragmatic lymph node metastasis challenges the traditional pattern of disease spread. Gynecol Oncol 2012; 126: 64-68.
12) Im HJ, Kim YI, Paeng JC, et al. Retrocrural lymph node metastasis disclosed by (18) F-FDG PET/CT: a predictor of supra-diaphragmatic spread in ovarian cancer. Nucl. Med. mol. imaging. 2012; 46: 41-47.

ちょっと試してみよう 61

急性期再灌流療法を行った急性心筋梗塞症例の ^{201}TlCl 心筋血流シンチグラフィの逆再分布現象について，病巣部の記述で正しいのはどれか。2つ選べ。

a. 心筋血流がある。
b. 将来壊死心筋となる。
c. 左室瘤を形成しやすい。
d. 再度，再灌流療法を行う必要性がある。
e. 生存能があり，心機能回復が期待される。

腕だめし

61

正解 a, e

解説

再灌流梗塞部では，負荷時の集積が高いが，^{201}Tl の洗い出しが亢進する。安静時の集積は，負荷時のそれよりも低下する。この現象を「逆再分布」という。梗塞部の血流が再開通により，負荷によって心筋血流を増加させても梗塞巣に見合う以上の ^{201}Tl が主に間質内に貯留してしまう。心筋細胞が ^{201}Tl を細胞内に取り込み保持することができず，再び洗い出されてしまう。実際は，集積が低下するのであって，欠損像となるわけではない。「逆再分布」した領域は一般に，viable（生存能あり）である。

【参考文献】

* 汲田伸一郎, 桐山智成. 心・大血管核医学（SPECT, PET/CT）. 楢林勇, 杉村和朗監修, 小須田茂編. 放射線医学 核医学・PET・SPECT. 金芳堂, 京都, 2012, pp22-30.

* 百瀬満. 診療に役立つ核医学の基本—専門医試験も見すえ—「心臓核医学（1）」. 臨床核医学 2011；44：22-25.

症例 112_PET がん検診

症例・主訴 50 歳代の女性。
任意型 PET がん検診を受けた。既往歴，現病歴とも特記すべきことなし。^{18}F-FDG PET/CT（胸鎖関節を通る冠状断像）を示す。

Q 診断は何か。

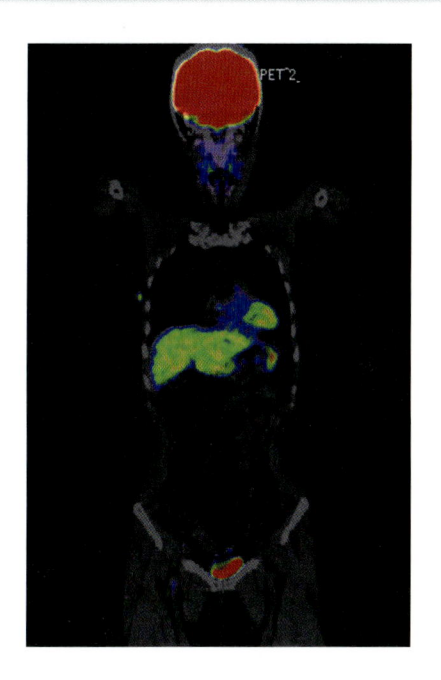

所見

^{18}F-FDG PET/CT
右胸壁皮下に hot spot を認める。転移を示唆する所見を認めない。脳，咽頭部，心臓，肝，胃，膀胱は非特異的集積と思われる。

症例112_PETがん検診

鑑別診断: 乳癌，胸壁腫瘍（神経鞘腫，脂肪肉腫，など）

診断: 右乳癌（PETがん検診で発見）

討論

本症例はPETがん検診で偶然発見された乳癌症例である。大きさは15mmで，術前の臨床病期は，T1bN0M0，StageⅠであった。

わが国のPETがん検診で発見される悪性腫瘍の内訳は，頻度の高い順に甲状腺癌，大腸癌，肺癌，乳癌となっている[1]。これまでのFDG PETによる原発性乳癌の感度は，64〜98％，特異度は，80〜100％である[2-5]。しかし，感度に大きく影響するのは原発巣大きさである。径1.0cm未満の乳癌を発見することが重要とされるが[6]，0.5cm以下のT1aでは検出が困難で，0.5〜1.0cm，T1bで13％の感度である。2〜5cmのT2になると，感度81〜92％に向上する。新たに登場した乳房専用PET装置を用いたdedicated breast PET (mammography with molecular imaging, positron emission mammography：PEM) による早期乳癌の検出が期待される。PEMと乳房MRIの乳癌診断精度は相補的であるとする報告がある[7,8]。感染，炎症性病巣では偽陽性となるので，読影には注意する。

腋窩リンパ節転移の有無は，病期診断，リスク分類上重要である。腋窩リンパ節N0症例の10年生存率は65〜80％であるのに対し，1〜3個では38〜63％，4個以上では13〜27％に低下する[9]。初期の報告では，FDG PETによる腋窩リンパ節転移の診断精度は高いとの報告が多かったが，最近の報告ではその精度は低いとしている[10,11]。径5mm以下のリンパ節転移巣，とくに2mm以下のmicrometastasisを ^{18}F-FDG PET/CTで検出することは困難である。N0症例に対してはRI法，色素法によりセンチネルリンパ節を同定sentinel node navigation surgery (SNNS)，乳房温存手術が施行される。

一方，予後に関しては，腋窩リンパ節のSUVmaxが予後を反映する。腋窩リンパ節がSUVmax 2.8以上を示した症例群の再発率は18.5％で，2.8未満の症例には再発を認めない[12]。

【文 献】

1) Minamimoto R, Senda M, Uno K, et al. Performance profile of FDG-PET and PET/CT for cancer screening on the basis of a Japanese Nationwide Survey. Ann Nucl Med 2007; 21: 481-498.
2) Palmedo H, Bender H, Grunwald F, et al. Comparison of fluorine-18 fluorodeoxyglucose positron emission tomography and technetium-99m methoxyisobutylisonitrile scintimammography in the detection of breast tumours. Eur J Nucl Med 1997; 24: 1138-1145.
3) Avril N, Rose CA, Schelling M, et al. Breast imaging with positron emission tomography and fluorine-18 fluorodeoxyglucose use and limitations. J Clin Oncol 2000; 18: 3495-3502.
4) Utech CI, Young CS, Winter PF. Prospective evaluation of fluorine-18 fluorodeoxyglucose positron emission tomography in breast cancer for staging of the axilla related to surgery and immunocytochemistry. Eur J Nucl Med 1996; 23: 1588-1593.
5) Schirrmeister H, Kuhn T, Guhlmann A, et al. Fluorine-18 2-deoxy-2-fluoro-D-glucose PET in the preoperative staging of breast cancer: comparison with the standard staging procedures. Eur J Nucl Med 2001; 28: 351-358.
6) Ichizawa N, Fukutomi T, Iwamoto E, et al. Long-term results of T1a, T1b and T1c invasive breast carcinomas in Japanese women: validation of the UICC T1 subgroup classification. Jpn J Clin Oncol 2002; 32: 108-109.
7) Schilling K, Narayanan D, Kalinyak JE, et al. Positron emission mammography in breast cancer presurgical planning: comparison with magnetic resonance imaging. Eur J Nucl Med Mol Imaging 2011; 38: 23-36.
8) Berg WA, Madsen KS, Schilling K, et al. Breast cancer: comparative effectiveness of positron emission mammography and MR imaging in presurgical planning for the ipsilateral breast. Radiology 2011; 258: 59-72.
9) Hellman S, Harris JR. Natural history of breast cancer. In Harris JR, Lippman ME, Marrow M, et al., eds. Disease of the breast, 2nd ed. Philadelphia: Lippincott Williams & Wilkins, 2000: 407-423.
10) Escalona S, Blasco JA, Reza MM, et al. A systemic review of FDG PET in breast cancer. Med Oncol 2010; 27: 114-0129.
11) Cooper KL, Harnan S, Meng Y, et al. Positron emission tomography (PET) for assessment of axillary lymph node status in early breast cancer: a systemic review and meta-analysis. Eur J Surg Oncol 2011; 37: 187-198.
12) Song BI, Lee SW, Jeong SY, et al. ^{18}F-FDG uptake by metastatic axillary lymph nodes on pretreatment PET/CT as a prognostic factor for recurrence in patients with invasive ductal breast cancer. J Nucl Med 2012; 53: 1337-1344.

ちょっと試してみよう 62

シンチグラフィと放射性医薬品との組み合わせで正しいのはどれか。1つ選べ。

a. 唾液腺シンチグラフィ ─── [201]TlCl
b. 胃排出シンチグラフィ ─── [51]Cr
c. メッケル憩室シンチグラフィ ─── 99mTc-パーテクネテート
d. 肝・脾コロイドシンチグラフィ ─── 99mTc-ECD
e. タンパク漏出シンチグラフィ ─── 99mTc-スズコロイド

腕だめし

62

正解 c

解説

唾液腺シンチグラフィおよびメッケル憩室シンチグラフィは、^{99m}Tc-パーテクネテートを使用する。胃排出シンチグラフィでは、^{99m}Tc-DTPA もしくは ^{99m}Tc-スズコロイドを使用する。肝・脾コロイドシンチグラフィでは、^{99m}Tc-フィチン酸または ^{99m}Tc-スズコロイドを用いる。タンパク漏出シンチグラフィでは、^{99m}Tc-HAS-D を用いる。

【参考文献】

* 河相吉. 消化器核医学. 楢林勇, 杉村和朗監修, 小須田茂編. 放射線医学 核医学・PET・SPECT. 金芳堂, 京都, 2012, pp55-61.
* 小泉潔. 診療に役立つ核医学の基本—専門医試験も見すえ—「消化器・腎核医学検査」. 臨床核医学 2012；45：23-28.

症例113_胸部X線異常陰影

症例・主訴　70歳代の女性。
近医にて，胸部X線写真にて異常陰影を指摘され精査目的で来院した。胸部単純CT（水平断像），^{18}F-FDG PET MIP像，ハイブリッドPET/MRI装置にて撮影した融合画像，^{18}F-FDG PET, VIBE（いずれも気管分岐部を通る水平断像）を示す。

Q　診断は何か。

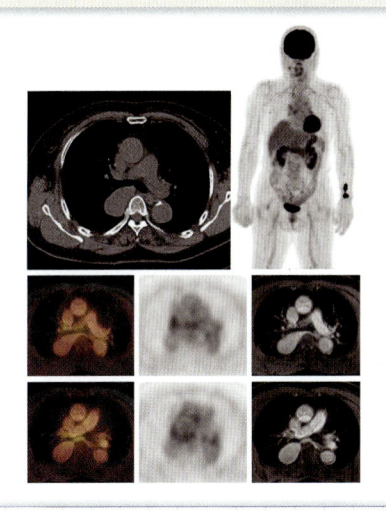

所見

胸部単純CT
気管分岐部の右側，後方の後縦隔に楕円形の腫瘤性病巣を認める。辺縁整，境界明瞭な腫瘤で椎体に接している。内部濃度は均一である。石灰化を認めない。胸水貯留を認めない。

^{18}F-FDG PET MIP像
縦隔に異常集積増加を認めない。脳，鼻咽腔，心臓，肝，胃・腸管，尿路系に非特異的集積増加を認める。

PET/MRI
腫瘤性病変に，^{18}F-FDGの異常集積増加を認めない。MRI上，肺動脈，胸部大動脈，SVCと等信号である。

以上から，悪性腫瘍は否定され，血管性病変が示唆される。

症例 113_ 胸部 X 線異常陰影

鑑別診断

Aneurysmal dilatation of the azygos vein
神経鞘腫, 傍神経節腫 (Paraganglioma), Castleman 病, 血管腫

診断

奇静脈発生の静脈瘤 (azygos vein aneurysm)

討論

胸部 X 線写真, 胸部単純 CT の所見から, 神経鞘腫, 傍神経節腫, 悪性リンパ腫, Castleman 病などの後縦隔腫瘍が鑑別診断に挙がる。しかし, MRI 所見から病変部は奇静脈と連続しており, 造影 CT あるいは造影 MRI を施行せずとも血管性病変であることは明らかである。

診断は奇静脈発生の静脈瘤 (venous aneurysm) で切除標本を図1に示す。奇静脈発生の奇静脈瘤 (azygos vein aneurysm) はきわめてまれな先天性疾患であり, 偶然発見されることが多い[1,2]。奇静脈の拡張をきたす疾患, すなわち心不全, 門脈圧亢進症, 下大静脈閉塞, 外傷などは奇静脈瘤と鑑別を要する。奇静脈瘤は肺血栓塞栓症を合併することが報告されている。

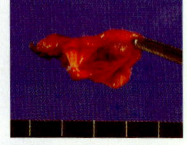

図1 奇静脈瘤の切除標本

ハイブリッド PET/MRI は未だ十分普及していないため, 呼吸器疾患に用いられていない。現在の保険適用には肺癌は含まれていないが, 縦隔, 胸膜の悪性腫瘍が含まれている (表1)。

PET/MRI は MRI と PET の相補的な生体情報が得られる。MRI の利点として, 1) 放射線被曝がないことから小児, 妊婦, 繰り返し検査に適している。2) 軟部組織間のコントラストが高いことから, 肺癌における胸壁, 胸膜浸潤, 縦隔浸潤の診断精度の向上が得られる。3) 通常の撮影シークエンスに加えて, 各種撮影シークエンスが可能である。拡散強調像 (DWI), ダイナミック コントラスト MRI (DC-MRI), ファンクショナル (fMRI), MR スペクトロスコピー (MRS), SPIO などの造影剤使用による分子イメージングなどである。

表1 PET/MRI の保険適用疾患

悪性腫瘍 (脳, 頭頸部, 縦隔, 胸膜, 乳腺, 直腸, 泌尿器, 卵巣, 子宮, 骨軟部組織, 造血器, 悪性黒色腫) の病期診断及び転移・再発の診断を目的とし, 他の検査, 画像診断により病期診断及び転移・再発の診断が確定できない患者に使用した場合に限る。

(写真はソウル大学 Gi Jeong Chen 先生のご厚意による)

【文 献】

1) Gallego M, Mirapeix RM, Castaner E, et al. Idiopathic azygos vein aneurysm: a rare cause of mediastinal mass. Thorax 1999; 54: 653-655.
2) Choo JY, Lee KY, Oh SJ, et al. Azygos vein aneurysm mimicking paratracheal mass: dynamic magnetic resonance imaging findings. Balkan Med. J. 2013; 30: 111-115.

症例 114_肝腫瘍

症例・主訴

40 歳代の女性。
近医にて,肝腫瘍を指摘され,精査目的で肝・胆道シンチグラフィを行った。^{99m}Tc-PMT 静注直後像,10 分,20 分,40 分像(いずれも planar 像),2 時間像(SPECT,水平断像)を示す。

Q | 診断は何か。

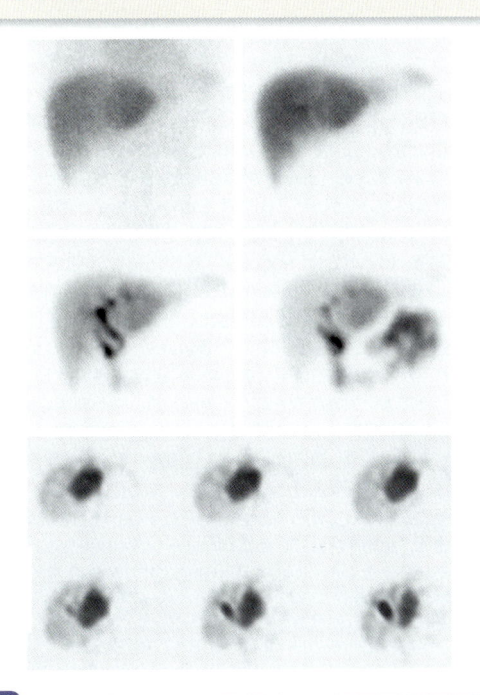

所見

^{99m}Tc-PMT による肝・胆道シンチグラム

静注直後から,肝左葉外側区の腫瘍と思われる領域に集積増加を認め,時間経過とともに,集積は増加している。
2 時間後の SPECT 像では肝左葉内に楕円形の腫瘍に一致して強い集積増加が認められる。正常肝組織の集積が低下しており(washout),腫瘍と胆嚢が明瞭に描出されている。

症例114_肝腫瘤

鑑別診断　限局性結節性過形成，肝腺腫，異型結節，高分化型肝細胞癌

診断　限局性結節性過形成（focal nodular hyperplasia：FNH）

討論

　肝の腫瘤性病変のうち，限局性結節性過形成（FNH）は肝・胆道シンチグラフィ用製剤がよく集積する。肝・胆道シンチグラフィ用製剤によるFNHの感度は90％以上である。FNHは肝細胞，未熟胆管，Kupffer細胞を有している。FNHの特徴は，^{99m}Tc-PMT静注直後から集積増加を示し，正常肝細胞の集積低下とは対照的に徐々に集積増加を示す[1-4]。このため，遅延像が最も明瞭な腫瘍局在を示す。肝腺腫は肝細胞を有しているが，^{99m}Tc-PMTを取り込まない。胆管，Kupffer細胞を有していないが，^{99m}Tc-PMTを取り込まない理由を説明できない。

　異型結節（dysplastic nodule），高分化型肝細胞癌では，^{99m}Tc-PMT静注後の早期像で欠損ないし集積低下で2～4時間後に集積増加を呈する[5]。FNHは非硬変肝に発生し，80％以上で無症状である。肝の良性腫瘍のうち，血管腫に次いで多い。30～40代の女性に好発するとされるが，わが国では男女差がない。85％で腫瘍径5cm以下である。中心部に太い栄養血管を有する線維組織（中心瘢痕 central scar）がある。放射状構造のため，血管造影では車輻状血管パターン（wheel-spoke）を示す。中心瘢痕はMRI T2強調像で強い高信号を示す[6]。

　肝腺腫は経口避妊薬服用者に発生する。その他，糖尿病，クロマトーシスが基礎疾患として知られる。被膜を有する肝細胞の腫瘍性増殖で，出血，壊死，脂肪を含んでいる。ペリオーシス（peliosis hepatis）を合併していることがある。腹腔内出血により，急性腹症として発症することで知られる。

【文献】

1) Boulahdour H, Cherqui D, Charlotte F, et al. The hot spot hepatobiliary scan in focal nodular hyperplasia. J Nucl Med 1993; 34: 2105-2110.
2) Erzsebet S, Eszter U, Zsuzsa S, et al. Varying appearance of focal nodular hyperplasia in nuclear medicine imaging. Clin Nucl Med 2008; 33: 71-73.
3) Dagmar S, Rigobert K, Maximilan P, et al. Diagnosis of focal nodular hyperplasia with hepatobiliary scintigraphy using a modified SPECT technique. Clin Nucl Med 2003; 28: 136-137.
4) Davis LP, McCarroll K. Correlative imaging of the liver and hepatobilliary system. Semin Nucl Med 1994; 24: 208-218.
5) Shiozaki T, Hayakawa K, Tanikake M, et al. Accumulation of ^{99m}Tc-PMT in renal metastasis of hepatocellular carcinoma. Ann Nucl Med 2003; 17: 333-336.
6) 有薗茂樹, 磯田裕義. 限局性結節性過形成. 山下康行編著. 肝胆膵の画像診断―CT・MRIを中心に―. 学研メディカル秀潤社. 2011, pp230-231.

症例115_下腿の疼痛

症例・主訴

10歳代の男性。
2週前から左下腿内側の痛みを自覚するようになった。疼痛は夜間に増強するという。疲労骨折が疑われ、精査目的で骨シンチグラフィが施行された。
左下腿単純X線写真、^{99m}Tc-MDPによる骨シンチグラム（全身前面像、両側下腿planar前面像）を示す。

Q 診断は何か。

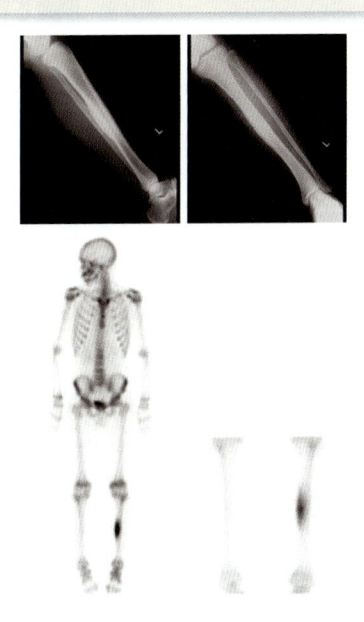

所見

左下腿単純X線写真

脛骨の骨幹部に限局性骨皮質の肥厚を認める。骨破壊像を認めない。肥厚した骨皮質内に透亮像を指摘できない。

骨シンチグラム

左脛骨、骨幹部に限局性の異常集積増加を認める。スポット像では紡錘状の集積増加で、さらに中央部により強い集積増加を認める。その他の部位には異常集積を認めない。

症例 115_ 下腿の疼痛

鑑別診断: 類骨骨腫，良性骨芽細胞腫，疲労骨折

診断: 類骨骨腫（osteoid osteoma）

討論

その後に施行した左下腿部CT（冠状断像）を図1に示す。肥厚した皮質内部にはnidusを認める。周囲を反応性に硬化した骨組織に囲まれ，病変の主体は類骨組織である腫瘍巣（nidus）からなる。最終診断として類骨骨腫が挙げられる。

類骨骨腫は，血管に富む未熟な骨および類骨組織を含む良性腫瘍である。周囲に反応性の骨硬化，骨形成を伴う。病理組織学的には，良性骨芽細胞腫（benign osteo-

図1 左下腿部CT（冠状断像）

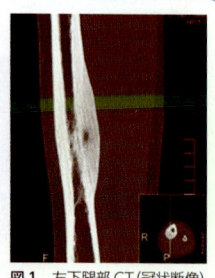

blastoma）ときわめて類似しており，nidus径1.5〜2.0cm以下を類骨骨腫，それ以上を良性骨芽細胞腫としている[1]。男女比は2：1で男性に多い。発生頻度は原発性骨腫瘍の約3〜4％である。好発年齢は7〜25歳，好発部位は大腿骨，脛骨で，全体の50％を占める。その他，手足の骨，脊椎骨後方成分，関節内にも発生する。通常，軟部組織の腫脹と圧痛を伴い，夜間痛があり，アスピリン投与で改善がみられる。臨床的にはnidusからprostaglandin E2が分泌され，疼痛や周囲に炎症反応を引き起こす[1]。

単純X線像，CTで骨幹部，骨幹端にnidus中心に著明な骨肥厚がみられる。Nidusは通常石灰化を呈しているが，石灰化が認められない場合もある。MRIでは，nidusはT1強調像で低信号，T2強調像で低〜高信号を示すが，同定困難なことがある。造影CT，造影MRIでのdynamic studyがnidus同定に有用とされる[2,3]。

骨シンチグラフィによる類骨骨腫の検出率は100％との報告がある。特徴的所見は，"hotter spot within hot area" signである。血流豊富なnidusが周囲の反応性骨硬化よりも集積が強いためとされる[4-7]。ピンホールコリメータの使用あるいはSPECT/CT撮影で，nidusの同定をより正確に把握できる[4,8]。術前に骨シンチグラフィ製剤の静注により，術中にnavigation surgeryを施行することができる[9]。

（写真は日本医学放射線学会放射線科専門医認定試験問題より引用）

【文 献】

1) Rogers LF, Norris MA. Bone tumors and related conditions. Juhl JH, et al, eds. Paul and Juhl Essentials of radiologic imaging. 7th edition. Lippincott-Raven, Philadelphia, 1998, pp140-141.
2) 上谷雅孝, 麻生暢哉. 類骨骨腫. 上谷雅孝編著. 骨軟部疾患の画像診断 第2版. 学研メディカル秀潤社, 2010, pp292-293.
3) 上谷雅孝, 山口哲治, 川原康弘. 類骨骨腫, 骨盤内類骨骨腫. 上谷雅孝編著. 骨軟部疾患の画像診断 第2版. 学研メディカル秀潤社, 2010, pp346-349.
4) Bahk YW. Osteoid osteoma. Bahk YW, ed. Combined scintigraphic and radiographic diagnosis of bone and joint disease. 3rd edition. Springer Verlag, 2007, p407.
5) Lisbona R, Rosenthal L. Role of radionuclide imaging in osteoid osteoma. AJR Am J Roentgenol 1979; 132: 77-80.
6) Ebrahimzadeh MH, Ahmadzadeh-Chabock H, Ebrahimzadeh AR. Osteoid bosteoma: a diagnosis for radicular pain of extremities. Orthopedics 2009; 32: 821.
7) Aynaci O, Turgutoglu O, Kerimoglu S, et al. Osteoid osteoma with a multicentric nidus: a case report and review of the literature. Arch Orthop Trauma Surg 2007; 127: 863-866.
8) Sharma P, Mukherjee A, Karunanithi S, et al. 99mTc-methylene diphosphonate SPECT/CT as the one-stop imaging modality for the diagnosis of osteoid osteoma. Nucl Med Commun 2014; 35: 876-883.
9) Isgoren S, Demir H, Daglioz-Gorur G, et al. Gamma probe guided surgery for osteoid osteoma: is there any additive value of quantitative bone scintigraphy. Rev Esp Med Nucl Imagen Mol 2013; 32: 234-239.

ちょっと試してみよう 63

腎の核医学検査に関する組み合わせで正しいのはどれか。2つ選べ。

a. ^{99m}Tc-MAG$_3$ ──── 糸球体濾過量
b. ^{99m}Tc-DMSA ──── 腎瘢痕
c. ^{99m}Tc-DTPA ──── 尿細管抽出率
d. ^{99m}Tc-MAG$_3$ ──── 間質性腎炎
e. ^{123}I-ヒプル酸塩 ──── ERPF

63

正解 b, e

解説

^{99m}Tc-DTPA は糸球体濾過量(GFR),^{123}I-ヒプル酸塩,^{99m}Tc-MAG$_3$ は腎有効血漿流量(ERPF)が得られる。^{123}I-ヒプル酸塩(OIH)はパラアミノ馬尿酸クリアランスを測定できる。^{99m}Tc-DMSA は左右腎の摂取率測定,腎瘢痕の診断に用いられる。間質性腎炎の評価には^{67}Ga シンチグラフィが用いられる。

【参考文献】

* 赤木弘之.腎核医学.楢林勇,杉村和朗監修,小須田茂編.放射線医学 核医学・PET・SPECT.金芳堂,京都,2012,pp80-85.
* 小泉潔.診療に役立つ核医学の基本―専門医試験も見すえ―「消化器・腎核医学検査」.臨床核医学 2012;45:23-28.

症例 116_ 甲状腺腫

症例・主訴

50歳代の女性。

任意型のPETがん検診を受けた。異常所見を発見され，当院紹介となった。自覚症状はとくにない。右乳房に小さな結節を触知した。比較的硬いびまん性甲状腺腫を触知したが，結節を触知しなかった。

^{18}F-FDG PET MIP像と^{18}F-FDG PET/CT（甲状腺を通る水平断像）を示す。

Q | 診断は何か。

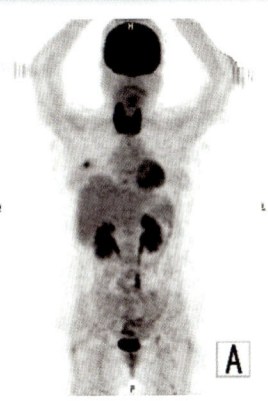

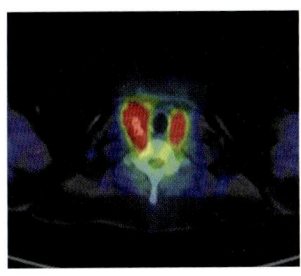

所見

^{18}F-FDG PET MIP像：右乳房AC境界領域にhot spotを認める。腋窩には異常集積を認めない。甲状腺にびまん性の強い集積増加を認める。脳，鼻咽腔，心臓，肝，腎・尿路系，腸管に非特異的集積増加を認める。

^{18}F-FDG PET/CT：甲状腺にびまん性の強い集積増加を認める。限局性の異常集積増加を認めない。

（写真は所沢PET画像診断クリニック　石田二郎先生のご厚意による）

症例 116_ 甲状腺腫

鑑別診断 右乳癌と偶発甲状腺腫，橋本病（慢性甲状腺炎），バセドウ病，甲状腺癌

診断 右乳癌と橋本病（慢性甲状腺炎）

討論
その後に施行した検査で乳頭腺管癌 T1c に合併した橋本病と診断された。

^{18}F-FDG が甲状腺にびまん性集積増加を認めることはまれではない。1,925 例のまとめでは，66 例（3.4％）に両側びまん性集積を認めたという[1]。乳癌症例の検討では 9.3％に甲状腺びまん性集積増加を認める[2]。

甲状腺びまん性集積増加をきたす疾患には，高頻度順に橋本病，正常例（simple goiter），多発結節性甲状腺腫である[1]。血清 TSH 値が高値の場合は橋本病の合併が強く示唆される[3]。その他，亜急性甲状腺炎[4]，甲状腺原発悪性リンパ腫[5]，甲状腺癌[6,7]，バセドウ病[1] が甲状腺びまん性集積増加をきたす。びまん性集積に，限局性集積を認めた場合は甲状腺癌の合併を示唆している可能性がある。また，橋本病に合併する MALT リンパ腫の再発評価は ^{18}F-FDG PET/CT では困難である。

バセドウ病の ^{18}F-FDG PET 所見の特徴は，胸腺，骨格筋，甲状腺の3臓器に集積が認められ，さらに甲状腺への ^{18}F-FDG 取り込みは橋本病に比較して低いことである。甲状腺ホルモン過剰状態は胸腺，骨格筋の糖代謝を活性化させるという[1]。

【文献】

1) Chen YK, Chen YL, Cheng RH, et al. The significance of FDG uptake in bilateral thyroid glands. Nucl Med Commun 2007; 28: 117-122.
2) Kim SS, Kim SJ, Bae YT, et al. Factors associated with the development of new onset diffuse throid F18-fluorodeoxyglucose uptake after treatment of breast cancer in patients without a history of thyroid dysfunction. Thyroid 2012; 22: 53-58.
3) Rothman IN, Middleton L, Stack BC Jr, et al. Incidence of diffuse FDG uptake in the thyroid of patients with hypothyroidism. Eur Arch Otorhinolaryngol 2011; 268: 1501-1504.
4) Yeo SH, Lee SK, Hwang I, et al. Subacute thyroiditis presenting as a focal lesion on [18F] fluorodeoxyglucose whole-body positron-emission tomography/CT. AJNR Am J Neuroradiol 2011; 32: E58-60.
5) Chiofalo MG, Corazzelli G, Franco R, et al. Thyroid lymphoma: early clinical suspicion may be critical for cure. J Endocrinol Invest 2008; 31: 739-740.
6) Schmid DT, Kneifed S, Stoeckli SJ, et al. Increased ^{18}F-FDG uptake mimicking thyroid cancer in a patient with Hashimoto's thyroiditis. Eur Radiol 2003; 13: 2119-2121.
7) Yoshihara A, Isozaki O, Okubo Y, et al. Huge thyroid uptake of ^{18}F-FDG in a patient with Hashimoto's thyroiditis referred for a malignant thyroid lesion. Thyroid 2008; 18: 579-580.

症例 117_ 振戦

症例・主訴

80歳代の男性。
最近，手の震えを自覚するようになり，物を落とすようになった。1週間前から，息子が家に帰って来た，"鼠がうろうろしている"など，家人の理解できない発言がみられるようになり，家人に付き添われて来院した。MMSEは15点であった。
^{18}F-FDG PET（側脳室上部，大脳基底核を通る水平断像），MRI FLAIR像（大脳基底核を通る水平断像）および^{18}F-FDG PET統計解析画像（3D-SSP）を示す。

Q | 診断は何か。

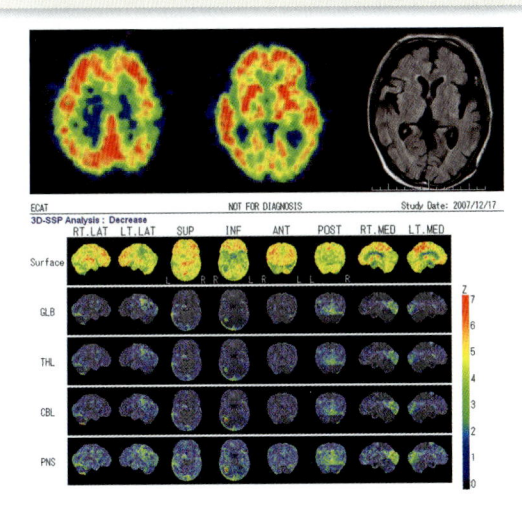

所見

^{18}**F-FDG PET**：両側後頭葉にびまん性の集積低下を認める。頭頂葉後部には明らかな集積低下を認めない。

MRI FLAIR像：年齢相応の脳萎縮が認められる。深部白質，皮質下，皮質に高信号域が散在しているが，脳梗塞を示唆する所見を認めない。出血，腫瘤性病変を認めない。

^{18}**F-FDG PET統計解析画像（3D-SSP）**：両側後頭葉に広範囲に集積低下領域を認め，集積低下は帯状回後部，楔前部にまで及んでいる。左側頭葉内側に軽度の集積低下を認める。

症例 117_ 振戦

鑑別診断: Alzheimer病，レビー小体型認知症，脳血管性認知症

診断: レビー小体型認知症（dementia with Lewy bodies: DLB）

討論

Mini-Mental State Examination（MMSE）は繁用される包括的な認知機能検査である。30点満点の検査で23/24点が健常者と認知症患者のカットオフ値になる。

DLBはαシヌクレインの蓄積がみられる認知症で，Alzheimer病に次いで2番目に多い認知症である。Parkinson症状，幻視が主たる症状で，非記憶障害型MCIからの移行が多いとされる[1]。

DLBは2つの型に分類され，認知機能の障害から始まりParkinson症状が加わる通常型と，65歳以下の発症でParkinson症状が先行し，後に認知症を伴う純粋型である[2]。REM睡眠行動障害，抗精神病薬への過敏性が重要視されている。

Parkinson病は，寡動，振戦，筋固縮といった錐体外路症状を伴う運動障害によって特徴づけられ，認知機能は障害されないとされてきた。しかし，現在では約3割のParkinson病患者に認知症が合併することが知られ，認知症を伴うParkinson病（Parkinson's disease with dementia：PDD）として扱われる。Kosakaらはレビー小体病を提唱し，脳幹型，移行型，びまん型，大脳型に分類した[3]。脳幹型がParkinson病である。Lewy body diseaseとは，Parkinson病，PDD，DLBを含めた総称である[4]。

脳血流SPECT，^{18}F-FDG PETでは早期から後頭葉の集積低下が認められる。また，大脳基底核の相対的集積増加も報告されており[5]，この2点がAlzheimer病との鑑別点となる。しかし，脳血流SPECTにおける後頭葉皮質での集積低下は50〜60%に過ぎないとされ，注意を要する[4]。Alzheimer病との鑑別で重要なのが，ドパミントランスポーター製剤である^{123}I-FP-CIT（^{123}I-イオフルパン）によるSPECTである。Parkinson病，Parkinson症候群，DLBでは両側線条体に^{123}I-FP-CITの集積低下をきたすが，Alzheimer病では正常集積である。なお，薬剤性Parkinson症候群は正常範囲である。初期Parkinson病では，SWEDDs（scan without evidence of dopaminergic deficits）と呼ばれ，正常集積を示すことが報告されている[6]。

DLBとAlzheimer病との鑑別で重要なのが^{123}I-MIBGによる心筋集積である。DLBでは罹病期間にかかわらず，^{123}I-MIBGの心筋交感

神経への集積が低下するため、心筋縦隔摂取比（Heart/Mediastinum: H/M ratio）が早期像、遅延像ともに低下するが、Alzheimer病では正常分布である[7]。

^{11}C-PiBなどのPET用アミロイドイメージング製剤を用いたアミロイドPET画像がAlzheimer病の早期診断法として着目を集めている。前頭側頭型認知症、プリオン病では^{11}C-PiBの集積は認められない。しかし、cerebral amyloid angiopathy, posterior cortical atrophy, さらにDLBでも^{11}C-PiBの集積がみられるとの報告があり[8]、アミロイドPET画像ではDLBとAlzheimer病の鑑別は困難と思われる。

（写真は甲府脳神経外科病院PETセンター　宮沢伸彦先生のご厚意による）

【文　献】

1) Petersen RC. Mild cognitive impairment as a diagnostic entity. J Intern Med 2004; 256: 183-194.
2) Kosaka K. Diffuse Lewy body disease in Japan. J Neurol 1990; 237: 197-204.
3) Kosaka K. Diffuse Lewy body disease. Neuropathology 2000; 20 Suppl: S73-78.
4) 小阪憲司, 眞鍋雄太. レビー小体型認知症の臨床と画像. 臨床放射線 2010; 55: 1455-1462.
5) Sato T, Hanyu H, Hirano K, et al. Deep gray matter hyperperfusion with occipital hypoperfusion in dementia with Lewy bodies. Eur J Neurol 2007; 14: 1299-1301.
6) Sixel-Doring F, Liepe K, Mollenhauer B, et al. The role of ^{123}I-FP-CIT-SPECT in the differential diagnosis of Parkinson and tremor syndromes: a critical assessment of 125 cases. J Neurol 2011; 258: 2147-2254.
7) Yoshita M, Taki J, Yokoyama K, et al. Value of ^{123}I-MIBG radioactivity in the differential diagnosis of DLB from AD. Neurology 2006; 66: 1850-1854.
8) Drzezga A. Amyloid-plaque imaging in early and differential diagnosis of dementia. Ann Nucl Med 2010; 24: 55-66.

ちょっと試してみよう 64

負荷心筋シンチグラフィの意義について正しいのはどれか。2つ選べ。

a．左右短絡の測定
b．不整脈の手術適応の判定
c．虚血性心疾患の重症度判定
d．大動脈弁逆流症の手術適応の判定
e．虚血性心疾患の血行再建術適応の判定

腕だめし

64

正解 c, e

解説

　負荷心筋シンチグラフィを施行する目的は，CAD（coronary artery disease）の存在の有無とその重症度評価，血行再建術適応の評価，周術期のリスク評価の3点である。胸痛を主訴とする患者のスクリーニング検査として用いられている。左右短絡，弁膜疾患，不整脈を評価する目的で施行するものではない。

【参考文献】

* 汲田伸一郎，桐山智成．心・大血管核医学（SPECT，PET/CT）．楢林勇，杉村和朗監修，小須田茂編．放射線医学 核医学・PET・SPECT．金芳堂，京都，2012，pp22-30.
* 百瀬満．診療に役立つ核医学の基本─専門医試験も見すえ─「心臓核医学（1）」．臨床核医学 2011；44：22-25.

症例118_ 物忘れ

症例・主訴

60歳代の女性。
4年ほど前から運動性失語,錯誤があり,要介護状態であった。物忘れが悪化したため,家人に付き添われて来院した。MMSEは7点で,仮名ひろいテストは不合格であった。MRIでは,両側側頭葉の萎縮,とくに左側側頭葉に強い萎縮を認めた。
^{18}F-FDG PET統計解析画像(3D-SSP)を示す。

Q 診断は何か。

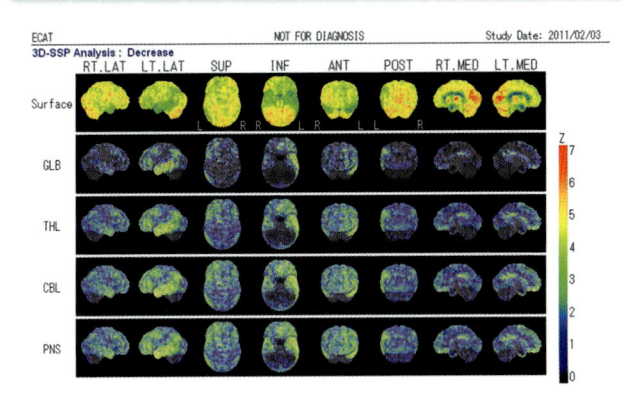

所見

^{18}F-FDG PET

両側側頭葉に集積低下を認める。とくに,左側に集積低下が目立ち,上・中・下側頭葉のうち,左下側頭葉に強い集積低下を認める。
その他,前頭葉下部(眼窩前頭回),頭頂葉,帯状回後部にも集積低下を認める。

(写真は甲府脳神経外科病院PETセンター 宮沢伸彦先生のご厚意による)

症例 118_ 物忘れ

鑑別診断: 意味性認知症，進行性非流暢性失語，Alzheimer病，前頭側頭型認知症

診断: 意味性認知症（semantic dementia）

討論

Mini-Mental State Examination（MMSE）は繁用される包括的な認知機能検査である。30点満点の検査で23/24点が健常者と認知症患者のカットオフ値になるが，この症例は7点でかなり進行した認知症である。

単語にのみ特異的障害を示し，単語に関する障害が顕著であっても文の理解には障害を認めないという特徴と，相貌失認，連合型失認を認め，NearyのSD診断基準，core and supportive diagnostic featureを満たしたため，SDと診断した[1,2]。

意味性認知症（semantic dementia, SD）は，前頭側頭型認知症（frontotemporal dementia：FTD），進行性非流暢性失語（progressive non-fluent aphasia：PA）とともに，前頭側頭葉変性症（frontotemporal lobar degeneration：FTLD）を構成する。SDの発生頻度は認知症全体の4.5%である[3]。

生理的大脳萎縮は両側性でびまん性である。認知症の中には，MRI，CT上，左右差のある脳萎縮をきたす。SD，PA，嗜銀顆粒性認知症（argyrophilic grain dementia：AGD）では側頭葉，多くの場合，左側側頭葉の内側面に萎縮を認める。皮質基底核変性症（corticobasal degeneration：CBD）では，不随意運動と対側の大脳半球，とくに中心溝周囲に萎縮がみられる[4]。SDでは側頭極（Brodmann第38野）で萎縮が著しい。

SDの ^{18}F-FDG PET，脳血流SPECT所見に関しては，両側側頭葉に集積低下がみられ，とくに下側頭葉の集積低下が目立つ。本症例のように前頭葉，頭頂葉に集積低下が及ぶ症例も報告されている[2]。PAでは，シルビウス裂付近の集積が低下し，CBDでは傍運動野の低下が著明である。

【文献】
1) Neary D, Snowden JS, Gustafson L, et al. Frontotemporal lobar degeneration: a consensus on clinical diagnostic criteria. Neurology 1998; 51: 1546-1554.
2) 宮沢伸彦．Semantic dementiaのFDG-PET所見．臨床放射線 2012; 57: 1669-11676.
3) Ikeda M, Ishikawa T, Tanabe H. Epidemiology of trontotemporal lobar degeneration. Dement Geriatr Cog Disord 2004; 17: 265-268.
4) Rosen HJ, Gorno-Tempini ML, Goldman WP, et al. Patterns of brain atrophy in frontotemporal dementia and semantic dementia. Neurology 2002; 58: 198-208.

症例 119_ 不随意運動

症例・主訴

50歳代の男性。
7年ほど前から階段昇降時によろけるようになった。歩行時にも転倒しやすくなったという。さらに，不随意運動が出現し，4年前から構音障害が出現してきた。2年前から知能レベルも低下している。
^{18}F-FDG PET（水平断像）を示す。

Q │ 診断は何か。

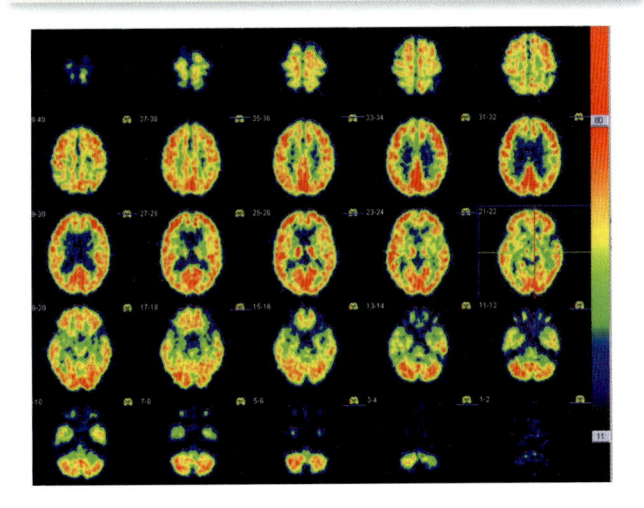

所見

^{18}F-FDG PET
　両側尾状核の集積が著明に低下している。被殻の集積も軽度低下している印象を受ける。
　前頭葉，など大脳皮質の集積は低下していない。小脳の集積も良好である。

（写真は甲府脳神経外科病院 PETセンター　宮沢伸彦先生のご厚意による）

症例 119_ 不随意運動

鑑別診断
ウイルソン病（Wilson disease），多系統萎縮症（MSA-P），パントテン酸キナーゼ関連神経変性症，神経有棘赤血球症

診断
ハンチントン舞踏病（Huntington's disease）

討論

舞踏病アテトーゼ，行動変化・精神症状，認知症で知られるHuntington病は常染色体優性遺伝の進行性舞踏病で，遺伝子座は第4染色体短腕（4p16.3）にある。その遺伝子異常（Huntington遺伝子）はCAGリピートの異常伸長であり，トリプレットリピート病の一つである。表現促進現象（anticipation）がみられる。わが国では10万人に0.5〜1人といわれる。男女差はない。35〜50歳頃に舞踏病様不随意運動で発病する。若年性Huntington病は20代で発症する。一旦発病すると，人格障害，知能障害，認知症をきたす。病理学的には線条体，とくに尾状核の神経細胞の著しい変性，脱落を認め，進行例では大脳皮質にも萎縮が著明となる[1]。

MRIでは，尾状核，被殻の萎縮が著明である．このため両側脳室の前角が拡大し，成人例では前頭葉に大脳皮質の萎縮が加わる。T2強調像およびプロトン強調像では，尾状核と被殻の鉄沈着，グリオーシスを反映して低〜高信号を示す（図1）[2]。

尾状核および被殻の萎縮とT2強調像での高信号を示す疾患として，多系統萎縮症が挙げられるが，被殻の萎縮の萎縮は認められるが尾状核の萎縮は顕著ではない。被殻の外側に線状の高信号を認める。ウイルソン病では，尾状核，被殻，中脳，橋に高信号，尾状核，被殻に不均一な低信号の混在がある[3]。パントテン酸キナーゼ関連神経変性症（PKAN）の最も特徴的な所見は淡蒼球のT2強調像での低信号内に，点状の高信号の存在である（eye of the tiger sign）[4]。

Huntington病患者における^{18}F-FDG PETの意義は，臨床症状が出現する前に尾状核の集積が低下することである[5, 6]。脳血流SPECTでも尾状核を中心に集積低下をきたすが[7]，^{18}F-FDG PETと比較して感度が低下している[8]。進行例では前頭葉，頭頂葉下部の^{18}F-FDG集積が低下する[9]。

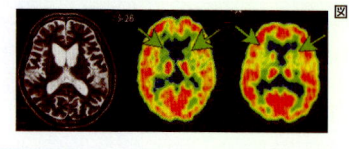

図1 MRI T2強調像で尾状核と被殻の萎縮，同部に高信号域を認める。両側の側脳室前角が拡張している。大脳萎縮も認める。^{18}F-FDG PETでは尾状核の集積低下が明らかである。右端の^{18}F-FDG PETは健常例である。

【文 献】

1) Roos RA. Huntington's disease: a clinical review. Orphanet J Rare Dis 2010; 5: 40.
2) 佐藤香菜子, 青木茂樹. ハンチントン病. 青木茂樹, 相田典子, 井田正博, 他編著. よくわかる脳MRI 第3版. 学研メディカル秀潤社, 東京, 2013, pp634-635.
3) 柳下章. ハンチントン舞踏病. 柳下章, 林雅晴編著. 症例から学ぶ神経疾患の画像と病理. 医学書院, 東京, 2008, pp77-78.
4) 柳下章. パントテン酸キナーゼ関連神経変性症 (PKAN). 柳下章, 林雅晴編著. 症例から学ぶ神経疾患の画像と病理. 医学書院, 東京, 2008, pp187-188.
5) Feigin A, Leenders KL, Moeller JR, et al. Metabolic network abnormalities in early Huntington's disease : an [(18) F]FDG PET study. J Nucl Med 2001; 42: 1591-1595.
6) Ciarmiello A, Giovacchini G, Orobello S, et al. 18F-FDG PET uptake in the pre-Huntington disease caudate affects the time-to-onset independently of CAG expansion size. Eur J Nucl Med Mol Imaging 2012; 39: 1030-1036.
7) Boecker H, Kuwert T, Langen KJ, et al. SPECT with HMPAO compared to PET with FDG in Huntington disease. J Comput Assist Tomogr 1994; 18: 542-548.
8) Martin WR, Hoskinson M, Kremer B, et al. Functional caudate imaging in symptomatic Huntington's disease: positron emission tomography versus single photon emission computed tomography. J Neuroimaging 1995; 5: 227-232.
9) Martin WR, Clark C, Ammann W, et al. Cortical glucose metabolism in Huntington's disease. Neurology 1992; 42: 223-229.

ちょっと試してみよう 65

^{123}I-MIBG 心筋交感神経イメージングにおいて，心筋全体への集積が低下するのはどれか。2つ選べ。

a. 狭心症
b. 移植心
c. 陳旧性心筋梗塞
d. 肥大型心筋症
e. 拡張型心筋症

腕だめし

65

正解 b, e

解説

拡張型心筋症では，^{123}I-MIBG 遅延像にて集積が全体的に低下する。移植心は心筋全体が除神経状態である。
レビー小体型認知症，Parkinson 病でも心筋全体への集積が低下する。

【参考文献】

* 汲田伸一郎，桐山智成．心・大血管核医学（SPECT, PET/CT）．楢林勇，杉村和朗監修，小須田茂編．放射線医学 核医学・PET・SPECT．金芳堂，京都，2012, pp22-30.
* 百瀬満．診療に役立つ核医学の基本—専門医試験も見すえ—「心臓核医学 (1)」．臨床核医学 2011；44：22-25.

症例 120_ 物忘れ

症例・主訴

70歳代の女性。
6か月ほど前から物忘れが出現してきた。物忘れが徐々に悪化したため、家人に付き添われて来院した。MMSEは17点で、仮名ひろいテストは不合格であった。MRIでは明らかな異常を認めなかった。1か月後に再診した際、失書、失算を認めた。家人が「時々、みえていないようなしぐさをする」との申し出があり、視野障害が疑われた。Parkinson徴候を認めない。
^{18}F-FDG PET統計解析画像（3D-SSP）を示す。

Q 診断は何か。

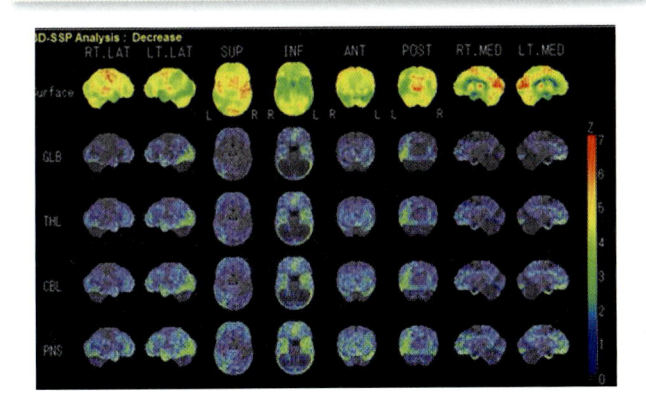

所見

^{18}F-FDG PET

左側後頭葉皮質に沿って集積低下を認める。また、左側側頭葉底部、左側前頭葉底部にも集積低下が及んでいる。帯状回の集積も低下しているようにみえるが、顕著な集積低下ではない。

（写真は甲府脳神経外科病院PETセンター　宮沢伸彦先生のご厚意による）

症例120_ 物忘れ

鑑別診断

Dementia with Lewy bodies (DLB), Alzheimer 病, Posterior cortical atrophy, Progressive multifocal leukoencephalopathy (PML), Mitochondrial encephalopathy with lactic acidosis and stroke-like episodes (MELAS)

診断

Posterior cortical atrophy

討論

Posterior cortical atrophy (PCA) は病初期に視野障害が出現し,認知障害が徐々に進行する一群の変性疾患である。発症年齢は比較的若く, 60歳前後で女性に優位に多い。視空間失認, 構成失行, Gerstmann 症候群, Balint 症候群などを呈し, 優位半球の後頭頭頂背側移行部, 後頭側頭腹側移行部の障害による。後頭葉が病態の首座で, MRI にて後頭葉の萎縮, 脳血流 SPECT で後頭葉の集積低下, FDG PET で後頭葉の糖代謝低下をきたす[1]。6例の報告では3例が両側後頭葉の糖代謝低下, 2例が左側のみ, 1例が右側のみであった[2]。PCA の病態に関しては議論があるところである。PCA の80%が Alzheimer 病の亜型であり, タウ蛋白の集積が Brodmann area 17, 18 に多く認められるのが PCA の特徴であるという。その他, corticobasal degeneration (CBD), Lewy body disease が PCA の基礎疾患であった[1,3]。

脳血流 SPECT/CT, FDG PET/CT 上での PCA との鑑別疾患としては, DLB, PML, MELAS, CBD, などが挙るが, 臨床所見, MRI 所見から多くの場合, 鑑別可能と思われる。PCA には, Tang-Wai らの診断基準がある (表1)。本症例もその診断基準を満たしていた[3,4]。

表1 Posterior cortical atrophy の診断基準[3]

コア徴候
- 潜行性発症で緩徐な進行
- 眼科的疾患がなく視野障害, 視力障害の発現
- 病初期では前向性記憶, 見当識は保たれる
- 視野障害の存続
- 脳血管障害, 脳腫瘍の否定, Parkinson 徴候と幻覚の欠如

以下の症状のいずれか
- Simultanagnosia (視空間失行, 視神経運動障害の有無を問わないで, 同時に2つ以上のものを理解できない)
  構成失行, 視野欠損, 失見当, Gerstmann 症候群の1つ以上

支持徴候
- 失読
- 初老期発症
- 着衣失行
- 相貌失認

検査所見
- 頭頂葉, 後頭葉に関連した神経学的, 心理学的欠落
- CT, MRI で頭頂葉, 後頭葉の限局性萎縮
- 脳血流 SPECT, FDG PET にて, 頭頂葉, 後頭葉の限局性血流低下ないし糖代謝低下

【文献】

1) Borruat FX. Posterior cortical atrophy: review of the recent literature. Curr Neurol Neurosci Rep 2013; 13: 406.
2) Schmidtke K, Hull M, Talazko J. Posterior cortical atrophy: variant of Alzheimer's disease?: a case series with PET findings. J Neurol 2005; 252: 27-35.
3) Tang-Wai DF, Graff-Radford NR, Boeve BF, et al. Clinical, genetic, and neuropathologic characteristics of posterior cortical atrophy. Neurology 2004; 63: 1168-1174.
4) 宮沢伸彦, 篠原豊明. Posterior cortical atrophy をていしていると考えられた2症例―脳 FDG-PET 統計画像の有用性―. 臨床核医学 2013; 46: 51-53.

ちょっと試してみよう 66

心筋 viability 判定法で誤っているのはどれか。1つ選べ。

a. ^{18}F-FDG の集積
b. ^{201}TlCl 心筋 SPECT の再分布
c. ^{123}I-BMIPP の集積
d. US によるドブタミン反応性
e. MRI での造影剤の遅延効果

腕だめし

66

正解 c

解説

^{123}I-BMIPP 心筋 SPECT では，心筋血流製剤と比較して，異常所見の領域が広く，その集積程度も低い。^{123}I-BMIPP 心筋 SPECT 単独では，viability の評価は困難である。

【参考文献】
* 汲田伸一郎，桐山智成．心・大血管核医学（SPECT，PET/CT）．楢林勇，杉村和朗監修，小須田茂編．放射線医学 核医学・PET・SPECT．金芳堂，京都，2012，pp22-30．
* 百瀬満．診療に役立つ核医学の基本―専門医試験も見すえ―「心臓核医学（1）」．臨床核医学 2011；44：22-25．

日本語索引

あ
悪性褐色細胞腫	127, 128
悪性黒色腫	104, 199
悪性リンパ腫	268
アスベスト	167, 168
アスベスト関連	62
アスベストーシス	168
アブレーション	75, 181, 182
アミノ酸トランスポーター	198

い
胃癌	288
移植後リンパ増殖性疾患	234
異所性甲状腺	72
異所性副甲状腺腫	136
一酸化窒素	202
イブリツモマブチウキセタン	248
意味性認知症	360
印環細胞癌	164, 188, 338

う
ウイルソン病	362

え
エタノール	124
エロソール吸入シンチグラフィ	322
円形無気肺	168
炎症性血栓	8

お
オージェ電子	193, 194
オクトレチド	92

か
介護者	211
咳嗽	254
回腸出血	334
外腹斜筋	254
カクテル	150
化骨性筋炎	42
画像統計解析	74
下大静脈浸潤	118
褐色細胞腫	92
褐色脂肪	56
活動性血栓	8
加熱	19, 97, 98
カフェオレ斑	88
カポジ肉腫	84, 108
カルチノイド	63, 127, 128, 139, 176, 237, 238
肝海綿状血管腫	244
肝硬変症	201, 202, 272
肝細胞癌	162, 180
関節リウマチ	141, 142, 214
肝腺腫	244
肝肺症候群	202

き
記憶障害型軽度認知障害	74
奇静脈	346
逆再分布現象	339
胸膜中皮腫	62
胸肋鎖骨肥厚症	280
菌状息肉腫	206

け
軽度認知障害	74
頸部リンパ節転移	268
結核性心膜炎	298
血管筋脂肪	118

血管内大細胞型 B 細胞リンパ腫		サイクロトロン	5, 6
	18	再分布現象	284
血管肉腫	112	サルコイドーシス	134, 156, 264
月経	256	残存甲状腺破壊（アブレーション）	
血栓溶解療法	122		181
限局性結節性過形成	244, 348		
原発性胃悪性リンパ腫	164	**し**	
原発性肺高血圧症	314	シェーグレン症候群	141, 214
原発性副甲状腺機能亢進症	192	ジェネレータ	9, 10, 37, 38, 93, 204
原発不明癌	268	子宮筋腫	47, 48
		子宮頸癌	111
こ		自己免疫性膵炎	328
膠芽腫	126	思春期早発症	88
抗癌化学療法	21	糸状虫症	114
交感神経	56	自動合成装置	85
膠原病肺	239	脂肪腫	200, 201
高脂肪食	170	集合管癌	118
甲状舌管	72	重力効果	82
甲状腺癌	162	主気管支狭窄	152
甲状腺機能亢進症	45	消化管出血	25, 334
甲状腺機能性結節	50	消化管ポリポージス	218
甲状腺機能低下症	72	掌蹠膿疱症	130
甲状腺クリーゼ	147, 148	静脈瘤	346
甲状腺シンチグラム	71	食道癌	226, 272
甲状腺乳頭癌	75, 80, 299	女性化乳房	272
高分化型肝細胞癌	265, 266	腎移植	233, 234
抗ミオシン抗体	59, 60	心筋脂肪酸代謝	51, 52
肛門管癌	252	心筋縦隔摂取比	257
骨格筋転移	28	神経膠腫	281
骨化性筋炎	42	神経鞘腫	80
骨硬化像	191, 195	神経内分泌腫瘍	176
骨腫	196, 218	腎血漿流量	51, 52
骨肉腫	146, 310	進行性非流暢性失語	360
骨梁間型骨転移	96, 308	腎細胞癌	118, 162, 242
		腎細胞癌術後	96
さ		心サルコイドーシス	170
サイログロブリン	181, 185, 186	腎静脈浸潤	118
サイログロブリン値	80, 300	腎性骨栄養症	192

新生児黄疸	25
腎瘢痕	352
深部静脈血栓症	8

す

髄液耳漏	160, 208
髄液鼻漏	160, 208
スーパースキャン	34, 191, 192, 273, 288
頭蓋底骨折	160
スキルス胃癌	338
ステント留置	292
ストライプサイン	122

せ

成熟奇形腫	304
成熟囊胞性奇形腫	76
脊椎転移	78
石綿肺	168
舌癌	294
舌根部甲状腺	72
ゼバリン	248
線維芽細胞増殖因子 23	192
線維性骨異形成	88
潜在性甲状腺機能低下症	72
センチネルリンパ節生検	294
先天性気管支閉鎖症	316
先天性心疾患	202
先天性肺疾患	202
前立腺癌	4, 150
前立腺癌びまん性骨転移	34

そ

総腸骨静脈血栓症	66
側頭動脈炎	210
ソマトスタチン受容体	92, 176, 192
ソマトスタチン類似物質	238

た

退形成性膵管癌	30
大腸癌肝	222
タウ蛋白	366
高安動脈炎	210, 335
多発骨転移	150, 226
多発性骨髄腫	2, 78, 96, 162
多発性内分泌腫症	54
多発肺血栓塞栓症	66, 122
タルク	62
胆管細胞癌	154
弾性線維腫	302
男性同性愛者	69, 107, 108
タンパク漏出	343, 344

ち

中咽頭癌	268
中枢神経系原発リンパ腫	126
中毒性多結節性甲状腺腫	50
中皮腫	168
直腸癌	188

つ

椎弓根徴候	78

て

低髄圧症候群	158
デキサメサゾン	109, 110
テクネガス	296
デスモイド	218, 302

と

頭蓋底骨折	160
動脈塞栓	8
ドーナツサイン	95, 96, 226, 274
ドーパミン D2	286
ドーパミントランスポーター	286, 356

トリプレットリピート病	362	肺動脈肉腫	138
		肺胞上皮透過性亢進	249, 250
な		排卵	256
内腹斜筋	254	橋本病	354
内用療法	317	バセドウ病	46, 80
		馬蹄腎	222
に		半価層	227, 228
乳癌	342	パンダサイン	264
乳癌多発骨転移	22	ハンチントン舞踏病	362
乳頭状腎細胞癌	118		
ニュートリノ	194	**ひ**	
乳房原発悪性リンパ腫	58	被虐待児症候群	278
ニューモシスチス肺炎	70, 84	非結核性抗酸菌症	70
妊娠	231, 232	膝関節痛	241
		皮質腺腫	115
ね		鼻汁	207
粘液癌	164, 188	ビスフォスフォネート関連顎骨壊死	
粘液塞栓	316		320
		飛程	189, 190
の		皮膚逆流現象	114
脳過灌流症候群	292	びまん性大細胞型B細胞リンパ腫	
膿胸関連リンパ腫	24		36, 126, 164
脳腫瘍	198	瘭疽	100
脳脊髄圧	158	日和見感染症	84
脳脊髄液減少症	158	疲労骨折	44
脳転移	126, 165, 166	ピロリ菌	164
は		**ふ**	
パーキンソン病	270	腹横筋	254
肺アミロイドーシス	214	副甲状腺腺腫	54
肺炎	16	腹水	338
肺癌	134, 254, 290, 312	腹直筋	254
肺高血圧症	240	副脾	51, 52
胚腫	126	フレア	4, 22
肺性肥大性骨関節症	312	分解	101, 102
肺動静脈瘻	202	分化型甲状腺癌	300
肺動脈狭窄	152		
肺動脈内塞栓	174		

へ

閉鎖回路	326
ヘパリン	170
辺縁帯B細胞リンパ腫	164

ほ

膀胱癌	184
放射性同位元素等による放射線障害の防止に関する法律施行規則	106
放射線治療	111
放射線治療計画	16
保険診療	5
ホットラボ室	94
本態性振戦	258

ま

マイコプラズマ肺炎	84
マジード症候群	130
末梢性T細胞リンパ腫	164
末節骨転移	100
慢性肺血栓塞栓症	138
慢性甲状腺炎	80, 354
慢性再発性多発性骨髄炎	130
慢性C型肝炎	156
マントル細胞リンパ腫	164

み

右左シャント	202

む

ムチン産生腫瘍	338

め

明細胞癌	338
メソトレキセート	141, 142
メチオニン	198
メッケル憩室	89, 90
メトホルミン	164
免疫再構築症候群	84
綿栓カウント法	208

も

盲孔部	72
門脈大循環シャント	89, 90
門脈大循環短絡（シャント）	25

よ

ヨード制限食	177

ら

ラムダサイン	134, 264
ランゲルハンス細胞組織球症	130
卵巣癌	338
卵巣甲状腺腫	76

り

リコンビナントヒト	172
利尿剤	184
リンパ管肉腫	112
リンパシンチグラフィ	113, 114
リンパ節廓清	114
リンパ節廓清術	113
リンパ浮腫	114

る

類骨骨腫	350
レビー小体型認知症	74, 356

ろ

労作狭心症	284
濾胞性リンパ腫	156, 164, 248

わ

ワルチン腫瘍	80

外国語索引

A

αシヌクレイン	356
ablation	171
abrupt cutoff	34
abrupt cutoff sign	274
absent kidney sign	34
acrometastasis	100
AIDS	108
ALARA	215, 216
Alzheimer 病	74
atypical schwannoma	92

B

bony sequestration	230

C

^{11}C-acetate	184
carcinoid	92
CD4 陽性 T 細胞	206
CD4 陽性リンパ球	84
chemodectoma	92
choriocarcinoma	92
Chronic recurrent multifocal osteomyelitis	130
clear cell renal cell carcinoma	118
cold nodule	49
comet tail sign	168
COPD	122, 151, 152
CT ベノグラフィ	66

D

10% disease	92
DLB	356
doughnut sign	226, 242

E

EBV-associated lymphoproliferative disorder	142
elastofibroma dorsi	302
EOD	3
Epstein-Barr virus	24
Epstein-Barr ウイルス	234
Ewing 肉腫	146

F

^{18}F イオン	149, 150
^{18}F-cholin	184
^{18}F-Fluoride	150
FGF23	192
fibrous dysplasia	88
flip-flop phenomenon	238
flip-flop 現象	318
floating aorta sign	39
FNH	244, 348
follicular lymphoma	40, 248

G

^{68}Ga-DOTA-NOC	92, 176
^{68}Ga-DOTA-TATE	12, 176
^{68}Ga-DOTA-TOC	176
Gardner 症候群	196, 218
G-CSF 産生肺癌	290
Gd-EOB-DTPA 造影 MRI	180
germinoa	126
GIST (gastro-intestinal stromal tumor)	27
Glut1	306, 338
GMP	94

H

HCC	244
Heerford's syndrome	264
HIV/AIDS	70, 84, 126
H/M ratio	257, 258, 260
Honda sign	31
horseshoe kidney	222
human herpes virus type 8	108
Huntington's disease	362

I

^{111}In-DTPA-D-Phe	92
^{111}In-pentetreotide	13
^{123}I-MIBG	92
^{131}I-MIBG	92
IgG4 関連疾患	328
IgG4 関連胆管炎	154
insulioma	92

K

Kaposi's sarcoma	108
Ki-67/mitotic index	13

L

Langerhans 細胞組織球症	230
low dose	29

M

MAC	70
MALT リンパ腫	156, 164
MALT lymphoma	40
Mazabraud's syndrome	88
McCune-Albright 症候群	88
Meckel 憩室	76, 276
melorheostosis	88
MEN 1	54
Merkel cell skin cancer	92
Mini-Mental State Examination	356
Mondini 奇形	207, 208
MR ベノグラフィ	66
MTX 関連リンパ増殖性疾患	142
Mycobacterium avium-intracellulare complex (MAC)	70
Mycobacterium Kansasii	70
Mycosis Fungoides	206
myositis ossificans	42

N

neuroendocrine tumors	176
neurolymphomatosis	36

O

octreotide	12
oncocytic carcinoid	176
oncocytoma	324
osteoma	196

P

pagaganglioma	92
Paget 病	220
paramyxovirus	220
Parkinson 病	258, 260, 356
pedicle sign	78
peripheral stripe sign	121, 122
PET がん検診	235, 236
Peutz-Jeghers 症候群	218
picture frame appearance	220
PIVKA-II	179
Plummer 病	50
pneumocystis jiroveci	84
posterior cortical atrophy	366

Post-transplant lymphoproliferative disorders 234

R
rediffrentiation 162
reduced kidney sign 274
renal osteodystrophy 192
RI ベノグラフィ 65, 66
rounded atelectasis 168
rugger jersey appearance 192
running fracture 44

S
salt and pepper appearance 192
SAPHO 症候群 130, 280
semantic dementia 360
Sezary syndrome 206
shin splint 44
sIL-2R 17, 23

somatostatin 受容体 12
SSTR 12, 176
Stewart-Treves syndrome 112
struma ovarii 76
stunning 165
superscan 34, 46, 191
SUV 261, 262

T
^{99m}Tc-MAA 66
TACE 180
tram line 209

W
Warthin 腫瘍 80, 324
Wilson disease 362

Z
zone phenomenon 42

解いて身につく PET・SPECT 120 症例
―― 専門医認定試験に役立つ

2015 年 3 月 31 日　第 1 版第 1 刷　Ⓒ

編著者	小須田　茂　Kosuda Shigeru
発行者	市井輝和
発行所	株式会社金芳堂
	〒606-8425　京都市左京区鹿ヶ谷西寺ノ前町 34 番地
	振替　01030-1-15605
	電話　075-751-1111（代）
	http://www.kinpodo-pub.co.jp
組　版	株式会社データボックス
印　刷	株式会社サンエムカラー
製　本	株式会社兼文堂

落丁・乱丁本は直接小社へお送りください．お取替え致します．

Printed in Japan
ISBN978-4-7653-1633-0

JCOPY ＜(社)出版者著作権管理機構　委託出版物＞

本書の無断複写は著作権法上での例外を除き禁じられています．複写される場合は，その都度事前に，(社)出版者著作権管理機構（電話 03-3513-6969，FAX 03-3513-6979，e-mail: info@jcopy.or.jp）の許諾を得てください．

●本書のコピー，スキャン，デジタル化等の無断複製は著作権法上での例外を除き禁じられています．本書を代行業者等の第三者に依頼してスキャンやデジタル化することは，たとえ個人や家庭内の利用でも著作権法違反です．

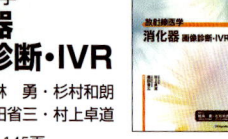

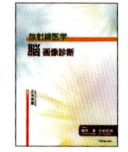

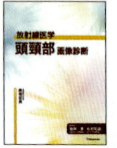

放射線医学

今日の放射線医学を網羅した新定番シリーズ。好評発売!

放射線医学
放射線医学総論

[監修] 楢林 勇・杉村和朗
[編集] 富山憲幸・中川恵一

A4変型判・184頁
定価(本体4,600円+税)
ISBN978-4-7653-1507-4

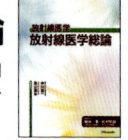

放射線医学
脳 画像診断

[監修] 楢林 勇・杉村和朗
[編集] 三木幸雄

A4変型判・130頁
定価(本体4,200円+税)
ISBN978-4-7653-1544-9

放射線医学
頭頸部 画像診断

[監修] 楢林 勇・杉村和朗
[編集] 興梠征典

A4変型判・102頁
定価(本体4,000円+税)
ISBN978-4-7653-1545-6

放射線医学
心・大血管、乳腺 画像診断・IVR

[監修] 楢林 勇・杉村和朗
[編集] 中島康雄

A4変型判・115頁
定価(本体4,200円+税)ISBN978-4-7653-1570-8

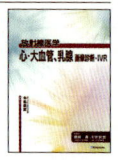

放射線医学
肺・縦隔 画像診断

[監修] 楢林 勇・杉村和朗
[編集] 村田喜代史

A4変型判・112頁
定価(本体4,000円+税)ISBN978-4-7653-1508-1

放射線医学
消化器 画像診断・IVR

[監修] 楢林 勇・杉村和朗
[編集] 廣田省三・村上卓道

A4変型判・145頁
定価(本体4,600円+税)ISBN978-4-7653-1546-3

放射線医学
泌尿生殖器 画像診断・IVR

[監修] 楢林 勇・杉村和朗
[編集] 鳴海善文

A4変型判・94頁
定価(本体4,000円+税)ISBN978-4-7653-1565-4

放射線医学
骨格系 画像診断

[監修] 楢林 勇・杉村和朗
[編集] 江原 茂

A4変型判・230頁
定価(本体5,600円+税)
ISBN978-4-7653-1582-1

放射線医学
放射線腫瘍学

[監修] 楢林 勇・杉村和朗
[編集] 猪俣泰典

A4変型判・176頁
定価(本体4,400円+税)
ISBN978-4-7653-1524-1

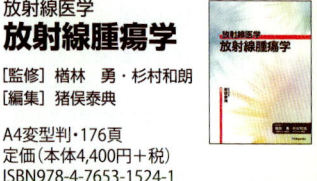

放射線医学
核医学・PET・SPECT

[監修] 楢林 勇・杉村和朗
[編集] 小須田 茂

A4変型判・160頁
定価(本体4,600円+税)ISBN978-4-7653-1528-9

*内容・執筆者の詳細等は弊社HP(http://www.kinpodo-pub.co.jp)をご覧ください。

金芳堂 刊